药物警戒实践

国家药品监督管理局高级研修学院　组织编写

中国健康传媒集团
中国医药科技出版社

内 容 提 要

本书是为贯彻落实新修订的《药品管理法》及《药物警戒质量管理规范》（GVP）等的落地实施编写而成。全书共12章。第一至四章，介绍药物警戒历史与法规。第五至九章，从药物警戒体系建设、各类风险信息处置和报告程序，到药物警戒体系的质量管理构成完整的药物警戒活动流程，强调实操并尽可能解读或体现我国GVP的核心内容。第十章，介绍药物流行病学的研究方法在信号检测、风险评价和上市后研究等药物警戒活动中的应用。第十一章，重点介绍药物警戒计算机化系统的基本构架、功能以及系统验证。第十二章，介绍中药风险及其评估的特殊性，讨论中药（传统中药和现代制剂）企业的药物警戒活动的关注重点。

本书注重药物警戒基本原理和实践方法的结合，可作为药品上市许可持有人等的培训教材，也可供药物警戒领域的从业人员和医药院校师生参考。

图书在版编目（CIP）数据

药物警戒实践 / 国家药品监督管理局高级研修学院组织编写 .— 北京：中国医药科技出版社，2022.3
ISBN 978-7-5214-3050-9
Ⅰ. ①药… Ⅱ. ①国… Ⅲ. ①药物—安全性—安全管理—中国 Ⅳ. ① R965.3

中国版本图书馆 CIP 数据核字（2022）第 022480 号

美术编辑 陈君杞
版式设计 也 在

出版 **中国健康传媒集团** | 中国医药科技出版社
地址 北京市海淀区文慧园北路甲 22 号
邮编 100082
电话 发行：010-62227427 邮购：010-62236938
网址 www.cmstp.com
规格 889 × 1194mm $^{1}/_{16}$
印张 14 $^{1}/_{4}$
字数 482 千字
版次 2022 年 3 月第 1 版
印次 2022 年 5 月第 2 次印刷
印刷 三河市万龙印装有限公司
经销 全国各地新华书店
书号 ISBN 978-7-5214-3050-9
定价 80.00 元

获取新书信息、投稿、为图书纠错，请扫码联系我们。

编委会

前 言

21世纪初的十年里，以“齐二药”事件为代表的一系列重大药害事件考验着我国的药品监管体系，也将药品上市后的风险摆到了措手不及的药企面前，社会公众对药品安全的要求上升到了前所未有的高度。正像20世纪60年代“反应停”事件有效推动了欧美药品审批和不良反应监测制度的构建一样，经过十多年间几轮的改革和探索，我国的药品监管持续进步，监管理念从保证药品质量和用药安全向保护和促进公众健康提升，监管制度从严控市场准入为主到药品全生命周期监管完善。随着2017年6月加入ICH（国际人用药品注册技术协调会），我国药品监管加快了与国际接轨的步伐。2019年，新修订的《药品管理法》更是将一系列国际通行的药品监管制度上升成为法律规定，药物警戒制度便是其中之一。

药物警戒制度是以药品安全为主要目标的药品全生命周期监管制度，是基于对药品上市前及上市后用药风险的发现、评估、预防和控制等一系列科学活动，基础是药品不良反应监测，本质是药品风险管理。我国是用药大国，自1988年开展药品不良反应监测工作，1998年3月加入WHO国际药品监测合作计划并开始履行成员国定期向WHO国际药品监测合作中心（UMC）报送药品不良反应报告的义务。2001年修订的《药品管理法》规定我国实行药品不良反应报告制度并相继出台了配套法规，但制药企业的参与度不高。2018年上市许可持有人制度的实施，包括制药企业在内的相关利益主体，作为药品的研发或生产者，对药品质量和安全负有主体责任，关注点不再只是药品生产过程的质量控制，还有药品使用中的风险监测及其控制。从药品不良反应监测到药物警戒，药品从业者必须提升理念、更新知识，以适应时代和法规的要求。

对于国内制药企业而言，药物警戒是一个全新的概念。药物警戒不仅仅是药品不良反应监测的延展，更是将发现、评估、预防和控制药品风险贯穿于研发到上市后的药品风险管理活动。要有效开展药物警戒活动，必须从构建药物警戒体系开始，规范风险的监测、识别、报告、评估和控制等药物警戒活动要素，并对药物警戒体系及活动进行质量管理，不断提高药物警戒体系运行效能，确保药物警戒活动符合相关法律法规要求。自2018年以来，国家药品监督管理局高级研修学院针对国内药企的现状和需求，借鉴跨国药企的实践经验，由监管、监测、高校和药企专家组成师资团队，开展药物警戒知识和实操的系统培训达数十场，收到良好效果，受训学员普遍反映课程设计系统完整，讲解深入浅出，实操指导性强。基于此，我们组织了授课师资中富有经验的专家编写本书，努力为推广药物警戒概念、落实药物警戒制度作出积极贡献。

本书主旨为贯彻落实新修订的《药品管理法》，推进《药物警戒质量管理规范》（GVP）等药物警戒制度的落地实施。本书从我国现阶段实际出发，系统介绍药物警戒活动的概念、法规、流程和方法等，帮助读者理解药物警戒。本书共12章，分为四个模块。第一至第四章为法规模块，除介绍药物警戒历史与法规外，还将中外相关法规进行对比，以利读者掌握我国相关法规的要点。第五至第九章为药物警戒体系与活动模块，从药物警戒体系建设、各类风险信息处置和报告程序，到药物警戒体系的质量管理构成完整的药物警戒活动流程，强调实操并尽可能解读或体现我国GVP的核心内容。第十和第十一章为方法模块，其一，药物流行病学是药物警戒活动的基本科学方法和支撑学科，药品风险信息的识别和验证，以及上市后临床研究都离不开药物流行病学方法的应用，第十章重点介绍药物流行病学的研究方法在信号检测、风险评价和上市后研究等药物警戒活动中的应用，并指出各种方法的优缺点，便于读者了解这些科学方法在药物警戒活动中的应用和选择；其二，药物警戒计算机系统是药物警戒活动特别是风险信息探测和数据分析的必不可少的平台和工具，第十一章重点介绍药物警戒计算机化系统的基本构架、功能以及系统验证，以期对企业自主开发系统或商业平台选择提供帮助和指导。第十二章为中药模块，该章结合传统中药警戒思想和现行法规要求，介绍中药风险及其评估的特殊性，讨论中药（传统中药和现代制剂）企业的药物警戒活动的关注重点，以期帮助和促进我国中药生产企业尽快树立药物警戒理念，构建药物警戒体系，合规开展药物警戒活动。

在此，对本书编撰、统稿和审稿过程给予关心和支持的梁佳琪、林凡钰、敬赟鑫、李彩霞、李宗阳、周明、张珂、聂浩淼、陈怡娜、李晓卉等有关专家、老师一并表示诚挚的感谢！

本书内容为药物警戒的基本原理和实践方法，可作为药品上市许可持有人药物警戒相关人员的培训教材，也可供其他领域的药物警戒从业人员和医药院校师生参考使用。由于时间紧迫且受限于编者学识和经验，本书疏漏和错误在所难免，敬请读者提出宝贵意见和建议，以供再版时采纳。

编　者

2021年11月

目　录

第一章

我国药物警戒的发展

第一节　药物警戒的定义

1974年，法国科学家在“药品不良反应监测”的基础上首次提出“药物警戒”的概念，但当时并未给出明确的定义。

1992年，欧盟专家组认为药物警戒除了收集正常用法用量下出现的不良反应，还应包括药品误用（misuse）与滥用（abuse）信息的收集。与此同时，法国流行病学家Begaud给出了药物警戒的定义：药物警戒是监测和防止药物不良反应的所有方法，不仅是药物上市后的监测，还包括临床甚至临床前研制阶段中的监测。

2002年，世界卫生组织（World Health Organization, WHO）在《药物警戒的重要性——药品安全性监测》一书中，将药物警戒定义为发现、评估、理解和预防药品不良反应或其他药品相关问题的科学与活动（pharmacovigilance is the science and activities relating to the detection, assessment, understanding and prevention of adverse effects or any other drug-related problem.）。这一概念也是目前学界最常见、最认可的药物警戒定义。需要强调的是，这个定义不仅包括收集和评估疑似药品不良反应的自发病例报告，还包括药物流行病学的研究。与该学科密切相关的情况还有：①不合格药品；②用药错误；③缺少药物功效报告；④在科学数据缺乏的情况下扩大适应证用药；⑤急、慢性中毒病例报告；⑥药品致死率估计；⑦药物滥用与误用；⑧与化学药品、其他药品以及食品合并使用时不良的相互作用。

2019年12月1日，新修订的《中华人民共和国药品管理法》（以下简称《药品管理法》）正式实施，第十二条明确规定：国家建立药物警戒制度，对药品不良反应及其他与用药有关的有害反应进行监测、识别、评估和控制。药物警戒制度首次写入我国药品管理法。

2021年5月13日，国家药品监督管理局发布《药物警戒质量管理规范》，第二条规定：药物警戒活动是指对药品不良反应及其他与用药有关的有害反应进行监测、识别、评估和控制的活动。该条款明确了3个要素：首先，开展药物警戒一系列的活动，不是一项孤立的工作；其次，明确了监测对象不仅仅包括药品不良反应，还包括所有其他与用药有关的有害反应；第三，开展药物警戒活动具体的工作形式包括监测和收集与用药相关的数据和信息、基于产品特征来识别个例报告中药品与有害反应之间的关联性以及大量数据和信息中的药品安全性信号、评估产品是否存在风险、针对发现的风险采取有效的控制措施，达到保护和促进公众健康的目标。

一、药品不良反应监测和药物警戒的关系

药品不良反应监测（adverse drug reaction monitoring）工作依托组织机构、法规体系、数据信息系统、信息评价评估等技术体系开展。其中评价是整个监测技术体系中最核心的工作。

“药物警戒（pharmacovigilance, PV）”是“药品不良反应监测”的延伸和进一步提升。药物警戒较之药品不良反应监测的主要变化包括以下几方面：

第一，监测对象更广。药品不良反应监测的对象是药品不良反应（adverse drug reaction, ADR），即合格药品在正常用法用量下出现的与用药目的无关的有害反应。而药物警戒监测的对象除了药品不良反应，还包括与药品相关的其他问题，例如用药错误、超说明书用药等。

第二，监测期限更长。药品不良反应监测只是监测已上市药品的不良反应，故只涉及上市后阶段。而药物警戒涉及药品上市前与上市后的整个生命周期。

第三，监测方法更多。我国现行药品不良反应监测一般采用自愿报告的方法进行监测，而药物警戒除了被动报告的方法，在针对重大安全性问题时还应该发挥主动监测、开展上市后研究等多种措施来识别药品潜在的风险信号。

第四，要求工作内容侧重于分析和处理等。我国现行药品不良反应监测制度重在要求药品上市许可持有人开展监测，及早发现风险信号。但是，药物警戒包含了从风险发现、识别、评估到控制的全过程，更加侧重要求药品上市许可持有人在监测到信号之后，能够准确识别，并控制、预防风险。

二、药物警戒的启蒙期

1881 年，Dr. Lewin 出版了《药物的不良反应》（Untoward Effects of Drugs），是西方医学史上第一部有关药物不良反应的书籍，首次记载了药物治病（benefit）与致病（risk）的双重作用，但并未引起大家的高度关注，人们对药品产生危害相关的知识还是极度缺乏，相关的国际标准及法规也不完善。

20 世纪以来，如 1937 年美国磺胺酏剂（含二甘醇）、1960 年沙利度胺（反应停）等特大药害事件的爆发，对社会产生了巨大影响，促使了各国在药品安全监管方面进行立法。1961 年，WHO 召开了第 16 届世界卫生大会（World Health Assembly），会议通过了 WHO 的 63.16 号的决议，强调了加快传递药品不良反应信息并应该尽早采取必要行动的重要性，同时建议各国采纳这一决议。

此后世界各国纷纷探索药品不良反应监测相关制度的建设。1961 年，美国 FDA 开始收集药品不良反应报告。1964 年英国开始实行药物不良反应监测自发报告制度（黄卡系统）。1969 年，日本开始使用药品上市后监测系统。1970 年法国开始建立医院的不良反应监测中心并于 1973 年正式启动了具有法国特色的药物警戒系统。这一系统的建立，标志着药物警戒理论探索的一大进步。

三、药物警戒的发展期

1996 年在 WHO 总部日内瓦召开了“药物警戒中心建立与运行咨询会”，经过讨论，提出了一系列切实可行的有关如何有效地组织、运行药物警戒体系的技术性指导建议，为各国的药物警戒发展提供建议。

1997 年在意大利西西里岛的 Erice 召开了“拓展药物警戒学有效交流国际会议”，来自 34 个国家的从事药物安全性研究的 75 名代表就药物警戒学进行了交流和研讨，最后形成了 Erice 宣言——药物安全性信息交流（The Erice Declaration on Communicating Drug Safety Information），为药物警戒的全面发展奠定了基础。

在药物警戒的发展过程中，国际医学科学组织委员会（Council for International Organization of Medical Sciences, CIOMS）和国际人用药品注册技术协调会（International Council for Harmonisation of Technical Requirements for Pharmaceuticals for Human Use, ICH）等多个重要国际组织对药物警戒的法规体系建立也起到了重要的作用。

此后，逐渐形成了药物警戒科学内涵的定义及 WHO 公布的相关定义：药物警戒即为发现、评估、理解和预防药品不良反应或其他药品相关问题的科学与活动。药物警戒的工作起始于新药研发和设计工作，并贯穿于药品的整个生命周期。它关注药物在应用过程中的安全性内容。

第二节　我国药品不良反应监测与药物警戒的发展

我国的药品不良反应监测体系的建立和发展起步较晚，1988 年卫生部在北京和上海的 10 所医院开展药品不良反应监测试点工作，在此基础上，1989 年 11 月，卫生部药品不良反应监察中心成立，标志着我国药品不良反应报告和监测专业机构的诞生。同时在全国确定了第一批 66 个药品不良反应重点监测医院，解放军总后卫生部也确立了 19 个重点监察医院。1998 年 3 月，我国正式加入世界卫生组织（WHO）国际药品监测合作中心，并履行成员国定期向该中心报送药品不良反应病例报告的义务。

1999 年这项职能划归国家药品监督管理局，国家药品监督管理局在卫生部药品不良反应监察中心的基础上成立了国家药品不良反应监测中心。同年，国家药品监督管理局和卫生部联合颁布了《药品不良反应监测管理办法》(试行)，2001 年修订的《药品管理法》明确了药品不良反应监测的法律地位。自此，我国的药品不良反应监测体系和相关工作步入法制化的自上而下的快速发展阶段。

目前国家药品监督管理局（National Medical Products Administration, NMPA）主管全国药品监督管理工作。下设药品监督管理司药物警戒处，负责拟定药品不良反应监测和药物警戒制度并监督实施、组织开展药品再评价等工作。

国家药品监督管理局药品评价中心（国家药品不良反应监测中心）为国家药品监督管理局所属单位，负责组织制定修订药品不良反应监测与上市后安全性评价的技术标准和规范，组织开展药品不良反应监测工作，开展药品上市后安全性评价工作，指导地方相关监测与上市后安全性评价工作，以及组织开展相关监测与上市后安全性评价的方法研究等。我国在全国范围内建立各省级药品不良反应监测中心和地市级药品不良反应监测中心，具体负责该行政区域内的药品不良反应监测工作。

此外，由于药物警戒活动涉及药品全生命周期，所以国家和省级药品注册监管部门和技术部门也会涉及部分药物警戒工作，药品上市前研究、药品注册申请等工作中会涉及药物警戒有关的工作。

2017 年 6 月 19 日，原国家食品药品监督管理总局加入国际人用药品注册技术协调会（ICH)，成为全球第 8 个监管机构成员。加入 ICH 有利于国家药品监督管理局借鉴国际最新监管成果，提升我国药品监管的能力和水平，并逐步参与国际规则制定。全面提升我国制药产业的创新能力和国际竞争力。也意味着中国的药品监管部门、制药行业和研发机构将逐步转化和实施国际最高技术标准和指南。国家药品监督管理局药品审评中心负责承担国家药品监督管理局国际人用药品注册技术协调会议（ICH）相关技术工作。

近年，国家药品监督管理局提出构建新时期药品不良反应监测“一体两翼”工作格局，以药品不良反应监测机构为专业技术机构“一体”，“持有人履行安全主体责任”和“医疗机构履行报告责任”为“两翼”，取得了积极进展，但体系的完整性和监测的覆盖面仍然较为薄弱。新的历史时期，国家整体监测法规体系、组织体系、技术体系以及网络信息体系不断推进和完善。2019 年 12 月，随着新修订的《药品管理法》正式实施，我国也正式迈入药物警戒时代。

2020 年 7 月《国家药监局关于进一步加强药品不良反应监测评价体系和能力建设的意见》(国药监药管〔2020〕20 号）中明确我国要打造高效能国家药品不良反应监测信息系统。加快推进药品安全“十三五”规划有关国家药品不良反应监测系统（二期）工程建设。依托“国家药监云”强化基础支撑环境，转化实施国际人用药品注册技术协调会（ICH）E2B（R3）数据标准，建立在线报告、网关传输等多种报告途径，探索应用大数据、人工智能等技术和方法，实现数据共享与反馈、风险预警与识别、持有人考核评估智能化等功能。将药品不良反应监测信息纳入品种档案，实现药品不良反应监测信息与国家药品监管数据共享平台的对接。探索患者直接报告不良反应新渠道，建成方便报告、易用兼容的国家药品不良反应监测信息系统。

我国将积极推进 ICH 药物警戒相关指导原则转化实施，参与 ICH、国际药物警戒学会（ISOP)、国际医学科学组织委员会（CIOMS)、国际医疗器械监管机构论坛（IMDRF)、国际制药工程协会（ISPE）等药物警戒、医疗器械不良事件监测相关领域国际通用规则和技术指导原则的制修订，为国际药物警戒发展贡献中国智慧和力量。

第三节　我国药物警戒相关法规体系

随着我国制药行业的发展和上市许可持有人制度的建立，我国的药品监管相关法律法规体系逐步完善，具有实际指导意义的药物警戒活动相关指导原则陆续发布。对于我国药品上市许可持有人规范开展药物警戒活动和有效运行药物警戒体系提供了可参考的依据。而且从1999年的《药品不良反应监测管理办法（试行）》，到2018年9月发布的《国家药品监督管理局关于药品上市许可持有人直接报告不良反应事宜的公告》（2018年第66号），直至2021年5月发布的《药物警戒质量管理规范》突出强调了持有人在药品全生命周期中承担的药品安全第一责任人的义务，如表1-1所示。

表1-1　我国药物警戒相关法律法规框架

名称	发布时间	等级
《药品管理法》	2019年8月26日	法律
《药品注册管理办法》	2020年3月30日	部门规章
《药品生产监督管理办法》	2020年3月30日	部门规章
《药品不良反应报告和监测管理办法》（卫生部令第81号）	2011年5月4日	部门规章
《药品定期安全性更新报告撰写规范》	2012年9月6日	部门规范性文件
《药品不良反应报告和监测检查指南（试行）》	2015年7月2日	部门规范性文件
《关于深化审评审批制度改革鼓励药品医疗器械创新的意见》	2017年10月8日	部门规范性文件
《关于适用国际人用药品注册技术协调会二级指导原则的公告》	2018年1月25日	部门规范性文件
《抗肿瘤药物上市申请时风险管理计划撰写的内容与格式要求》	2018年9月13日	部门规范性文件
《关于药品上市许可持有人直接报告不良反应事宜的公告》（66号公告）	2018年9月30日	部门规范性文件
《个例药品不良反应收集和报告指导原则》（131号通告）	2018年12月21日	部门规范性文件
《药物临床试验期间安全性数据快速报告标准和程序》	2019年4月27日	部门规范性文件
《上市药品临床安全性文献评价指导原则（试行）》	2019年6月18日	部门规范性文件
《关于适用〈E1：人群暴露程度：评估非危及生命性疾病长期治疗药物的临床安全性〉等15个国际人用药品注册技术协调会（ICH）指导原则》	2019年11月12日	部门规范性文件
《个例安全性报告E2B（R3）区域实施指南》	2019年11月22日	部门规范性文件
《药品上市许可持有人药物警戒年度报告撰写指南（试行）》	2019年11月29日	部门规范性文件
关于发布《上市许可持有人药品不良反应报告表（试行）》及填表说明的通知	2020年1月8日	部门规范性文件
《关于发布药物警戒委托协议撰写指导原则（试行）的通知》	2020年6月4日	部门规范性文件
国家药监局关于发布药品记录与数据管理要求（试行）（2020年第74号）	2020年7月1日	部门规范性文件
国家药监局关于发布《药物警戒质量管理规范》的公告（2021年第65号）	2021年5月13日	部门规范性文件

一、法律

新修订的《药品管理法》以药品监督管理为中心内容，统述药品上市、生产、经营、流通、使用等各个方面，是保障药品质量与安全的指导原则，也是药物警戒相关法律法规的纲领性法律。

（一）总体原则

新修订的《药品管理法》在总则部分提出“国家建立药物警戒制度，对药品不良反应及其他与用药有关的有害反应进行监测、识别、评估和控制”，这是我国法律法规首次明确提出药物警戒概念，亦是遵循国际普遍形势和顺应行业发展方向的必然结果。由相对单纯的药品不良反应监测工作转向药物警戒工作，其内涵、范围、工作内容均有变化，药物警戒理念贯穿药品全生命周期，其不仅关注药品不良反应，也涉及不合理用药、质量不合格等多种药品相关问题，且其核心由监测向风险管理转变，这不仅对监管部门和持有人开展具体工作提出了新的挑战，同时也要求法律法规层面做出整体规划和及时调整。

对于药物警戒工作的主体，新修订的《药品管理法》第三十条规定“药品上市许可持有人应当依照本法规定，对药品的非临床研究、临床试验、生产经营、上市后研究、不良反应监测及报告与处理等承担责任”，并在第十章法律责任中新增了“药品上市许可持有人未按照规定开展药品不良反应监测或者报告疑似药品不良反应”“责令召回而拒不召回”等事项的罚则要求，不仅明确了持有人的主体责任，也大幅提升了对持有人开展相关工作的约束力。自我国药品不良反应监测工作实施以来，持有人意识较为薄弱、开展监测工作积极性不足，新修订的《药品管理法》中对于持有人主体责任的强调有利于推动持有人持续开展药物警戒相关工作。

（二）关键活动要求

对于药物警戒工作应开展的关键活动，新修订的《药品管理法》主要在第七章“药品上市后管理”中进行阐述，第七十条规定：“药品上市许可持有人应当制定药品上市后风险管理计划，主动开展药品上市后研究，对药品的安全性、有效性和质量可控性进行进一步确证，加强对已上市药品的持续管理”。第八十条规定：“药品上市许可持有人应当开展药品上市后不良反应监测，主动收集、跟踪分析疑似药品不良反应信息，对已识别风险的药品及时采取风险控制措施”，上述要求与总则部分药物警戒制度描述中的监测、识别、评估和控制相对应。

二、部门规章

（一）总纲性文件——《药品不良反应报告和监测管理办法》（卫生部令第 81 号）

药品不良反应监测工作是我国发展药物警戒制度的基石。作为药品不良反应监测工作的主要依据，《药品不良反应报告和监测管理办法》于 2011 年 7 月 1 日起施行，共包括八章六十七条，涵盖了立法目的、适用范围、职权划分、机构职责、报告制度、评价制度及控制措施等内容。《药品不良反应报告和监测管理办法》明确了监管部门和监测机构在药品不良反应监测工作中的职责，规范了药品不良反应的报告和处置要求，引入了定期安全性更新报告和重点监测的制度，整体上强化了药品生产企业在药品不良反应监测工作中的角色与要求。《药品不良反应报告和监测管理办法》促进了我国监测体系的建设与完善，并为其后十几年间药品不良反应监测工作的发展指明了方向。随着行业发展和国内外形势的变化，国家陆续出台了一系列相关政策文件和指导原则，以进一步完善药品不良反应监测和药物警戒工作。

（二）上市前药物警戒法规文件

2018 年以前，药品上市前阶段的相关法律法规主要为《药品注册管理办法》（2007 年）和《药物临床试验质量管理规范》（GCP），随着我国国家药品监督管理局加入 ICH，以及药品不良反应监测向贯穿全生命周期的药物警戒过渡转变，药品上市前阶段的相关法规体系进一步完善，工作要求逐步与国际要求接轨。

2018 年 1 月 25 日，原国家食品药品监督管理总局（以下简称原总局）发布了《关于适用国际人用药品注册技术协调会二级指导原则的公告》（以下简称 10 号公告），其中规定“自 2018 年 5 月 1 日起，药物临床研究期间报告严重且非预期的药品不良反应适用《E2A：临床安全数据的管理：快速报告的定义和标准》《M1：监管活动医学词典（MedDRA）》和《E2B（R3）：临床安全数据的管理：个例安全报告传输的数据元素》”。为落实10号公告的相关要求，2018年6月3日，国家药品监督管理局药品审评中心发布《关于发布〈药物临床试验期间安全性数据快速报告标准和程序〉有关事项的通知》，进一步明确了药物临床试验期间非预期严重不良反应（SUSAR）快速报告的报告途径和具体要求。

2018年9月13日，依据ICH E2E指导原则的要求，国家药品监督管理局药品审评中心发布了《抗肿瘤药物上市申请时的风险管理计划撰写的格式与内容要求》，作为国内对于风险管理计划的首份指导性文件，该文件主要针对抗肿瘤药品种，对其他适应证创新药、已上市但尚未制定风险管理计划的产品也有一定参考作用。

《药品注册管理办法》（2020年）对临床试验期间不良事件的报告进行了规定，对于药物临床试验期间出现的可疑且非预期严重不良反应和其他潜在的严重安全性风险信息，申办者应当按照相关要求及时向药品审评中心报告。对药物临床试验中出现大范围、非预期的严重不良反应，或者有证据证明临床试验用药品存在严重质量问题时，申办者和药物临床试验机构应当立即停止药物临床试验。此外，还明确申请人应定期提交研发期间安全性更新报告（DSUR）的规定，该规定与ICH E2F指导原则相对应，进一步体现了我国药物警戒制度与国际要求接轨的趋势。《药品注册管理办法》（2020年）在更新和细化安全性信息报告要求的同时，提出了安全性评价具体要求，并将获益-风险评估的理念贯穿全文。

（三）上市后药物警戒法规文件

根据我国药品监管理念及国内外形势的变化，上市后药物警戒法规文件也呈现出前后不同的两个发展阶段。

2011年《药品不良反应报告和监测管理办法》（卫生部令第81号）发布后，为落实其相关要求，国内监测体系进一步完善，相关法规文件的发布也出现一个小高峰。2012年9月，遵循ICH指导原则E2C（R1）的要求，《药品定期安全性更新报告撰写规范》的发布，为药品生产企业撰写药品定期安全性更新报告（PSUR）提供指导。2013年3月19日，《关于推动生产企业开展药品重点监测工作的通知（征求意见稿）》发布，并附《生产企业药品重点监测指南》，涵盖了对药品生产企业开展重点监测的技术要求、监测方案、总结报告等规定，该《指南》最终未正式发布。此外，2015年7月发布的《药品不良反应报告和监测检查指南（试行）》，首次对药品生产企业药品不良反应监测工作的要求进行了细化梳理，附检查要点，包括9个方面38项要求。以监管部门开展检查为契机进一步落实企业的主体责任和明确工作方法。上述法规作为促进《药品不良反应报告和监测管理办法》（卫生部令第81号）实施的配套性文件，尤其提升了药品生产企业对于药品不良反应监测工作的意识和能力。

2017年10月8日，《中共中央办公厅 国务院办公厅印发〈关于深化审评审批制度改革鼓励药品医疗器械创新的意见〉的通知（厅字〔2017〕42号）》（简称“42号文”）发布，首次提出由持有人承担不良反应报告的主体责任，并通过引入药品全生命周期管理、建立持有人直接报告不良反应制度等要求进一步强化了药品不良反应监测工作的作用，同年我国正式加入ICH，此后相关法规密集发布，我国进入由药品不良反应监测向药物警戒过渡转变的时期。2018年9月，《关于药品上市许可持有人直接报告不良反应事宜的公告》（简称“66号公告”）发布，除落实持有人直报制度的相关要求外，还对持有人在建立健全药品不良反应监测体系、报告不良反应、分析评价不良反应监测数据、采取有效的风险控制措施、保障公众用药安全等方面提出了系统性要求，同时66号公告还起到了与ICH相关指导原则、药物警戒制度相衔接的作用，可视为推动持有人由药品不良反应监测工作转向药物警戒工作的新的开端。为落实42号文、66号公告的规定，并推动ICH指导原则在我国的转化适用，2018年底以来，《个例药品不良反应收集和报告指导原则》（简称“131号通告”）、《上市药品临床安全性文献评价指导原则（试行）》《关于发布＜上市许可持有人药品不良反应报告表（试行）＞及填表说明的通知》《药物警戒委托协议撰写指导原则（试行）》《个例安全性报告E2B（R3）区域实施指南》和《药品上市许可持有人不良反应监测年度报告撰写指南（试行）》等文件接连发布，为持有人开展药物警戒具体工作提供了技术指导。2019 年 11 月，国家药品监督管理局发布《关于适用 <E1：人群暴露程度：评估非危及生命性疾病长期治疗药物的临床安全性>等 15 个国际人用药品注册技术协调会（ICH）指导原则》，提示 ICH E2E 指导原则也即将在我国落地实施。

我国药物警戒相关法规文件和指导原则的陆续发布反映了国家对于药物警戒制度的重视，有利于企业依照法规要求构建适于我国实际情况的药物警戒体系，为持有人开展药物警戒活动提供了方法，也为提升我国制药行业的整体药品安全责任意识和管理水平提供了良好机遇。

同时，持有人应科学理解药物警戒活动的内涵和外延，国家发布的其他药品监管相关的文件，如 2020 年 7 月 1 日《国家药监局关于发布药品记录与数据管理要求（试行）》（2020 年第 74 号）也同样适用于持有人开展药物警戒活动。

（四）《药物警戒质量管理规范》

2019 年国家药品监督管理局启动撰写《药物警戒质量管理规范》（GVP），规范起草的总原则是：以新修订的《药品管理法》为依据，全面落实持有人药物警戒主体责任，规范警戒活动并提高质量；以新形势为契机，接轨国际成熟经验和 ICH 相关要求，促进制药企业国际化发展；以国情为出发点，兼顾制药行业不均衡发展现状，稳步推进药物警戒制度落实。

规范对药物警戒工作中的质量管理、组织机构和人员、药品不良反应监测与报告、安全风险识别与评估、药品安全风险控制、文件、记录与数据管理、药物警戒委托以及临床试验期间药物警戒与风险管理等内容做出详细规定，体现了药品全生命周期的管理理念，提出药品上市许可持有人和临床试验申办者依法承担药物警戒的主体责任。指出持有人应结合药品品种安全性特征开展有效的药物警戒活动，降低药品使用风险。同时借鉴欧盟的经验，提出了加强监测制度。

国家药品监督管理局于 2020 年 12 月 3 日发布第二轮《药物警戒质量管理规范（征求意见稿）》，《药物警戒质量管理规范》将药品风险管理的要求贯穿到各个章节中，从风险信息的收集到风险的识别、评估与控制，必将成为持有人开展药品风险管理活动的纲领性文件。

2021 年 5 月 13 日，国家药品监督管理局关于发布《药物警戒质量管理规范》的公告（2021 年第 65 号）下发，自 2021 年 12 月 1 日起正式施行。公告明确了国家药品监督管理局组织制定《药物警戒质量管理规范》的目的是为规范和指导药品上市许可持有人和药品注册申请人的药物警戒活动。GVP 包括总则、质量管理、机构人员与资源、监测与报告、风险识别与评估、风险控制、文件、记录与数据管理、临床试验期间药物警戒、附则九章共 134 条，明晰了药物警戒活动中的相关术语，细化了持有人建立药物警戒组织体系及岗位职责，要求持有人建立药物警戒质量体系并不断提升体系的运行效能，在药品安全性数据和信息监测基础上强调了风险识别、评估与风险控制的要求。GVP 还要求持有人保证药物警戒活动的持续性和可延续性，持有人应当规范记录药物警戒活动的过程和结果，妥善管理药物警戒活动产生的记录与数据。记录与数据应当真实、准确、完整，保证药物警戒活动可追溯。持有人转让药品上市许可的，应当同时移交药物警戒的所有相关记录和数据，确保移交过程中记录和数据不被遗失。

第四节　我国 MAH 药物警戒工作要求

根据新修订的《药品管理法》对药物警戒制度的描述和《药物警戒质量管理规范》的要求，将我国当前对药品上市许可申请人（Marketing Authorization Application, MAA）及药品上市许可持有人（Marketing Authorization Holder, MAH）在药物警戒工作方面的主要要求概括为建立健全药物警戒体系和开展监测、识别、评估、控制等活动，相关内容分述如下。

一、建立健全药物警戒体系

药品上市许可持有人应当建立健全药物警戒体系。药品上市许可持有人是药品安全责任的主体，药品上市许可持有人的法定代表人或主要负责人应当指定药物警戒负责人，设立专门机构，配备专职人员，建立健全药物警戒相关管理制度和体系文件，建立和完善自主收集个例药品不良反应报告的有效途径，直接报告药品不良反应、药品不良事件、药品质量安全相关及用药差错等病例报告数据，检索和积累与产品相关的安全性信息资料，持续开展药品获益-风险评估，对识别到的风险采取有效的风险控制措施，最终保障公众用药安全。此外，药品上市许可持有人可依据《药品不良反应报告和监测检查指南（试行）》的检查要点对药物警戒体系开展内审和自检，不断完善企业药物警戒体系，保障运行有效。

二、开展药物警戒关键活动

药物警戒制度的核心是药品风险管理，药品上市许可申请人及药品上市许可持有人应当围绕风险的监测、识别、评估与控制的主线开展各项药物警戒活动。

（一）监测

监测活动是指收集和上报与药品有关的安全性信息，是药品风险管理的基础，包括被动监测（自发报告）和主动监测两类方式。

与欧美等国家和地区相比，我国的自发报告系统在报告来源分布、整体信息可利用性方面都存在差异，目前我国约 90% 的自发报告来自于医疗机构，由于医务人员大多时间与精力有限、药物警戒相关知识不足，上报不良反应存在漏报率高、对报告的分析评价不足等问题。药品上市许可持有人作为药物警戒活动的责任主体，应当主动收集相关信息并按个例报告的要求及时上报，但当前药品上市许可持有人的被动监测活动多存在收集途径不健全、报告数量少、信息不齐全等问题，难以实现真实、全面的监测。在主动监测方面，药品上市许可持有人总体上缺乏主动开展重点监测 / 上市后研究的意识，在主动监测的方式方法及专业能力方面也有较大不足，亟需在法律法规层面予以进一步推动和指导。此外，在药品上市前阶段，药品上市许可申请人应按现行版《药品注册管理办法》《药物临床试验期间安全性数据快速报告标准和程序》等法规的要求及时向国家药品监督管理局药品审评中心报告临床试验期间的非预期严重的不良反应和其他潜在的严重安全性风险信息。

（二）识别

识别活动是产生药品风险信号的环节，是药品风险管理的起点。根据国际医学科学组织委员会的定义，药物安全信号是指通过一个或多个途径（包括临床观察和实验）获取的表明某种干预治疗和某个事件或某组相关事件之间可能存在新的因果相关性或揭示已知相关性新的不良或有益的信息。

药品上市许可申请人及药品上市许可持有人应当加强对监测信息的分析利用，定期对药品不良反应监测数据、临床研究、文献等资料进行评价，通过病例分析或结合数据挖掘等手段，识别潜在的风险信号，为深入研究药品安全性提供线索。

（三）评估

评估活动旨在确认药品与信号之间的关联性并对信号紧急程度进行判断，是药品风险管理的重要环节。

通过风险识别发现的安全性信号，为深入评估风险信息提供了线索，如对于一些提示有潜在风险的重要安全性信息，药品上市许可持有人应当予以重点关注，包括新的且严重不良反应、报告数量异常增长或者出现批号聚集性趋势等；药品上市许可持有人可通过病例系列回顾或开展上市后研究等方式，确认风险信号或研究风险的发生机制和影响因素，并持续评估药品的风险与获益。根据现行法规要求，药品上市许可申请人或药品上市许可持有人应当通过提交研发期间安全性更新报告（Development Safety Update Report, DSUR）、定期安全性更新报告（Periodic Safety Update Report, PSUR），以及年度报告等文件体现产品的上述评估结果。

（四）控制

控制环节是指采取一定措施控制药品风险、减少药品伤害，是药品风险管理的核心。

针对已确认风险，药品上市许可持有人应当评估采取风险控制措施的必要性，并依据药品的具体情况、风险特点采取相应的风险控制措施，例如：发现说明书未载明的不良反应，应当及时修订说明书；对需要提示患者和医护人员的安全性信息，应当开展必要的风险沟通；必要时，药品上市许可持有人应当主动制订风险管理计划，持续开展对已上市药品的风险管理。针对临床试验期间发现的重要风险，药品上市许可申请人也应主动或根据监管部门要求采取适当的风险控制措施。

第二章

CIOMS/ICH 系列药物警戒指南

第一节 CIOMS 系列药物警戒相关指导原则

国际医学科学组织委员会（The Council for International Organizations of Medical Sciences, CIOMS）于 1949 年成立，是在世界卫生组织（World Health Organization, WHO）和联合国教科文组织（United Nations Educational, Scientific and Cultural Organization, UNESCO）的支持下成立的非政府性、非营利性的国际组织，其组织成员来自国际性、国家性的生物医学科学团体。CIOMS 发起、组织围绕生物伦理、健康政策、药品开发及使用等主题的长期规划项目。

1986 年，CIOMS 成立了第一个药物警戒工作组，以探索、协调和规范制药企业向监管机构报告国际药物不良反应的方法。自 CIOMS Ⅰ——单份药物不良反应的快速报告（1990）发布以来，CIOMS 已经完成了多份工作组报告并得到了国际社会的接受，并针对药物警戒不断发展的各个领域问题提出对策、建议，为各国的药物警戒工作提供了科学理论基础（表 2-1）。

表 2-1 CIOMS 工作组报告、发表年份、中心议题及其 ICH 采纳情况

工作组	年份	中心议题	ICH 采纳情况
CIOMS Ⅰ	1990	单份药物不良反应的快速报告	E2A、E2D
CIOMS Ⅱ	1992	定期安全性更新报告（PSUR）	E2C
CIOMS Ⅲ	1995,1999	核心临床安全性信息（CSI）	/
CIOMS Ⅳ	1998	获益-风险评估	E2E
CIOMS Ⅴ	2001	优良个案的管理和报告	E2C、E2D、E2E
CIOMS Ⅵ	2005	临床试验安全信息管理	/
CIOMS/WHO	2012	疫苗药物警戒的相关定义	/
CIOMS SMQ	2004	标准 MedDRA 查询的开发	/
CIOMS Ⅶ	2006	研发阶段安全性更新报告（DSUR）	E2F
CIOMS Ⅷ	2010	药物警戒信号检测实践	/
CIOMS Ⅸ	2014	医药产品风险最小化的实用方法	/
CIOMS Ⅹ	2016	证据综合与 Meta 分析	/

一、CIOMS Ⅰ——单份药物不良反应的快速报告

CIOMS Ⅰ工作组致力于单份药物不良反应报告标准化的工作，希望能制定药品上市许可持有人/药品上市许可申请人（MAH/MAA）不良反应报告的标准格式，以促进各个药品管理部门之间不良反应报告信息的沟通。该工作组的报告着重介绍了快速报告的条件、形式、主体以及时限。

CIOMS Ⅰ工作组认为，不良反应快速报告需满足以下条件：严重的；经过医学证实的；未注明的（预期之外的）；怀疑与药品相关的；药品上市后产生的不良反应。同时，工作组强调 MAA/MAH 收到的所有从医疗人员处得到的自发报告的、严重的和预期之外的不良反应，无论是否与药物有关均需及时上报，不能根据自己推断的因果关系决定是否上报。

CIOMS Ⅰ工作组制定的用作不良反应快速报告标准（CIOMS Ⅰ表）包含了以下四大类信息：

1. 不良反应信息，含患者国籍、性别、姓名、生日、体重、不良反应发生日期以及不良反应的症状和严重程度。

2. 可疑药品信息，含药品名、每日剂量、给药途径、适应证、用药的开始时间、持续时间以及停

药后不良反应是否消除，再给药后不良反应是否再次发生。

3. 伴随用药及其用药史信息，含伴随用药的基本信息、用药日期以及其他相关信息（诊断、过敏史、怀孕末期等）。

4. 生产厂商信息，含生产厂商名称、厂址、收到不良反应报告的时间、反馈，报告来源、时间、格式以及报告人的姓名、住址。

二、CIOMS Ⅱ——定期安全性更新报告

CIOMS Ⅱ工作组的中心议题是定期安全性更新报告（PSUR）。部分国家或地区的 MAA/MAH 被要求在上报单份药物不良反应时，还须汇总药物不良反应，并制成一定形式的报告。

PSUR 的内容至少包含九个部分：简介；公司核心数据表（作为不良反应预期的参考）；药品在各国上市许可状态；药品监管部门和制药企业为药品安全问题而采取的措施；患者暴露（用药情况）；个案记录（建议使用 CIOMS 行列表的形式）；研究信息；整体安全性评估；资料封存后收到的重要信息。

根据 CIOMS Ⅱ工作组的建议，PSUR 以药品的国际诞生日（International Birth Date, IBD）为起始日期，每满 6 个月，封存期间收集的全部资料，并及时上交到药品监管部门，时间不超过 45 个自然日。IBD 指药品的任一剂型第一次在世界上任一地区上市的日期。

三、CIOMS Ⅲ——核心临床安全信息

CIOMS Ⅲ工作组的工作重点是核心临床安全信息（Core Safety Information, CSI）。CSI 是药物说明书在所有国家上市的各版本中共有的临床安全信息，由 MAH 制定，作为评价上市后不良反应的参照标准，对临床决策具有重要影响。

CIOMS Ⅲ工作组认为 CSI 应根据医疗人员的需求来决定，并且要符合监管及法律的要求。优秀的 CSI 需要包含实际且重要的内容，使得处方者能够平衡风险与获益并采取相应的行动，同时 CSI 中应避免出现与治疗没有明确关系的事件，尤其是那些无关紧要的小事件。此外，CSI 有义务提出警告，但必须以 CSI 中包含的信息为根据。最后，也是最容忽视的一点，CSI 中应当包含医生通常不了解的重要信息。

四、CIOMS Ⅳ——获益-风险评估

CIOMS Ⅳ是 CIOMS Ⅱ和 CIOMS Ⅲ的发展，该工作组致力于为监管机构和 MAH 制定指导原则，以评估已上市药品的获益与风险之间的平衡，并说明发现新的安全信号后，MAH 如何建立获益-风险关系，是否需要采取措施，采取什么措施。

CIOMS Ⅳ工作组认为获益-风险评估应包括引言、获益评估、风险评估、获益-风险评估、行动计划五个部分。具体内容如表 2-2 所示。

表 2-2 CIOMS Ⅳ 获益-风险评估的格式和内容

引言	药品的简要说明以及销售地点；使用说明（如有差异，按国家 / 地区分类）；另类疗法，包括手术；对其他主要安全问题的简要描述
获益评估	目标疾病的流行病学和自然史；治疗目的（如治疗、预防）；与其他治疗方式的疗效和一般耐受性对比
风险评估	引言；可疑风险的证据权重；新风险的可预防性、可预测性和可逆性；风险是否与替代疗法或不进行治疗有关；药物完整安全性概述的审查；估计可替代药品的不良反应发生率；若出现相比较药物不常见的重大不良反应，须强调药物之间的差异
获益-风险评估	目标疾病的严重性以及治疗目的、有效性的总结；主要风险（严重性、持续时间、发生率）的总结；用定量和图解的形式总结获益与风险的关系；提供评估与结论的摘要

续表

行动计划	列出所有适当行动的选择；描述每种行动的优缺点和可能的后果；概述研究计划或建议，以提供及时重要的附加信息；预测未来证据的质量和数量，以表明重新评估获益-风险的需要；建议如何监测和评估所选措施的后果

五、CIOMS Ⅴ——优良个案的管理和报告

CIOMS Ⅴ优良个案的管理和报告主要分为：个案报告的来源、优良个案的管理和报告、人群用药情况数据、全球临床安全报告条例。

临床评估对建立正确的诊断和适当的编码非常重要，并且能使案例更快进行快速报告。在持续追踪严重的非预期的或特殊的案例的基础上判断因果关系，以及死亡案例的管理要求等。许多公司对其发现的每一个事件进行编码，即使这些事件与药物没有因果关系。

CIOMS Ⅴ工作组采用了 ICH E2A 指导原则中对严重性的定义（可导致死亡或危及生命）。至于预期性，工作组认为只有在参考安全信息（RSI）的不良反应部分中出现的，才是预期事件。如果事件的性质、严重性、特异性或结果不同，则它们就有不可预期性。

六、CIOMS Ⅵ——临床试验安全信息管理

CIOMS Ⅵ工作组的工作重点是临床试验安全信息的监测与评估，该工作组将传统的药物警戒延伸至药物的临床研发阶段。

CIOMS Ⅵ工作组建议临床试验的发起者确保有一个定义明确、结构合理的过程，使他们能够更容易地识别、评估和最小化潜在的安全风险。这一过程应从一期临床之前开始，并在通过批准后在普通人群中继续进行。每一个研发项目均需一个专门的安全信息管理小组（SMT），定期检查所有可用的安全信息，以便能及时作出安全决策。这一检查至少每个季度进行一次，并与批准前的和批准后的（如果适用）定期报告相协调。临床试验期间，应根据需要创建和修正研发风险管理计划（DRMP），包含已知、预期和潜在风险的早期文档，以及在研发过程中如何解决这些风险的计划，在适当地条件下，DRMP 将最终演变为上市后风险管理计划，并伴随注册申请。此外，该工作组还认为所有相关信息必须随时提供给 SMT；研发过程中需纳入流行病学研究；研发过程中须考虑到某些类别的潜在毒性，如心脏传导异常、肝毒性、骨髓抑制等。

工作组认为在药物研发的早期阶段，有必要收集比上市后研究更全面的安全信息。另外，如疫苗、免疫疗法或某些生物技术产品需要较长时间的常规随访，一般来说，安全信息的收集应在最后一次给药后持续至少 5 个半衰期。

为了保证安全信息的质量以及完整性，该工作组还提出了以下原则：①研究中心的个案安全报告应尽可能地完整地记录在案；②根据需要，应认真跟进每一个案例；③报告者的描述语言必须保留在相关数据库中。

七、CIOMS/WHO 疫苗药物警戒工作组——疫苗药物警戒术语的定义

CIOMS 和世界卫生组织都认识到，疫苗是一类特殊的医药产品，有必要着重解决疫苗安全监测和评估的具体问题，为此双方展开合作，成立了工作组。布赖顿协作组（Brighton Collaboration）积极倡导为免疫接种后不良事件制定标准化定义。工作组希望能制定严格以疫苗药物警戒为重点的一般定义，并为布赖顿协作组制定的免疫后不良事件定义的制定、审查、评估提供帮助，以促进其传播。

八、CIOMS SMQ 工作组——SMQ（标准 MedDRA 查询）的开发

MedDRA 由 ICH 开发，是供监管机构和制药行业使用的临床验证的国际医学术语集，用于数据的录入、检索、评价和展示。MedDRA 的用户们对使用标准工具来检索安全数据产生了共识性的需

求。SMQ 应运而生。SMQ 是由一个或多个系统器官分类组成的术语组，与特定医学或关注领域相关。SMQ 所含术语涉及体征、症状、诊断、实验室数据和其他生理检查数据等，旨在辅助病例识别。

九、CIOMS Ⅶ——研发期间安全性更新报告

CIOMS Ⅶ工作组对研发阶段安全性更新报告（DSUR）进行了阐述。该工作组建议 MAA 借鉴上市后药品 PSUR 的形式，用标准统一的格式对临床试验中的安全数据进行定期上报。

具体包括：（临床和非临床）关键安全发现的总结；临床数据与患者用药情况；不同国家 / 地区的上市批准情况以及与安全相关的重大变化等信息；新出现和（或）紧急安全问题的总结；所有报告的重要风险总结摘要；报告期内信息是否与原先的安全预期一致等内容。

工作组推荐以国际研发诞生日（Development International Birth Date, DIBD）为DSUR的起始日期，DIBD 是 MAA/MAH 在全世界内任一国家首次获批临床试验许可的日期。DSUR 的报告周期原则上是每年 1 次，数据封锁日期是每年报告周期的最后 1 日。如果药品在获批上市后仍进行研发，那就须按该国家 / 地区规定递交 DSUR 和 PSUR。

十、CIOMS Ⅷ——药物警戒信号检测实践

工作组认为使用简单定量筛选程序来审核案例报告的传统方法，将继续在自发报告的信号检测中发挥重要作用，而基于自发报告系统的传统药物警戒方法在评估罕见事件或特定的医疗事件时也非常重要。尽管还需进一步的研究，但目前患者和消费者报告的研究效果良好。工作组支持使用自发数据的分子、分母进行信号检测的研究策略；使用卫生部门和药物监测中心自发报告系统（SRS）为大型数据库中的系统信号监测而开发的数据挖掘（使用统计学方法进行不相称性分析）将补充传统的信号检测。支持不相称性分析的数据挖掘算法（DMA）的共同特征是将复杂的数据库压缩在 2 × 2 列联表中（表 2-3）。

表 2-3 2 × 2 列联表在不相称性分析中的应用

	关注事件的报告	其他所有事件的报告	总和
关注药物的报告	A	B	A + B
其他所有药物的报告	C	D	C + D
总和	A + C	B + D	A + B + C + D

十一、CIOMS Ⅸ——医药产品风险最小化的实用方法

CIOMS Ⅸ工作组致力于建立一套全球制药企业和药品监管部门接受的风险管理方法。该工作组希望整合风险最小化措施的概念，并提出应用方案，以保护全球公共健康，并积极影响处方-患者的关系。工作组在最终报告中提到风险最小化的常规方法，如：药品说明书；包装说明书，患者信息页；包装尺寸；法律权限（如由专门指定的医院管理或需要专科医生的处方才能购买）。如以上常规方法不足以有效控制风险，也可以使用其他方法，如交流计划；教育材料；提示性用品；处方药的限制使用（仅限由某科医生可开具处方）；患者注册（只允许符合标准的患者经批准后才能使用）。

十二、CIOMS Ⅹ——证据综合与 Meta 分析

CIOMS Ⅹ工作组关注如何在药物安全性评价中应用 Meta 分析，以解决临床试验中不良事件文献报告数量远小于有效性试验报告数量的问题。Meta 指出现较晚的更具综合性的事物，Meta 分析是一种统计方法，用来比较和综合针对统一科学问题所取得的研究结果，比较和综合是否有意义，取决于这些研究是否满足特定的条件。Meta 分析适用单独进行的多个研究，可以解决观察组样本过小而无法产生明确意见的问题。分析报告包括临床安全性数据的 Meta 分析研究设计、分析方法和结果评价等建议。

第二节 ICH E2 系列药物警戒相关指导原则

随着药物警戒的概念和药品风险管理被广泛使用，应建立国际统一的药物警戒标准和方法。在此背景下，国际人用药品注册技术协调会（ICH）发布了一系列指南文件来协调各国的药物警戒活动。

ICH 是一个国际性非盈利组织，是由欧盟、美国、日本三方的政府药品管理部门和药品研发生产部门共同发起的，目标是协调各国药品注册的技术要求，对新药研发程序的相互可接受性、临床实践与试验的可靠性及新药的安全性和有效性等方面进行研讨，制定出一系列有关质量、安全性和有效性的指导原则。

ICH 指导原则分为质量（Quality）、安全性（Safety）、有效性（Efficacy）以及多学科性（Multidisciplinary）四大模块。表 2-4 列举了 ICH 指南中与药物警戒工作有关的主要内容及要求 MAH 承担的职责，其中针对药物警戒的规定主要集中在 E2 系列。

表 2-4 涉及药物警戒工作的 ICH 指导原则及相应的 MAH 药物警戒职责

编号	指导原则	MAH 职责
E1	人群暴露程度：评估非危及生命性疾病长期治疗药物的临床安全性	针对非威胁生命疾病长期治疗（超过 6 个月的慢性或间断使用）的药物，MAA/MAH 应如何开展临床安全性评价
E2A	临床安全数据管理：快速报告的定义和规范	MAA/MAH 应对严重而且非预期的不良反应病例要求快速报告，以及可能明显影响药品的获益-风险评估结果的其他信息
E2B（R3）	个案安全报告的数据要素	个例安全报告（Individual Case Safety Report，ICSR）的数据元素、编码规则和传输规则
E2C（R2）	定期获益-风险评估报告（PBRER）	MAA/MAH 应按照规定的范围、时限、形式撰写并提交定期获益-风险评估报告
E2D	上市后安全性数据管理：快速报告的定义和标准	MAA/MAH 应主动收集各种来源的药品风险信息，按照规定的范围、时限、形式向监管部门报告个案病例安全报告
E2E	药物警戒计划（PvP）	MAA/MAH 应在提供新药上市申请的文件时一并呈交安全性详述和药物警戒计划
E2F	研发阶段安全性更新报告（DSUR）	MAA/MAH 应按照规定的范围、时限、形式撰写并提交定期获益-风险评估报告
E3	临床研究报告的结构与内容	MAA/MAH 应如何编制单个研究的“综合性”完整报告，以符合审评要求
E6	药物临床试验管理规范	MAA/MAH 应如何设计实施符合国际监管要求的药物临床试验
E17	多区域临床试验计划与设计的一般原则	MAH 如何合理开展和使用多地区 / 多中心临床试验（multi-regional clinical trials，MRCT），在多个国家和地区共同参与并按照统一要求进行临床试验
E19	安全数据收集的优化	对于上市前 / 后药品安全概况已有充分了解的部分研究，研究者可选择性地收集安全性数据，以降低参与各方的负担
M1	监管活动医学词典（MedDRA）	MAA/MAH 应参照 MedDRA 标准术语集进行编码，用于整个监管过程（上市前至上市后）包括数据的录入、检索、评价和呈现
M5	药物词典的数据要素和标准：个例病例安全报告的电子传输实施指南	遵守电子报告的记录、报告、管理和交换的相关规定

自 2018 年 6 月国家药品监督管理局成为 ICH 管委会成员以来，国家药品监督管理局 ICH 工作办公室（以下简称 ICH 工作办公室）积极参与 ICH 国际协调，全面推进转化实施 ICH 二级指导原则和三级指导原则，预计我国将在 2022 年底前转化、推行使用 ICH 二级指导原则。

本节以下内容将简要介绍 ICH E2 系列相关指南。

一、E2A——临床安全数据管理：快速报告的定义和标准

快速报告的目的是让政府管理者、研究者以及其他相关人员注意最新的非预期的严重不良反应重要信息。ICH E2A 指导原则主要对临床试验期间的快速报告体系的对象、报告要求、时限与形式进行了描述。

（一）需要快速报告的范围

ICH E2A 中要求快速报告所有非预期严重不良反应，对于卫生专业人员或 MAA 报告的临床病例，应进行因果关系评价，若判断与试验药物肯定相关或可疑的，可视为 ADR。另外，对于明显影响药品获益-风险评估的新信息或可能考虑药品用法改变，或影响总体药品研发的资料都应尽快向监管部门报告。

（二）报告时限

对于未获准上市药品，一旦出现某些可能考虑暂停或限制临床研究项目的情况，MAA 就应该尽快通知药监部门。对于临床研究中出现的导致死亡的或危及生命的不良反应，MAA 应在首次获知后 7 天内通过电话、传真、书面等方式尽快通知监管部门，在随后的 8 天内尽可能完善跟踪报告。严重的、非预期的不良反应但无死亡和生命威胁的，如符合快速报告要求，MAA 应在首次获知后 15 天内上报。

（三）报告格式

严重药品不良反应快速报告中应包括的基本信息（数据）要素，如表 2-5 所示。

表 2-5 在严重药品不良反应快速报告中应包含的关键数据要素

类别	条目
1. 患者详细资料	姓名，其他有关的标识（如临床调查号码），性别，年龄、年龄分组（例如，青少年、成年、老年）或出生日期，伴随疾病情况，病史，相关家族史
2. 可疑的药品	商标名，国际通用名，药品批号，适应证、药品使用指征，剂型和规格，每日剂量（说明单位，如 mg，ml，mg/kg）和给药方案，给药途径，开始时间和日期，停药时间或治疗持续时间
3. 其他治疗	对于同时使用的药物（包括非处方药）和非药物疗法，必须提供同样的信息内容
4. 可疑的药物不良反应的详细资料	反应的详尽描述，包括身体部位和严重程度，关于报告作为严重的标准，描述所报告的体征和症状，反应的具体诊断，反应的开始日期（和时间），反应的停止日期（和时间）或持续时间，撤药和再给药资料，有关的诊断性检查结果和实验室数据，场所（例如，医院、门诊、家中或疗养院），结局（痊愈和任何后遗症）；对于致命的结果，陈述死亡原因，有关尸体解剖和死后的发现，产品与反应 / 事件的关联
5. 报告人的资料	姓名，地址，电子邮箱，电话 / 传真号码，报告者类型（患者、卫生保健专业人员等），职业（专业）
6. 行政和 MAA/MAH/ 公司的详细资料	报告来源（自发的、流行病研究、患者调查、文献等），生产厂商 / 公司首次收到事件报告的日期，发生事件的国家，报告给当局的病例资料的类型（初始报告或随访）和次序（第一次、第二次等），MAH 的姓名和地址，MAH 联系人的姓名、地址、电子邮件、电话号码和传真号码、管理识别码和上市授权批准号，公司 / 厂商给病例的确定号码（对于同一病例的最初报告和随访报告须采用同一号码）

（四）其他情况

ICH E2A 中还对双盲试验中的快速报告、试验结束后不良事件的报告等给出了建议。

二、E2B——个案安全报告的数据要素

ICH E2B 规定了上市前后个例安全报告（Individual Case Safety Report, ICSR）的电子化传输标准，目前已更新至第 3 版本 ICH E2B（R3），见图 2-1。

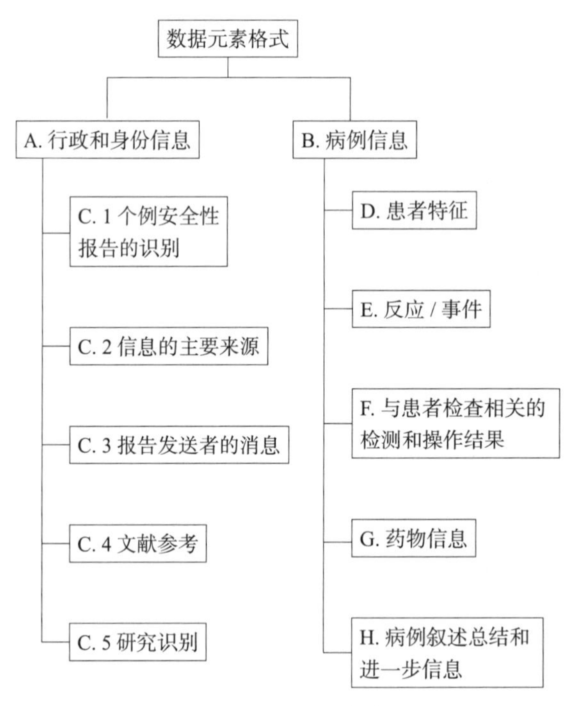

图 2-1 ICSR 结构

E2B（R3）规范中要求使用标准化的统一编码，可参考的代码集如下：医学部分术语应使用监管活动医学词典（Medical Dictionary for Regulatory Activities, MedDRA）中相关规定；或者由 ICH 建立和维护的对象标识符（Object Identifier, OID）；或者是国际标准代码集，例如，国别、性别等通用术语代码，计量单位统一代码（Unified Code for Units of Measure, UCUM）。

三、E2C（R2）——定期获益-风险评估报告

在对报告期内所产生的药品安全性信息进行总结的定期安全性更新报告（PSUR）的基础上，ICH E2C（R2）提出了定期获益-风险评估报告（Periodical Benefit Risk Evaluation Report, PBRER），由主要总结一段时间内的安全性数据，转变为在药品整个生命周期内的累积数据基础上综合评估其获益-风险特性的工具。

（一）PBRER 主要内容

PBRER 共分为 4 个部分：封面（包括报告期、所涉及的药品、MAA/MAH 信息、保密性等内容）、概述（对报告中最主要信息的简要总结）、目录及主体。主体部分包含的信息如表 2-6 所示。

表 2-6　PBRER 主体部分包含的内容

序号	内容	序号	内容
1	介绍	10	非临床数据
2	全球上市情况	11	文献
3	报告期内出于安全性问题采取的行动	12	其他定期报告
4	参考安全性信息的变更	13	临床对照试验中有效性的缺乏
5	估计用药人数及用药模式	14	截止期后的最新研究信息
5.1	临床试验中累积受试者人数	15	新的、持续的或已结束信号综述
5.2	上市后累积及阶段性用药患者人数	16	信号及风险评估
6	总结表中的数据	16.1	安全性问题总结
6.1	参考信息	16.2	信号评估
6.2	临床试验中严重不良事件累积总结表	16.3	风险及新信息的评估
6.3	上市后累积及阶段性总结表	16.4	风险的特性
7	报告期内临床试验的重要安全性发现总结	16.5	风险最小化行动的效果
7.1	已完成临床试验	17	获益评估
7.2	进行中的临床试验	17.1	重要、基本有效性 / 效果信息
7.3	长期随访	17.2	新确认的有效性 / 效果信息
7.4	药品的其他治疗用途	17.3	获益的特征
7.5	与固定联合治疗相关的安全性新数据	18	已批准适应证的获益-风险综合分析
8	从非干预性研究得出的发现	18.1	获益-风险环境-医疗需求和重要替代疗法
9	来自其他临床试验和来源的信息	18.2	获益-风险分析评估
9.1	其他临床试验	19	结论及行动
9.2	用药错误	20	附录

（二）PBRER 所用数据截止日期的确定原则

每种药品的任何一种剂型第一次在世界上任何一个地区上市的日期为该药品的国际药物诞生日（IBD）。指南中推荐 PBRER 以 IBD 为起始，届满 6 个月时，封存该段时间内收集到的资料，于 45 日内上交到药品管理部门。当报告中含有不同剂型、适应证、给药途径、适用人群方面的信息时，将上述多个批准事项中首个获得上市批准的日期作为 IBD，进而决定数据截止日期（data lock points, DLP）。复方制剂的 DLP 可根据其中 IBD 最早的一种活性成分来确定。

（三）报告提交频率

MAA/MAH 提交报告频率通常取决于产品在市场上存在的时间以及对产品获益-风险特性的了解程度，而并非固定。若产品已上市多年，且其风险较小，则可适当延长报告期，减小报告频率。但当上述产品的临床使用发生变更时（如新增适应证），则应该依情况加大报告频率。对新批准上市的产品，通常规定上市后最初 2 年内每 6 个月报告一次；每份 PBRER 中提供阶段性信息的部分需要进行更新，经评估，若内容与已有信息相同，则可决定累积性数据评估的相应部分无需更新。

四、E2D——上市后安全性数据管理：快速报告的定义和标准

ICH E2D 主要对药品上市后快速报告体系的来源、对象、报告要求与形式进行了描述。

（一）个例报告的来源

上市后安全性报告可来自于多种渠道：①主动报告，包括医务人员或患者自愿报告、MAA/MAH 定期检索文献、通过互联网或媒体等来源收集；②强制报告，是从有组织的数据收集系统中获得报告；③协议报告，即同一药品不同代理或跨地区合作伙伴 MAH 间应制定协议明确报告职责；④监管机构报告，如源于境外监管部门反馈严重不良反应，MAH 应向上市当地药品监管部门进行快速报告。

（二）需要快速报告的范围

严重而且非预期的不良反应病例要求快速报告，以及可能明显影响药品的获益-风险评估结果的其他信息，包括提示对人体会产生新的重大风险，如致突变、致畸、致癌的证据，以及在疫苗、避孕用具或治疗威胁生命的疾病等特殊情况下反映药品无效的报告、药物过量并伴有严重药品不良反应的报告。

（三）最低数据要求

常规报告的不良反应病例应至少包括以下 4 个数据要素：一位患者、一种可疑药品、一位报告者和一种不良反应。

（四）报告时限

对于严重且非预期的不良反应，MAA/MAH 应在不迟于首次获知后 15 日内尽快报告，从企业的任何工作人员首次得知病例信息当天开始计时（当天作为第 0 天），报告需要符合最低数据要求和快速报告标准。

其他类型的严重不良反应，根据不同的病例来源、可预期性和 ADR 结果，按各国的要求报告。当以前的病例报告收到可能改变病例严重性或者关联性评价意见等重要补充信息时，又应重新开始计时随访报告的提交时限。

（五）报告形式

MAA/MAH 应填写 CIOMS Ⅰ标准格式或其他包含有数据要素的表格，并提交给监管部门。建议使用“ICH 监管活动医学词典”（MedDRA）用于编码医疗信息；并且，应实施根据 ICH E2B/M2 指导原则确立的个例安全性报告电子传送的标准。

（六）病例管理规范

MAA/MAH 报告不良反应要保证记录的真实、准确、完整。为避免重复报告、报告不实和利于开展对某些病例的随访，需要核实患者和报告者的存在，应对所有独立的“医疗记录”进行全面描述。且应对临床病例评价结论是否成立及病例信息的完整性进行评价。

五、E2E——药物警戒计划

ICH E2E 要求 MAA/MAH 在提供新药上市申请的文件时一并呈交安全性详述（safety specification）和药物警戒计划（pharmacovigilance plan）。

（一）适用范围

ICH E2E 适用于新化学实体、生物制品和疫苗，已上市药物的明显变更（如新剂型、新给药途径、生物制品的新的生产过程）以及上市药物拟增加新的适用人群、适应证或出现新的严重安全性问题。

（二）安全性问题描述

安全性问题描述是对已证实的风险、重要的潜在风险和重要的缺失信息进行概述，也可以反映潜在的风险人群和明显的安全问题。

安全性问题描述应包含以下要素：①非临床安全性研究结果，包括毒性、一般药理学、药物相互作用、其他相关的毒性信息或数据。②临床安全性研究结果，包括人用安全数据的局限性、上市前未研究人群、不良事件 / 药品不良反应、确定和潜在的药药或食药相互作用、流行病学、药理学类作用。在安全性问题描述结尾应对已知重大风险、潜在重大风险及重要缺失信息作出总结。

（三）药物警戒计划

药物警戒计划的目的是更好地了解风险，如风险有没有、有多大、有何特征。基于安全性详述，针对不同品种药品的风险制定不同级别的药物警戒计划。当 MAA/MAH 获得了重要的安全性信息或发生重要事件时，应更新药物警戒计划。

（四）主要内容

主要包括以下 4 点：①正发生的安全性问题概要，即应对已知重大风险、潜在重大风险及重要缺失信息进行综述。②实施常规药物警戒计划，如 MAA/MAH 应建立药物警戒体系，保证可以方便地收集和报告所有可疑不良反应信息；进行快速报告和定期安全性更新报告；持续监测上市药物的安全性，包括信号检测、问题评价、标签修订以及和管理机构沟通。③安全性问题行动计划，即应提出针对每一个重大安全性问题的行动计划，并按照以下框架证明其合理性：安全性问题、所建议实施的目标、实施的步骤、实施建议的合理性、MAA/MAH 对安全性问题和实施措施进行监测与评价报告中的重要事件。④已完成事件的总结，即最终应提出一个完整的药物警戒计划，包括对所有单个安全性问题所采取的行动。

（五）药物警戒方法

ICH E2E 在附录列出的常用药物警戒方法有：①自发报告（spontaneous reports）；②数据挖掘技术（data mining techniques）；③病例系列（case series）报告；④被激发的报告（stimulated reporting）；⑤主动监测（active surveillance）；⑥观察性比较研究（comparative observational investigation）；⑦特定的临床研究（targeted clinical investigation）；⑧描述性研究（descriptive studies）。

六、E2F——研发阶段安全性更新报告

ICH E2F 主要描述了研发期间安全性更新报告（DSUR），其主要目的是对研究用药（无论上市与否）在临床试验中的安全性信息进行年度回顾和评估，使监管机构确信 MAA/MAH 对研究用药安全性特征进行了充分的监测和评估。

（一）主要内容

DSUR 主要关注研究药物在临床试验中的数据，包括在过去一年内所有正在进行的临床试验的安全性信息，基于前期的知识对新信息所作的分析，以及研究用药的安全性特征或获益-风险平衡的任何变化。与 PBRER 的结构类似，DSUR 也包括了封面、概述、目录、主体内容及附件，其中主体内容如表 2-7 所示。

表 2-7 DSUR 各部分应包含的内容

序号	内容	序号	内容
1	前言	8.4	研究药物的其他治疗应用
2	全球上市批准情况	8.5	与联合治疗相关的安全性新数据
3	报告周期内出于安全性问题采取措施的安全性	9	非干预性研究的安全性结果
4	参考信息的变更	10	其他临床试验 / 研究的安全性信息
5	报告周期内正在进行和已完成的临床试验清单	11	上市后的安全性发现
6	估计的累计暴露量	12	非临床数据
6.1	研发项目中的累计受试者暴露量	13	文献
6.2	上市后用药经验中的患者暴露量	14	其他 DSUR
7	行列表及汇总表中的数据	15	缺少疗效
7.1	参考信息	16	区域特有信息
7.2	报告周期内的严重不良反应行列表	17	最新信息
7.3	严重不良事件的累计汇总表	18	整体安全性评估
8	报告周期内临床试验中有意义的发现	18.1	风险评估
8.1	已完成的临床试验	18.2	获益-风险考量
8.2	正在进行的临床试验	19	重要风险总结
8.3	长期随访	20	结论

（二）DSUR 所用数据截止日期的确定原则

指南中推荐以国际研发诞生日（DIBD）为起始日，该日期是 MAA/MAH 在全球任何国家首次获得临床试验实施许可的日期。DSUR 的报告周期是一年一次，数据锁定日应该是一年报告周期的最后一天。

如果药品在任何一个国家获得上市批准后继续进行研发，则应当依据国家或地区的规定分别递交 DSUR 和 PSUR。

（三）上市后阶段临床试验 DSUR 与定期安全性更新报告的关系

虽然 DSUR 侧重于研究药物，但如果是在上市后阶段临床试验中发现的新的安全性信息，则应同时在 DSUR 和定期安全性更新报告中进行报告；但两份文件都是相对独立的且必须撰写全面，在递交周期和接收单位上也有所不同。

第三章

美国、欧盟、日本的药物警戒制度

第一节 美国药物警戒制度

一、美国药物警戒相关监管机构

美国药品监督管理机构为美国食品药品管理局（Food and Drug Administration, FDA），隶属于美国卫生和公众服务部。在FDA中，药物警戒工作主要承担部门为药品评价与研究中心（Center for Drug Evaluation and Research, CDER）。CDER主要管理包括除血液、血液组分和疫苗等传统生物制品以外的生物制品和仿制药在内的处方药和非处方药，在新药上市前对其进行评估，并监督市场上销售药品的有效性和安全性。其中监测与流行病学办公室（Office of Surveillance and Epidemiology, OSE）是药物警戒的主要管理部门，负责开展药品上市后监测与评价及风险管理活动。此外，生物制品评价与研究中心（Center for Biologics Evaluation and Research, CBER）也是FDA下属的一个中心，主要任务是确保生物制品（包括疫苗、过敏原、血液和血液制品以及细胞、组织和基因疗法）的安全性、纯度、效力和有效性，以预防、诊断、治疗人类疾病。有关生物制品的药物警戒事项，通常也会由CBER提供相关监管意见。

OSE下设2个主要部门：①药物警戒与流行病学办公室（Office of Pharmacovigilance and Epidemiology, OPE），包括药物警戒Ⅰ部和Ⅱ部（Division of Pharmacovigilance, DPV Ⅰ & DPV Ⅱ）和流行病学Ⅰ部和Ⅱ部（Division of Epidemiology, DEPI Ⅰ & DEPI Ⅱ）。药物警戒Ⅰ部和Ⅱ部的安全评价员与医学官负责监测所有上市药品和治疗用生物制品的安全信号并评估其安全相关问题。流行病学Ⅰ部和Ⅱ部中的流行病学专家负责开展主动药物安全性监测，审评生产企业因上市后要求及承诺而进行的药物安全性研究方案及报告，为FDA执行风险评估与降低策略（risk evaluation and mitigation strategies, REMS）以及其他监管措施提供支持。②用药错误预防与风险管理办公室（Office of Medication Error Prevention and Risk Management, OMEPRM），包括用药错误预防与分析部（Division of Medication Error Prevention and Analysis, DMEPA）和风险管理部（Division of Risk Management, DRM）。用药错误预防与分析部主要职责包括对上市前可能导致用药错误的因素进行评价，包括专利药品的名称、标签/说明书、包装等人为因素，以及审查分析收集的药物治疗错误报告，以决定是否需要采取监管措施。风险管理部负责评审所有生产企业提交的REMS及对所有产品已开展REMS的评价。

二、美国MAH药物警戒工作法规体系

为促进MAH在药品上市后规范开展药物警戒工作，美国在《联邦食品、药品、化妆品法》（Food, Drug and Cosmetic Act, FDCA）和《联邦法典》（Code of Federal Regulations, CFR）的基础上，于2005年制定了详细的药物警戒工作行业指南——《药物警戒管理规范和药物流行病学指南》（Good Pharmacovigilance Practices and Pharmacoepidemiologic Assessment, Pharmacovigilance Guidance）、《风险最小化行动计划的开发和使用指南》（Development and Use of Risk Minimization Action Plans, RiskMAP Guidance）等，指导MAH常规与超常规药物警戒工作（表3-1）。

表3-1 美国MAH药物警戒工作职责要求

工作分类	主要职责	法律地位	规范条例
常规	履行上市后风险识别与分析义务	法律	FDCA 505（k）
	报告上市后药品不良反应：上市后15天的“警报报告”、定期药物不良反应报告	法规	CFR 21 314.80

续表

工作分类	主要职责	法律地位	规范条例
常规	提交现场警报报告、年度报告、其他报告	法规	CFR 21 314.81
	实施上市后研究或上市后临床试验	法律	FDCA 505（o）
	制定风险评估和降低风险策略	法律	FDCA 505-1
超常规	特殊安全性信号识别与分析，开展超常规药物警戒计划	行业指南	《药物警戒管理规范和流行病学指南》
	确立为应对超常规风险而采取风险最小化行动计划的前提条件、流程、工具选择与质量评估	行业指南	《风险最小化行动计划的开发和使用指南》

三、常规药物警戒工作

（一）总体原则

根据《药物警戒管理规范和药物流行病学指南》，满足下列条件的药品需要进行规划并实施常规药物警戒工作：①批准前后均没有发现安全性风险的药品；②已对风险人群进行了充分研究的药品。一般无需进行超常规药物警戒工作，上市后监测只需提交常规的自发性报告即可。

（二）常规报告

MAH应定期向监管部门提交报告，主要涉及不良事件趋势、不良事件模式、不良事件的发生率和流行情况，比较国内不良反应发生趋势以及监管部门要求的其他报告。

MAH应保存相关的记录，并按时提交、允许监管部门使用、审查并验证此类记录［FDCA 505（k）］，见表3-2。

表3-2 常规药物警戒工作提交报告清单

常规提交报告	法规来源
上市后15天的“警戒报告”	CFR 21 314.80
定期药品不良反应报告	
现场警示报告	FDCA 505（o）CFR 21 314.81
年度报告	
上市后研究和上市后临床试验报告	
其他报告	

1. 上市后15天的“警戒报告”（Post-marketing 15-day “Alert reports”）

MAH需在获悉有关的国内外严重、意外的药物不良反应的15天内向FDA报告，并在信息更新的15天内或根据FDA要求提交后续报告。如无额外信息，则应记录信息搜集步骤。基于文献搜集的报告须附有文献全文。

2. 定期药品不良反应报告（Periodic Adverse Drug Experience Report）

除15天警戒报告外，定期药品不良反应报告不适用于从科学文献、上市后安全性研究及国外获取的药品不良反应信息。

（1）内容　描述性信息，包括：①报告中对信息的叙述性总结和分析；②对报告间隔期间提交的15天警戒报告进行分析；③自上次报告以来因药品不良反应事件而采取的行动记录；④由MAH的患者识别代码的行列表和所有安全性报告病例（ICSR）的不良反应词组成的索引。

用于严重、预期和非严重的药品不良反应的ICSR，包括以下几方面内容。

1）患者信息：患者识别代码、患者实足年龄或其发生药品不良反应事件时的实足年龄、患者性别、患者体重。

2）药品不良反应事件：因药品不良事件而得出的结果；药品不良事件发生日期；ICSR 提交日期；描述药品不良反应经过（包括简明的医学叙述）；药品不良反应期限；相关测试的描述，包括日期和实验室数据；既往疾病史等其他相关的患者病史。

3）可疑医疗产品：药品名称；使用的剂量、频率和给药途径；治疗日期；使用诊断（适应证）；该产品是处方药还是非处方药；产品是否为组合产品；药物停止使用或减少剂量后，药物的不良反应是否减少；重新使用药物后是否再次出现药品不良反应；批号；失效日期；国家药品法典（National Drug Code, NDC）编号；伴随医疗产品和治疗日期。

4）初始记录者信息：姓名、地址和电话号码；初始记录者是否为医疗保健专业人员，如果是，请描述具体职位。

5）MAH 信息：MAH 姓名和地址、电话号码；报告来源，如自发报告、文献或研究；MAH 收到报告的日期；批准文号和类型；ICSR 是否为 15 天的“警戒报告”；ICSR 是初次报告还是后续报告；唯一的案件识别号码（该号码在初始报告和随后的任何后续报告中必须相同）。

（2）提交时间　MAH 自药品上市后 3 年内，每季度向 FDA 报告一次，3 年后每年向 FDA 报告一次。MAH 必须在每季度最后 30 天内提交季度报告，在每年的最后 60 天内提交年度报告。MAH 需依照 FDA 延长或重新确立 MAH 提交季度报告的要求，在不同时间提交报告。

3. 现场警示报告（Field Alert Reports）

在新药申请（new drug application, NDA）和仿制药申请（abbreviated new drug application, ANDA）已经获批的情形下，当持有人收到以下两类信息时，如：①任何有关导致药品或其标签被误认或适用于另一物品的信息；②任何有关细菌污染，或药品的重大化学、物理或其他变化的信息，或一批或多批药品的问题；必须将在收到信息的 3 个工作日内，通过电话或其他快速通信手段向 FDA 地区办事处提交有关销售药品的信息，并提供书面后续通知。该报告及其邮寄封面应明确标明：“现场警示报告”。

4. 年度报告（Annual Report）

年度报告内容包括以下几项内容：①上一年可能的，影响药品安全性、有效性或标签的重要新信息的简要摘要；②销售数据；③标签；④化学检验、制造及相关变化；⑤非临床研究；⑥临床数据；⑦承诺上市后研究的状态报告；⑧上市后研究承诺的现状；⑨研究状况的说明等。

MAH 应在上市后每年的最后 60 天内提交报告给负责审查的 FDA 部门。

5. 上市后研究和上市后临床试验报告（Post-market Studies and Clinical Trials）

MAH 须在监管部门认为上市后风险识别和分析系统上报信息不足以获得充分的药品安全信息时，进行上市后研究和上市后临床试验。

MAH 须提交完成研究或临床试验的时间表、参与者人数、预计完成日期、临床试验预计难点，以及有关《公共卫生服务法》（the Public Health Service Act）要求的登记信息。

MAH 须在监管部门发现新的安全性信息并决定将其纳入产品标签中时，修改安全标签。

6. 其他报告

当 MAH 根据药物警戒情况，决定修改广告和促销标签时，或者 FDA 当局根据药物警戒情况要求 MAH 提供某些特定的报告时，又或者 MAH 因各种原因导致可能永久停产或者暂停制造相关药物时，MAH 均应当向 FDA 提交相关报告。

四、超常规药物警戒工作

超常规药物警戒工作并非针对所有 MAH，只在某种药品可能出现临床上重要的、类型或程度上较以往不同寻常的风险才需要实施。通常为研发新药的 MAH。

（一）特殊药物安全性信号识别与分析

1. 系列病案解读

（1）收集和构建系列病案　根据最新的医学编码词典（如 MedDRA），利用全面的数据库搜索策略，可以从全球不良事件数据库、已经发表的文献以及其他可用的数据库［如 FDA 的不良事件报告系统（Adverse Events Reporting System, FAERS）或疫苗不良事件报告系统（Vaccine Adverse Event Reporting System, VAERS）］中找出更多的病例。

（2）病案筛选

首先，进行审查。MAH 要在采取其他调查或分析之前审查每个病例，采用标准化的病例定义（入选和排除病例的正式标准），对候选病例是否能入选一个病例系列进行评价。FDA 建议，通常重点为对严重的、未在产品说明书里描述的不良事件进行审查，但有些其他事件可能也需要进一步的调查。

其次，去掉所有重复的报告。

最后，需要处理混杂因素。虽然单独对没有混杂因素的病例进行分析更好，但有混杂因素的病例很常见，特别是在合并有其他疾病的患者中。有混杂因素的病例（即该病例的不良事件并非由被关注的产品所引起，而是由其他因素所致）依然可以代表所讨论产品的不良反应。MAH 应对这些病例进行认真评价，不要简单地把这些病例排除在外。

（3）病案预评价　在对病例报告进行评价时，MAH 应寻找可能提示药物和不良事件之间关联性的一些特征。包括：①在预期范围内发生了不良事件（如 1 型过敏反应发生于治疗后的几天内，治疗几年后出现癌症进展）；②药物暴露前没有与该事件相关的症状；③去激发试验或再激发试验阳性的证据；④事件前期已经证实的该产品药理 / 毒理作用吻合；与已经明确的感染或免疫损伤机制一致；⑤事件与同类其他产品已知作用一致；⑥有来自临床前研究、临床试验和（或）药物流行病学研究的其他支持性证据；⑦事件没有其他解释（如没有可能造成该事件的合并用药，之前没有相关病史且没有合并其他疾病）。

（4）病案分析　如果安全性信号与医疗错误有关，MAH 应报告导致这一事件的所有已知有关因素。MAH 可以通过参考文献获得对事件的全面说明。MAH 要尽量对报告者进行随访，以获得对该事件的完整叙述，重点是药物应用体系（如处方 / 订购过程、分发程序、用药过程）。这些资料有利于今后最大限度地规避此类错误，可为制定相关研究策略提供信息。

病案分析通常包括对下列内容：①事件的临床和实验室表现以及经过；②患者的人口统计学特征（如年龄、性别、种族）；③暴露的持续时间；④从最初产品暴露开始到发生不良事件的时间；⑤病例所用的剂量，包括说明书所标剂量，大于说明书所标剂量，以及过量；⑥合并用药；⑦有合并症，特别是已知会引起不良事件的合并症，如已存在的肝功能或肾功能损害；⑧给药途径（如口服还是胃肠道外给药）；⑨如果有生产批号，应说明事件发生患者中所用产品的批号；⑩随着时间推移或产品生命周期中事件报告率的变化情况。

（5）病案分析方法——数据挖掘方法找出产品事件组合　MAH 可以通过数据挖掘方法进行信号识别或评价，但并不强制。如果数据挖掘结果要报给 FDA，则这些数据的汇报应当是在比较大规模的、合理的、临床流行病学研究的背景下进行。应当包括以下内容：①对所用数据库的描述；②对所用数据挖掘工具的描述（如统计学算法、药物、事件分析所选择的分层）或者相应的参考文献；③对每个病例报告以及与感兴趣的特定药物-事件组合有关的任何其他相关安全性信息（如来自临床前、临床、药物流行病学或其他可用研究的结果）进行认真的评价。

（6）病例报告规范　一份规范的病例报告应该包括以下方面内容。

1）对不良事件或疾病体验的描述，包括体征或症状发生的时间。

2）令人质疑的药物和明确的合并用药的详细情况（即剂量、批号、方案、日期、疗程），包括非处方药、营养品和近期停用的药物。

3）患者特征，包括人口统计学信息（如年龄、种族、性别），以及用药前的疾病基线特征、合并症、合并用药、有关疾病的家族史、其他危险因素。

4）事件诊断的记录，包括用于做出诊断的方法。

5）事件的临床经过和患者转归（如住院或死亡）。

6）基线时、治疗期间和治疗后的相关治疗措施及实验室数据，如有必要包括血药浓度。

7）去激发试验和再激发试验结果方面的信息。

8）其他各种相关信息（例如，如果对评估事件非常重要，应该报告与该事件相关的细节或患者获益方面的信息）。对于错误用药的报道，规范的病例报告应详细描述以下有用信息：①所涉及的产品（包括商品名和通用名、生产商、剂型、含量、浓度以及容器的类型和大小）；②导致该错误用药事件的先后次序；③发生错误的工作环境；④涉及引发该错误的工作人员，以及错误类型以及造成该错误的有关因素。

2. 观察性研究

（1）随机化试验　在 FDA 对外公开的上市前指导原则中，介绍了包括大样本简单安全性研究（large simple safety study, LSSS）在内的多种随机化试验。本部分仅针对 LSSS 进行简单介绍。

LSSS 是指选择大量患者接受治疗，用于评估少数特定的结局变量的临床试验。此类研究设计，患者的入组标准往往更低、试验周期更长、对采集数据复杂性的要求更低。LSSS 主要用于药品的安全性研究，可明确未列入正式期临床试验范围外的产品获益–风险信息，或用于评估罕见事件的发生率。

该研究设计实施相对简易可行，但可能由于结局的测量过于简单，从而影响试验的质量以及最终的有效性。

（2）非随机观察性研究

1）药物流行病学研究：包括队列研究（前瞻性或回顾性）、病例对照研究、嵌套式病例对照研究、病例交叉研究或其他研究模式。

药物流行病学研究的方案一般包括以下几项：①明确说明研究目的；②严谨的文献综述分析；③详细描述研究方法，包括所研究的人群；所用的病例定义；所用的数据来源（如果数据来自美国之外，则包括采用该数据来源的依据）；预计的研究样本量大小以及统计学效能的计算；数据收集、管理和分析的方法。

2）登记系统：登记系统是对个人信息进行收集、储存、检索、分析和传播的一个有机系统，这些个人暴露于某种特定的医疗干预措施，他们有某种特定的疾病或情况（如危险因素）使其容易发生健康相关的事件，或者以前曾暴露于已知或怀疑能够引起不良健康作用的物质（或环境）。

登记系统的作用：①收集大规模自动化数据库中所没有的转归结果信息；②收集多个来源的信息（如医生记录、住院小结、病理报告、人口统计），特别是当患者在一定时间内从多个单位接受医疗服务时。

在决定是否要建立一个登记系统时，MAH 应当考虑下列因素：①希望得到其他风险信息的类型；②通过其他方法得到这种信息的现实情况；③建立登记系统的可行性。

选择开展登记系统的 MAH 应当提出书面的方案，方案要包括下列内容：①登记系统的目的；②文献综述；③相关动物数据和人体数据的摘要总结。方案还应包含对下列内容的详细描述：①系统性病例入选和随访的计划；②数据收集、管理和分析的方法；③终止登记系统的条件。

登记系统的规模大小以及数据收集的时间长短要与所研究的安全问题相符，MAH 可以与 FDA 讨论其登记系统的起草计划。

3）问卷调查：基于问卷调查的监测系统应包括设计问卷调查工具，并尽可能通过病历或药房记录抽样检查或者通过与医疗人员访谈来验证调查发现。调查工具在落实应用之前要经过验证或预试验。MAH 要考虑问卷调查的翻译和跨文化验证是否重要。

方案中要说明调查的目的，并对研究方法进行详细描述：①患者或医疗人员的入选和随访；②预计样本量大小；③数据收集、管理和分析的方法。

3. 值得进一步调查研究的安全性信号

值得进一步调查研究的安全性信号至少包括以下部分：

（1）在产品说明书中未提及的新不良事件，特别是严重的不良事件。

（2）已在产品说明书中提及的事件但其严重程度明显增加。

（3）发生了在普通人群中极其罕见的严重不良事件。

（4）新的产品–产品、产品–器械、产品–食物或者产品–营养品之间的相互作用。

（5）发现了以前没有意识到的危险人群（如有特定种族或遗传倾向或合并症的人群）。

（6）产品名称、标签、包装或使用混淆不清的情况。

（7）对产品用法的担心（如按高于说明书所标剂量使用时出现的不良事件，或者在不推荐使用的人群中用药时出现的不良事件）。

（8）目前所执行的风险最小化计划可能有欠缺所引起的担心（如风险管理计划疏漏一些严重不良事件的报告）。

（9）MAH 或 FDA 发现的其他需要关注的问题。

4. 药物安全性信号分析报告

对安全性信号的评价提示其可能是一个潜在的安全性风险时，MAH 应递交所有已收集的安全性信息的汇总数据以及所进行的分析，包括临床前发现到最新的观察结果。报告应包括下列内容：

（1）自发性病例报告和发表的病例报告，包括分母或暴露信息，有助于结果解释。

（2）如果有普通人群和特殊患者人群中事件的背景发生率，也要包括这些数据。

（3）药物流行病学研究中得到的相对危险度、比值比或其他相关方面的测量指标。

（4）临床前研究中所观察到的生物学效应、药代动力学或药效学作用。

（5）临床对照试验中的安全性发现。

（6）同类中类似产品的整体上市经验。

（二）制定超常规药物警戒计划

MAH 制定超常规药物警戒计划的目的是增强获得安全性信息的能力和加快其获得安全性信息的速度。少数情况下，一种产品在批准前或上市后可能出现明显的不同寻常的安全性风险，MAH 应制定一个额外的药物警戒计划。

药物警戒计划可以单独制定，或者作为风险最小化行动计划（RiskMAP）的一部分。

1. 前提条件

MAH 制定药物警戒计划要依据科学方面和后勤保障方面的因素，包括：①某个不良事件代表一个潜在安全性风险的可能性；②事件发生的频率（如发生率、报告率或其他可用的测量指标）；③事件的严重程度；④处于风险中的人群的性质；⑤产品适用的患者的范围（广泛适用还是仅适用于部分人群）；⑥产品发放的方法（通过药房还是仅通过特定的药物使用分发系统）。

2. 适用范围

在以下两种情况下，MAH 需要制定超常规药物警戒计划：①批准前或批准后发现了严重的安全性风险；②对于风险中的人群尚未进行充分的研究。

同时，MAH 也可以与监管部门讨论此类产品所出现的安全性问题的性质，再决定是否需要制定一个超常规的药物警戒计划。

3. 内容

超常规药物警戒计划通常包括以下内容：①在常规要求的报告之外通过加急方式上报特殊的严重不良事件报告；②按预先确定的间隔时间，更加频繁地上报不良事件总结；③主动监测，以便发现通过被动监测可能报告或可能没有报告的不良事件；④用队列、病例对照或其他相应的研究设计开展其他药物流行病学研究；⑤建立登记系统，或者开展对患者或医疗人员的问卷调查；⑥其他临床对照试验。

4. 评估

MAH应对安全性风险及其药物警戒计划的有效性进行重新评估。这种重新评估的结果可能导致需对某个产品的药物警戒计划进行修改。

五、风险评估和风险降低策略

根据相关报告情况，MAH与监管部门协商后，认为须开展风险评估和风险降低策略（Risk Evaluation and Mitigation Strategy, REMS）的，应遵循下列要求（FDCA 505-1）。

（一）内容

1. 策略要求

风险评估和风险降低策略可能包括以下内容：

（1）药品使用指南（Medication Guide）。

（2）患者药品说明书。

（3）沟通计划　①针对医疗服务提供者；②传播有关风险评估和缓解战略要素的信息，以鼓励卫生保健提供者实施适用部分；③通过专业协会向卫生保健提供者传播有关药物的严重风险和确保安全使用方案的信息；④向医疗服务提供者传播有关药物制剂或性质的信息，包括有关此类制剂或性质的限制或患者护理含义的信息，以及与使用该制剂或性质相关的严重不良药物事件。

（4）药品包装和处置　如监管部门认为必要，MAH应：①提供重新设计的包装，或监管部门确定可以减轻这种严重风险的其他包装系统；②使用安全处置包装或安全处置系统确定这种安全处置包装或系统可以减轻药物严重风险并且足够可用；③在药品包装内添加额外的宣传物以减轻药物的严重风险。

2. 策略评估要求

对经批准的药物风险评估和风险降低策略进行的评估，应包括对于战略中包含的每个目标。通过评估目标的完成程度，明确是否应修改一个或多个目标。

在监管部门批准风险评估和风险降低策略后，MAH可随时向监管部门提交修改批准策略的提案。此类提案可以建议添加、修改或删除已批准策略的任何目标，并且说明足够的理由以支持此类提议。

（二）上报时间

1. 战略提交时限

在监管部门通知MAH提交REMS战略后120天内提交。

2. 评估提交时限

评估提交时限：①首次评估时间为该战略最初获批准后18个月；②战略最初批准后第三年进行的评估；③战略批准后第七年进行的评估；④上述时间之外的规定：属于该策略所指明的频率；根据规定增加或减少频率；如果卫生监管部门确定该药物的严重风险已得到充分识别和评估并且得到充分管理，则在3年期限后被撤销。

第二节　欧盟药物警戒制度

一、欧盟药物警戒相关监管机构

欧盟的药物警戒中心设在欧洲药品管理局（European Medicines Agency, EMA），主要负责药物上市的集中授权，并协调各国药品上市许可授权的多边过程。

EMA 下设 7 个科学委员会及多个工作小组，其中负责药物警戒工作的机构主要为人用药品委员会（Committee for Medicinal Products for Human Use, CHMP）和药物警戒风险评价委员会（Pharmacovigilance Risk Assessment Committee, PRAC）。

CHMP 负责批准、变更、中止或撤销药品上市许可状态，以及基于 PRAC 对上市药品安全的建议发布必要的监管措施。

PRAC 是负责药物警戒工作的技术支撑机构，其任务主要是评价和监测人用药品安全问题，内容涵盖了人用药品风险管理的各方面，包括检测、评价、最小化、沟通不良反应风险，设计和评价上市后安全性研究以及药物警戒审计监察。PRAC 还对药物警戒和风险管理体系的问题提供建议，包括对于 CHMP、欧盟人类用药互认和分散程序协调小组（Coordination Group for Mutual Recognition and Decentralized Procedures-Human, CMDh）及 EMA 等相关监管组织的有效性监控。

各成员国的药物警戒系统，则负责监测药物临床试验期间及上市后的药品不良反应，收集和评估与药品获益 / 风险相关的信息。各成员国主管当局有义务持续监控其管辖领域内上市销售药品的安全性，监督上市许可持有者履行药物警戒义务的情况，并在必要时采取适当的行动保证药品的安全使用，维护公众健康。

二、欧盟 MAH 药物警戒工作法规体系

2008 年欧盟委员会提出药物警戒的新立法建议，目的是建立一个与药品风险管理有关的综合监管框架。该立法建议于 2010 年 12 月通过，即颁布法规 Reg（EU）No1235/2010 和指令 Dir2010/84/EU，对法规 Reg（EC）No726/2004 和指令 Dir2001/83/EC 中药物警戒部分内容进行修改和补充，此次立法同时伴有具体实施条例发布，2012 年 6 月欧盟委员会发布了药物警戒新立法的实施条例，即 Reg（EU）No520/2012。

2012 年 7 月起，欧盟开始实施新的药物警戒法规，为了更好地促进新法规的实施，欧洲药品管理局制定《药物警戒规范指南》（Guideline on Good Pharmacovigilance Practices）（以下简称《GVP 指南》），作为欧盟药物警戒工作的新准则，替代《欧盟药品管理法规》中《人用药品药物警戒指南》。故而，Reg（EC）N0726/2004（REG）、D200183/C（DIR）、委员会实施条例（IR）以及《GVP 指南》，为欧盟药物警戒新法规体系的基础。

三、欧盟 MAH 药物警戒工作要求

整体而言，欧盟要求 MAH 建立药物警戒体系，对药品进行风险管理活动并与相关方进行安全性沟通。

建立药物警戒体系要求设立相应的质量管理体系，配备药物警戒专业人员与配套设备设施，建立药物警戒计算机系统，制定药物警戒相关文件，制定药物警戒委托管理活动等。风险管理包括进行常规风险管理活动和额外风险管理活动。常规风险管理活动包括制定风险管理计划，进行不良反应信息收集、管理与上报，提交定期安全更新报告等；额外风险管理活动包括开展上市后安全研究、额外监

测等活动。安全性沟通要求与患者、医护人员及监管部门等相关人员进行安全信息沟通。具体职责如表 3-3 所示。

表 3-3 欧盟 MAH 药物警戒工作内容

	整体要求	具体职责	法规来源	
建立药物警戒体系	进行药物警戒质量管理	设立药物警戒质量体系并制定质量体系管理流程与程序；设立运行持续性计划；对药物警戒系统及其质量体系的执行力和有效性的监测；记录质量体系	GVP Moudule Ⅰ	Reg（EU）No1235/2010,Dir2010/84/EU,Reg（EC）No726/2004,Dir2001/83/EC
		设立内审制度和其他质量控制手段	GVP Moudule Ⅳ	
		接受外部监管与检查	GVP Moudule Ⅲ	
	配备药物警戒专业人员	对药物警戒工作人员的专业、学历、经验等进行审查；制定培训制度并开展药物警戒培训活动；对培训进行管理改进并记录	GVP Moudule Ⅰ，Ⅳ	
	配备相应设施设备	配备与药物警戒工作适宜的办公场所与设施，定期核查功能、维护或更新	GVP Moudule Ⅰ	
	配备计算机系统	配备满足药物警戒工作需要的计算机系统，并设立特定的访问机制；对计算机系统进行管理、维护并及时更新	GVP Moudule Ⅰ	
	制定药物警戒文件	制定药物警戒活动相关文件如药物警戒系统主文件、风险管理计划、定期安全性报告等；制定工作制度、操作规程、档案、其他计划和报告等；制定文件管理规范	All Moudules	
	完善委托管理机制	对受托方资质审核，签订双方书面委托合同并对受托方进行监督管理	All Moudules	
风险管理	制定风险管理计划	制定风险管理计划包括风险最小化措施、药品概述、药品安全性描述、药物警戒计划等，并按规定时间制定、更新、提交并记录相关信息及文件	GVP Moudule Ⅴ	
	进行风险监测	开展药品上市后安全研究与额外监测活动；进行安全信号管理，对风险信号进行识别、确认与评估，并作出应对措施；进行不良反应监测与报告，并对数据进行分析处理	GVP Moudule Ⅴ，Ⅷ，Ⅸ，Ⅹ	
	进行获益-风险评估	制定获益-风险评估操作规程，明确评估的流程、内容、标准等，记录评估过程及结论	GVP Moudule Ⅶ	
	提交定期安全性更新报告	设立定期安全更新报告目标并制定安全性更新报告；制定安全性更新报告流程与要求；对安全性更新报告记录并管理	GVP Moudule Ⅶ	
安全性沟通	与患者、医护人员及监管部门进行安全信息沟通	开展安全信息沟通活动并进行记录与管理，活动包括医护人员直接公告（direct healthcare professional communication，DHPC）、通俗语言文件、新闻公告、网站、其他基于网络的公告、简报和公报机构内部公告、回应公众质询等	GVP Moudule ⅩⅤ	

（一）建立药物警戒体系

药物警戒体系是用来完成与药物警戒有关的法定任务和责任的系统，旨在监测上市后药品的安全性，以及这些药品获益-风险平衡的变化。

MAH 应运行一个药物警戒体系，并且应设立和运用有效的质量体系。在某些情况下，MAH 可以设立一个以上的药物警戒体系，如针对特定类别的产品的特定体系。

1. 进行药物警戒体系质量管理

（1）建立药物警戒质量管理体系　MAH 应建立适宜药物警戒体系的质量体系，涵盖药物警戒体系的组织结构、责任、程序、流程和资源，并且应包括适当的资源管理、合规管理和记录管理。质量体系以质量周期活动为基础，即质量计划、质量遵循、质量控制和保证、质量改进。

MAH 质量体系一般的运行程序和流程：①持续监测药物警戒数据，进行风险最小化活动和采取预防措施；②评估药品风险；③向监管机构提交准确可验证的不良反应数据；④确保药品风险信息的质量、整合性和完整性；⑤ MAH 与监管机构进行有效沟通；⑥ MAH 对产品信息进行更新；⑦ MAH 与专业医护人员和患者进行安全性沟通。

（2）开展药物警戒内部审计　药物警戒内部审计是获取证据并客观评估证据，来查证持有人自身在审计标准方面的符合程度并记录在案的过程，通过对客观证据的检查与评估来查证包括药物警戒活动质量体系在内的药物警戒系统在执行和运营方面的适宜性和有效性。审计证据包括有关审计标准、可证实的报告、报表和其他信息。

1）基于风险的药物警戒审计方向：MAH 应重点关注会对药物警戒系统产生最高风险的领域。公共安全方面的风险是最应关注的风险，风险在战略、战术和操作层面的审计计划阶段进行评估并记录。①战略层面是关于如何在一段时期内开展各项审计活动的高水平计划，该计划时间段通常为 2~5 年，包括一系列可以合理开展的审计活动；②战术层面是由计划在特定时间段（通常为 1 年）内完成的一个或多个审计活动组成；③在操作层面的审计计划中，MAH 应准备有关即将开展的单个审计活动的计划与实施的书面程序，并确定实施单个审计活动所需要的所有步骤的时间安排。单个药物警戒审计活动应根据已获批准的基于风险的审计计划来开展。

2）基于审计结果和跟踪审计的行动：MAH 应设立机制处理药物警戒审计过程中出现的问题。行动应包括根本原因分析、对已确认的审计结果的影响进行分析，以及准备适当的纠正和预防措施计划。若已经处理，应记录在案。

3）审计活动质量管理：MAH 对审计工作的评估可以通过对所有审计活动的持续和定期评估，受审核方反馈和审计活动自我评估（例如：审计活动的质量保证、对行为准则的遵守、审计计划和审计流程）来完成。

审计师应具备有效开展和参与药物警戒审计活动所需要的知识、技能和能力并应达到精通水平，其精通水平应通过教育、工作经验和培训来取得。

4）委托审计工作时 MAH 职责：当 MAH 决定委托药物警戒审计活动时，应以书面的方式向外包服务提供方具体说明审计风险评估的要求和准备工作、审计战略和审计计划，以及单个审计活动；具体说明审计范围、目标和程序要求；保证并证明外包服务提供方的独立性和客观性。

（3）接受检查　MAH 需接受药物警戒检查，具有接受检查相关职责，包括但不限于以下职责：①随时做好接受检查的准备；②保存药物警戒系统主文件（pharmacovigilance system master file, PSMF），并且在收到要求后至少 7 日内，按要求将 PSMF 上交给检查员；③在检查工作开始之前，确保被选为检查对象的场址同意接受检查；④保证在规定截止日之前或检查工作实施过程中，检查员可获得任何检查准备工作所需要的信息和文件。

2. 配备药物警戒专业人员

指定一名具备药物警戒活动资质的人员（qualified person for pharmacovigilance, QPPV）。明确 QPPV 的职责及 QPPV 等监管人员层级关系。每个药物警戒系统只能有一名 QPPV。一名 QPPV 可以受雇于一个以上的 MAH。确保 QPPV 拥有足够的权力影响 MAH 的质量体系和药物警戒活动。

3. 配备药物警戒的设施和设备

MAH 应配备药物警戒配套设施、设备，包括办公空间、信息技术（IT）系统和（电子）存储空间。设施和设备的位置、设计、构造、改动和维护应适合预定用途，符合质量目标，保证运行持续性，并应对其进行适当的检查、资质验证及（或）确认活动及时调整更新。

4. 培训

MAH 应对所有药物警戒工作人员进行培训，并对培训进行计划和记录。培训内容应与职务和责任相符。

MAH 应保管培训计划和记录，以记载、维护和发展人员的能力。培训计划应以对培训需要的评估为基础，并且应接受监测。

培训应支持相关技能的持续改进、科学进步和专业发展的应用，确保职员具备适当的资质，了解相关的药物警戒要求，以及具备所分配的任务和责任方面的经验。MAH 的所有职员都应接收并且能够查找关于在获悉安全隐患时该做些什么的信息。

5. 记录管理

MAH 应记录所有的药物警戒信息，并确保对这些信息进行处理和保存，可以对信息进行准确的报告、解释和验证，并对用于药物警戒活动的所有文档设立一个记录管理体系。

6. 药物警戒系统主文件

MAH应建立药物警戒系统主文件（PSMF）以描述药物警戒系统，支持并记录其符合要求的情况。除了满足法律和指南的各项要求以外，PSMF 还应为 MAH 适当地制定计划和开展审计、为 QPPV 履行监管职责等做出贡献。

按照指令 2001/83/EC 第 1（28e）条的定义，PSMF 应描述 MAH 的一种或多种医药产品的药物警戒系统。对于不同类别的医药产品，MAH 可以分别适用单独的药物警戒系统。对于此类系统，应在单独的 PSMF 中分别予以描述，累积应涵盖获得许可批准的所有医药产品。

（1）地址　PSMF 应位于 MAH 主要药物警戒活动的地点，或位于 QPPV 在欧盟履行职务的地点。不论 PSMF 采用哪种格式（纸质的文件或电子格式的文件），都应在欧盟境内。

（2）登记　MAH 应将 PSMF 登记在欧盟警戒数据库（Eudravigilance）扩展药品词典（Extended Eudra Vigilance Medicinal Product Dictionary, EEVMPD）中并及时更新，在数据库中更新针对各种产品的 PSMF 的地点，并在信息发生变更时及时更新。

（3）责任的转让　MAH 应对转让或委托的 PSMF 责任和活动加以记录和管理。如有变更，MAH 应通知 QPPV。

任何接受方 QPPV 都应以书面形式明确接受将有关药物警戒系统的责任转让给相应 QPPV 的变更。

（4）PSMF 内容　PSMF 应涵盖 QPPV、组织结构、安全数据来源、计算机化系统和数据库、药物警戒流程、药物警戒系统性能、质量体系、审计和附录等药物警戒系统相关内容。

1）QPPV 部分：应在上市许可申请中及（或）通过 EEVMPD，提供详细的联系信息。在 PSMF 中提供的有关 QPPV 的详细信息，应包括 QPPV 的总结性简历、详细联系信息、权限与责任、后备安排及所委托的任务的列表等。

2）MAH 结构部分：必须描述与药物警戒系统相关的 MAH 结构。该描述应清楚地概述所涉及公司、主要药物警戒部门以及与药物警戒义务的履行有关的各个 MAH 和运营单位之间的关系，其中应包括第三方，以及其药物警戒地点、活动情况、MAH 间联系等。

3）安全数据来源部分：描述安全数据收集的主要单位，应包括全球所有负责对在欧盟获得许可的产品进行被要求和自发的病例收集当事方。该描述应包括医疗信息地点以及关联方办事处，可以采用列表的形式描述国家、活动性质以及产品（如果活动针对的是特定产品），并提供该地点的联系点（通讯地址、电话和电子邮件）。在描述合同和协议的部分还应纳入关于第三方的信息（许可合作伙伴或本地分销 / 上市安排）。

为了对药物警戒系统进行检查和审计，数据来源应包括来自研究的数据，其中包括由 MAH 主办的、可以通过该来源报告 ICSR 的任何研究、注册库、监督或支持计划。MAH 应编制一个关于此类来源的列表，以便为检查、审计和 QPPV 监督提供支持。

4）计算机化系统和数据库部分：应描述用于接收、整理、记录和报告安全信息，评估这些信息的适用性的计算机化系统和数据库的地点、功能及运营责任。

在使用了多个计算机化系统 / 数据库的情况下，应以能够理解药物警戒系统内的计算机化程度的清楚概述，描述这些系统 / 数据库对药物警戒活动的适用性。还应描述计算机系统主要功能方面的确认状态；且应在综述中提供对药物警戒合规而言非常重要的变更控制、测试性质、备份程序和电子数据库以及描述可以获得的文档记录的性质。

5）药物警戒流程部分：应描述可用的程序文档［在全球及（或）国家范围内实行的标准操作程

序、手册等]、所持有的数据集的性质(例如，为ICSR存留的病例数据的类型)，以及表明记录的保存方式(例如，安全数据库、在接收地点的纸质文件)。

描述必须随附在委员会实施条例(EU) No 520/2012第11(1)条中所述的、在话题合规管理下的流程列表，以及与其他功能的衔接。应清楚地指明属于服务提供商及其他第三方的程序。

6)药物警戒系统性能部分：应包含对药物警戒系统的执行情况、对所应用的监测方法的描述和药物警戒系统执行所要达到的目标。必须在PSMF的附录中提供关于执行情况指标的列表，以及(实际)执行情况的测量结果。

7)质量体系部分：在MAH结构和药物警戒的质量应用方面，应提供对质量管理体系的描述，包括文档和记录控制、程序文档、培训等。

8)审计部分：应描述药物警戒系统进行质量保证的审计信息，包括在制定对药物警戒系统进行审计计划时所使用的方法、报告机制以及时间表，提供有关维护药物警戒系统的、安排好及已完成的审计的最新列表。描述用于记录、管理质量体系和解决偏差的流程。

在审计中有重大发现的，PSMF还应包含对该发现的相关说明，并总结针对这些发现采取纠正措施和预防措施的计划(指明完成的截止日期)，为全部的审计报告以及纠正措施和预防措施计划提供可参考的文档。

9)附录部分：应包含PSMF所涵盖的医药产品的列表和在欧盟获得许可的医药产品的列表，还应包括许可编号以及每个许可的变更控制、PSMF等信息。

7. 委托活动的要求

MAH可以将药物警戒活动委托给第三方，但MAH对药物警戒系统及PSMF的完整性和准确性承担全部责任。

在委托任务给其他MAH时，MAH应当订立委托合同，这些委托合同应该对MAH与其他MAH之间的合同安排做详细的、最新的、清楚的记录，描述关于委托的安排以及各方的责任。关于所委托的活动及服务的描述，应当纳入PSMF，关于委托合同的列表，应当纳入PSMF的附录，指明所涉及的产品和地域。

(二)风险管理

1. 建立风险管理体系

对于所有上市许可申请，MAH应提交拟上市药品的风险管理体系中的风险管理计划(RMP)以及关于该计划的总结。在上市后任何时期，MAH都需要视情况提交或更新RMP。当药品风险影响获益-风险平衡时，基于EMA和成员国主管机构的要求提交或更新RMP。当数据导致安全性问题列表发生变更时，需要或拟定删除新的药物警戒活动或新的风险最小化活动时，MAH负责对现有上市许可进行变更。在提交的申请涉及对现有上市许可的重大变更时，MAH应事先与EMA或国家主管机构讨论是否需要提交RMP或RMP更新。

(1)制定风险管理计划 风险管理计划结构参考《GVP指南》中模块Ⅴ.B.5。MAH的风险管理计划内容应包括：①描述所涉药品安全状况；②指明如何进一步描述所涉及药品安全状况；③记录预防或最小化风险而采取的措施；④记录许可后义务。

MAH承担RMP质量、准确性和科学性的最终责任，所以QPPV应了解内容并针对内容拥有充分权限。MAH应及时更新RMP，并且应遵循质量原则，提交RMP并维护RMP记录以及变更。

(2)MAH风险最小化措施中工具和有效指标的选择 风险最小化措施旨在预防或减少与药物接触相关的不良反应的发生，或在发生不良反应时降低其严重性或对患者影响的干预措施。

1)风险最小化措施：常规风险最小化措施适用于全部药品，额外风险最小化措施只有在被认为对药品安全性和有效性必不可少时才会引进，并由合格人员制定和实施。

2)评估风险最小化措施的有效性：MAH应评估额外风险最小化措施的有效性，确定干预是否有效，如果无效，应说明原因，以及需要采取哪些纠正措施。应单独对额外的风险最小化工具和整个风险最小化计划进行评估。

MAH应在最适当的时间进行有效性评估，包括启动风险最小化措施所需的时间、医疗保健系统对产品的估计使用情况以及其他相关情况。应酌情计划对一个或多个具体工具或总体方案的有效性进行定期审查。特别相关的时间点如下：①在初始实施风险最小化计划后一段时间（如在12~18个月内）；②上市许可更新时。

3）MAH的角色与责任：MAH应明确界定任何拟定的额外风险最小化措施的目标以及评估其有效性的指标；应与成员国监管机构商定实施工具的选择与变更。

MAH在实施仿制药的风险最小化措施时，应参考参比制剂使用工具的范围、内容和格式实施风险最小化措施，并对实施结果进行监测，在PSUR中报告风险最小化措施有效性评价结果。

2. 开展上市后药品常规风险管理活动

（1）进行药品不良反应报告和管理

1）不良反应信息主要来源：关于疑似不良反应信息的主要来源是指报告这些事实的人员。主要来源为专业医护人员和消费者，MAH应在病例报告中提供包括资质在内的所有主要来源的详细信息。

2）报告的收集：MAH应收集和整理疑似不良反应有关的所有报告，建立可以采集充分的信息以便对这些报告进行科学评估的药物警戒系统。

3）报告的确认：ICSR是指对单个患者在特定时间点发生的与药品有关的一个或几个疑似不良反应进行报告的版式和内容。有效的ICSR应包括至少一位身份可识别的报告者、一名身份可识别的患者、至少一个疑似不良反应以及至少一种可疑药品。

4）报告的随访：MAH应在必要时对报告进行随访，以获取对这些病例进行科学评估具有重要意义的详细补充信息。对特别事件进行监测，有关怀孕的前瞻性报告、通报患者死亡的病例、报告新风险或已知风险的变化的病例等，建议都需要进行随访。

5）数据管理：MAH应保存和处理有关疑似不良反应的电子数据和纸质报告，并遵守保密义务以及本地的数据隐私法律。

为了确保药物警戒数据的安全性和保密性，应对相关的文档和数据库实行严格的访问控制，仅可由经许可的人员进行访问。

（2）定期安全性更新报告　定期安全更新报告（PSUR）是指用于提供对药品的获益-风险平衡所作的评估，并由MAH在许可后阶段的指定时间点提交的药物警戒文档。

1）PSUR中的获益-风险平衡评估的原则以及要提供的信息范围：MAH对获益-风险平衡的分析应与对安全、疗效和有效性信息的评估结合起来。

风险评估应以药品的所有用途为基础。范围包括对医疗实践中安全的评估，其中包括用于未经许可的适应证，以及不符合产品信息的使用。

获益信息的范围应包括临床试验以及在真实生活中药品用于已获许可适应证得来的数据。

综合获益-风险评估应以所有已获许可的适应证为基础，但应结合在药品的所有用途中的风险评估（包括在未获许可的适应证中的使用）。

2）PSUR详细的内容与版式：PSUR应以所有可以获得的数据为基础，把重点放在自上次PSUR的数据锁定点起新出现的信息。若开展上市后临床开发，还应在PSUR中加入来自许可后研究或对未获许可适应证或群体开展的临床试验的相关信息。

PSUR应提供关于与药品的效益和风险相关的数据的总结。详细PSUR每章节内容与版式要求参考《GVP指南》中模块Ⅶ.B.5。

3）PSUR的标准提交安排：①在产品获得许可之后，即使尚未上市，也应每6个月提交一次；②在产品上市之后，从在欧盟上市之初到在欧盟上市2年内，继续每6个月提交一次PSUR，在接下来的2年之内每年提交一次，此后每3年提交一次。

4）MAH 应建立 PSUR 质量体系：MAH 应设立特定的质量体系程序和流程。定期检查欧盟参考日期和提交频率列表，应配备相关的体系，按相关要求制作 PSUR。

（3）进行药品安全信号管理　信号表明相关事件之间存在新的潜在因果关系或已知因果关系的新的信息，MAH 应进行信号管理。

1）数据和信息的来源：信号来源多种多样，具体的信号来源包括自发不良药品反应（ADR）报告系统、主动监督系统、非介入性研究、临床试验、科学文献及其他信息来源。

2）信号检测的方法：MAH 检测信号应采用已被认可的方法，具体方法可能根据信号检测所涵盖的医药产品类型的不同而不同。

3）信号管理的流程：信号检测、信号确认、信号分析和确定优先次序、信号评估、行动建议和信息交换。MAH 应灵活管理。

4）质量要求：①跟踪。MAH 应对信号管理主要步骤系统化记录和跟踪。跟踪系统应用于文档记录，所有记录都应存档。②质量体系和文档记录。信号管理体系应有文档记录，配备质量保证和质量控制体系，并对质量体系制定、记录和执行详细的程序。

5）MAH 的一般要求

MAH 应对其医药产品的安全性进行持续监测，并将任何影响上市许可的变更告知监管机构。监测频率至少应是每月一次。

MAH 应验证所有从 EudraVigilance 中检测到的信号，并及时告知负责的监管机构。

MAH 应以书面形式通知监管机构，通过电子邮件通知 EMA。

MAH 应与 PRAC 合作，提供额外更详细的信息对信号进行评估。

MAH 应保持其信号检测活动的审计线索。

3. 开展额外风险管理活动

（1）进行额外监测　MAH 应对上市后药品进行持续监测，并对监测到的信息进行风险评估。应加强对部分药品的数据收集，发现、确定新安全性风险后立即采取应对措施，特此引入额外监测概念。

MAH 职责包括：在额外监测药品的产品特征摘要（summary of product characteristics, SmPC）和药品包装说明书（labelling and package leaflet, PL）中加入黑三角标志以及额外监测标准进行解释性说明；在分发给医护人员和患者的所有材料中加入额外监测状态信息，并且应与国家监管机构达成一致意见；向监管机构提供额外监测状态的相关证明；在适当的情况下，提交相应的更改文件，加入 / 删除 SmPC 和 PL 中的黑色标志、声明和标准解释性语句等。

（2）开展上市后安全性研究（PASS）　MAH 可以自愿或按监管机构强制要求开展 PASS。MAH 自愿地研究包括为在风险管理计划（RMP）中调查安全隐患或评估风险最小化活动的有效性而要求开展的研究和任何其他 PASS。按照主管机构强制要求研究包括按照 REG Art 10 和 Art 10a 以及 DIR Art 21a 和 Art 22a 强制规定为义务的研究和作为另外情况下批准上市许可的条件而强制规定为义务的研究。

1）研究登记：MAH 应将研究信息输入欧盟上市后研究电子注册库（EU PAS Register）并及时更新。

2）研究方案：MAH 开展上市后安全研究前必须具备书面研究方案，研究应遵循科学合理的方案和欧盟与国家的要求。研究方案的版式和内容具体参考 GVP 指南模块Ⅷ。

3）研究方案的重大修正：如有需要，MAH 应对研究方案进行修正和更新，并进行记录。如果对研究方案的变更使得研究被认为是干预性临床试验，则应告知国家监管机构和 EMA。

4）MAH 应向监管机构报告的药物警戒数据：MAH 应向监管机构报告的药物警戒数据包括与产品的获益-风险平衡相关的数据；不良反应 / 不良事件的报告；研究报告，包括进展报告和最终研究报告。

（三）开展安全信息沟通活动

安全信息沟通涵盖不同类型的药品信息，包括产品信息（即 SmPC、PL 和包装标签）和公共评估报告中包含的法定信息。

1. 目标受众

MAH 发布的安全信息沟通的主要目标受众应为患者、护理人员和医疗专业人员。媒体也是安全信息沟通重要目标受众。

2. 安全信息沟通内容

MAH 应客观地呈现安全信息沟通信息。应包括：

（1）在任何使用条件下影响药品获益-风险平衡的所有许可药品的重要新信息。

（2）向目标受众明确说明启动安全信息沟通的原因。

（3）就如何处理安全问题向医疗专业人员和患者提出的任何建议。

（4）MAH 与主管当局就所提供安全信息达成协议的声明。

（5）产品信息的任何拟议变更信息。

（6）有关使用药物或其他数据的任何信息，这些信息可能与为目标受众量身定制信息有关。

（7）文献参考清单或参考文献以及任何其他相关背景信息。

（8）在相关情况下，提醒根据国家自发报告系统报告可疑不良反应的必要性。

3. 安全信息沟通方式

MAH 安全信息沟通方式包括医护人员直接公告（DHPC）、通俗语言文件、新闻公告、网站、其他基于网络的公告、简报和公报机构内部公告、回应公众质询和其他。《GVP 指南》模块 XV.B.5.1 至 XV.B.5.9 中讨论了不同的通信工具和通道。

MAH 发布安全信息前应通知监管机构和欧盟监管当局，并确保向公众提供的信息是客观的，且不具有误导性。

第三节　日本药物警戒制度

一、日本药物警戒相关监管机构

日本的药品监管责任由厚生劳动省（the Ministry of Health, Labor and Welfare, MHLW）总负责。MHLW 组成部门之一的药品安全与环境健康局（Pharmaceutical Safety and Environmental Health Bureau, PSEHB），专门负责药品审评审批及监管相关工作。药品与食品卫生委员会（Organization of the Pharmaceutical Affairs and Food Sanitation Council, PAFSC）负责提供专业性的技术意见支持。MHLW 及其下属机构 PSEHB 和药品医疗器械管理局（Pharmaceutical and Medical Devices Agency, PMDA）共同承担药物警戒工作，MHLW 应与 PMDA 共同协商、协调所有与安全相关的活动。

PMDA 主要承担药品和医疗器械的上市审评、上市后安全性研究的管理和对药害事件受损民众的救济三方面工作。在上市后安全性管理方面，PMDA 的职责包括安全性信息的收集、分析和评价，面向 MAH 提供咨询建议，以及向公众提供必要的安全性信息，但仅侧重于技术审评与科学事务，MAH 递交的上市申请或再审查报告经 PMDA 审查后，PMDA 将审查报告提供给 MHLW，由后者给予最终的审批决定并发布。

二、日本 MAH 药物警戒工作法规体系

日本药物警戒相关的核心法规是《药品与医疗器械法案》(Pharmaceutical and Medical Device Act/Law, PMDL),2014 年由旧《药事法》更名而来。在 1996 至 1997 年间,日本《药品与医疗器械法案》与其《实施条例》(Enforcement Regulations)(以下简称《条例》)进行了大规模的修订,主要目的在于进一步加强上市后安全监管的措施,并由 MHLW 颁布了《药品上市后监测执行规范》(Good Post-marketing Surveillance Practice, GPMSP)。

日本《药品与医疗器械法案》最近一次较大幅度的修订是在 2005 年 4 月,GPMSP 被废除,而后进一步通过《药品警戒质量管理规范》(Good Vigilance Practice, GVP)来规定药品上市后安全管理的相关措施,并以《药品上市后研究质量管理规范》(Good Post-marketing Study Practice, GPSP)来管理药品上市后为采集数据和资料用于再审查和再评价而进行的测试和监测活动。

(一)《药品与医疗器械法案》

日本《药品与医疗器械法案》(PMDL)于 1960 年建立,在 1979 年的修订版中首次以法律形式提出要求药品生产厂家提交其产品的药品不良反应报告,确立了药品上市后监测制度(Post-marketing Surveillance, PMS)。最新版的 PMDL 中主要在第 4 章(药品、准药品和化妆品的生产与销售)和第 5 章(医疗器械与体外诊断试剂的生产与销售)中对不良反应报告、再审查和再评价制度进行了规定。

随着 PMDL 的不断修订,日本药物警戒立法也在不断地得到强化和细化。该法于 2002 年的修正案中引入了药品上市许可持有人(MAH)的概念。2005 年 4 月起生效的 PMDL 进一步完善了“上市后药品安全性监测及不良反应的应对”。

(二)《药物警戒质量管理规范》

《药物警戒质量管理规范》(GVP)共有 5 章、17 条,主要内容涉及药物警戒系统(人员、机构、标准操作规程)、MAH 内部职责分配(制造销售总负责人、安全管理负责人、安全管理实施负责人等的职责)、常规药物警戒活动(安全信息的收集、安全保障措施的起草和执行、风险管理计划、上市后早期监测计划)的流程、教育和培训的要求。具体章节与条款的内容如表 3-4 所示。

表 3-4 GVP 目录

章 / 条	内容
第一章	一般规则
第二章	一类 MAH 上市后安全管理标准(第 3~12 条)
第三章	二类 MAH 上市后安全管理标准(第 13~14 条)
第四章	三类 MAH 上市后安全管理标准(第 15 条)
第五章	杂项规则(第 16 条)
	补充规则(第 17 条)
第 1 条	目的
第 2 条	术语
第 3 条	制造 / 销售总负责人的职责
第 4 条	安全保障的有关组织和人员
第 5 条	上市后监测的标准操作规程
第 6 条	安全管理负责人的职责
第 7 条	收集安全管理信息
第 8 条	基于安全管理信息及其分析结果、起草安全保障措施

续表

章 / 条	内容
第 9 条	执行安全保障措施
第 9–2 条	风险管理计划
第 9–3 条	医疗器械风险管理
第 10 条	上市后早期监测
第 11 条	内部检查
第 12 条	教育和培训
第 13、14 条	二类企业的上市后安全管理标准
第 15 条	三类企业的上市后安全管理标准
第 16 条	涉及安全保障的档案保管
第 17 条	附加条款

日本 GVP 中将 MAH 分为三类，分别提出对应的上市后安全管理规定，其中第一类是指生产或销售处方药、严格控制的医疗器械或再生药产品的 MAH；第二类 MAH 是指生产或销售处方药以外的医药品、控制医疗器械，包含体外诊断试剂的 MAH；第三类是指生产或销售准药品、化妆品和一般医疗器械的 MAH，具体差异如表 3–5 所示。值得注意的是，GVP 是 MAH 资质审核的要求之一。

表 3–5　三类 MAH 上市后安全管理规定差异

规定	一类	二类	三类
组织机构	①建立药物警戒专门机构；②设立安全管理负责人（超过 3 年以上经验）	①对建立机构无强制要求；②设立安全管理负责人（无工作年限要求）	①对建立机构无强制要求；②设立安全管理负责人（无工作年限要求）
SOP	按规定建立 SOP	按规定建立 SOP	无强制要求
安全管理信息收集来源	①医务人员；②科学文献；③ MHLW，PMDA 等；④外国政府等；⑤其他公司；⑥其他	①医务人员；②科学文献；③ MHLW，PMDA 等；④外国政府等；⑤其他公司；⑥其他	仅要求科学文献和其他来源的报告
内部检查，教育 / 培训	必须按规定开展	必须按规定开展	无强制要求

（三）《药品上市后研究质量管理规范》

《药品上市后研究质量管理规范（GPSP）》是 MAH 进行上市后监测和研究应遵从的重要标准，其中对“上市后研究”给出的定义为“MAH 为收集、验证、确认与药品质量、安全性和有效性相关的信息所开展的药品使用结果调查或上市后临床试验”。GPSP 主要内容是对上市后研究相关标准操作规程、上市后研究负责人及其职责、不同类型上市后研究方式（药品使用结果调查、上市后数据库调查、上市后临床研究）实施的要求等，共计 12 条，如表 3–6 所示。

表 3–6　GPSP 目录

条目	内容
第 1 条	目的
第 2 条	术语及定义
第 3 条	上市后研究标准操作规程
第 4 条	上市后研究负责人
第 5 条	上市后研究

续表

条目	内容
第 6 条	药品使用结果调查
第 6-2 条	上市后数据库调查
第 7 条	上市后临床试验
第 8 条	内部检查
第 9 条	从事上市后研究的人员的教育和培训
第 10 条	上市后研究的委托
第 11 条	上市后研究档案的保存
第 12 条	为申请再审查与再评价提交数据的标准

三、日本 MAH 药物警戒工作要求

（一）药物警戒体系

MAH 应设置与安全保障职责有关的机构和工作人员，建立文件和标准操作规程，不同类别 MAH 在要求上有适当调整。

1. 机构

一类 MAH 必须独立设置专门机构，应符合以下要求：

（1）受到制造销售总负责人的监督。

（2）完全拥有能够正确、顺利地开展安全保障活动能力的专职人员。

（3）独立于与药品销售等有关的部门以及可能干扰安全保障操作适当和顺利执行的其他部门。

2. 人员

MAH 内部警戒工作应由制造销售总负责人监督，由部门负责人即安全管理负责人对监测活动、风险管理、风险最小化制定总体计划，执行具体的安全保障活动时必须指定安全管理实施负责人，并应在风险管理活动中指定上市后研究负责人。上述人员应紧密合作。

（二）标准操作规程（SOP）

1. 上市后监测的标准操作规程

（1）以下标准操作必须准备上市后安全管理程序：①收集安全管理信息的程序。②在审查安全管理信息及其结果的基础上起草安全保障措施的程序。③实施安全保障措施的程序。④安全管理负责人向制造销售总负责人报告的程序。⑤安全管理实施负责人向安全管理负责人报告的程序。⑥必要时实施风险管理计划的程序（包括上市后早期监测的程序）。⑦内部检查的程序。⑧教育和培训程序。⑨保存与上市后安全管理有关的业务记录的程序。⑩与从事处方药销售，高度控制的医疗设备或细胞和组织产品相关工作的质量保证监督员和其他监管人员相互合作的程序。⑪ 在对药品等进行风险管理的情况下，一类制造和销售公司与上市后研究负责人等相互合作的程序。⑫ 上市后安全管理正常和顺利运作所需的其他程序。

（2）必须以书面形式规定与上市后安全管理相关的工作人员的职责和管理制度。

（3）必须以书面形式规定正确和顺利实施安全保障活动所需的项目。

2. 上市后研究的标准操作规程

上市后研究的标准操作规程至少应包括以下文件：①使用结果调查的程序；②上市后数据库调查程序；③上市后临床试验的程序；④有关内部检查的程序；⑤从事上市后研究的人员的教育和培训程序等；⑥上市后研究等外包程序；⑦保存上市后研究等记录的程序；⑧顺利地进行上市后研究所需的

其他程序。

（三）药品不良反应报告和感染报告制度

药品不良反应和感染报告制度是日本唯一要求在整个药品生命周期内均需执行的制度。PMDL 对 ADR 报告的要求主要体现在 GVP 中，要求 MAH 收集获批上市后药物的安全数据，并建立上市后安全管理和活动的质量标准。

1. 药品不良反应报告

依据病例报告的严重性和可预期性，日本药事法实施条例中设置了 ADR 报告 15 天、30 天、年度累积提交等时限要求。

（1）15 天内报告　下述病例必须在首次发现后的 15 天内报告。

1）不可预期的：与相关药物的包装说明书中的注意事项中已知不良反应不符的，或是其不良反应发生率和（或）发生程度等和说明书中不符的有关药物的疑似不良反应，包括在日本和海外报告的：①死亡；②残疾；③任何可能导致死亡或残疾的事件；④任何需要住院治疗或延长住院时间的病例；⑤涉及上述第①至④项的任何其他严重案件；⑥患者后代中出现的任何先天性疾病或异常。

2）源于因使用该药物而引起的任何未知或已知感染而导致上述 6 项的任何病例，均包括日本和海外的案件。

3）国外监管机构采取的任何措施，如暂停销售该药物。

4）已知的死亡。

5）会导致或加剧公共健康危害的严重药物不良反应的发病趋势的变化，无论是否预期。

6）认定是由批准之日起 2 年内的新活性成分导致的不良反应引起的（预期或未预期）严重病例，无论是否预期。

7）上市后早期监测中发现的严重病例，无论是否预期。

（2）30 天内报告　下述病例必须在首次发现后的 30 天内报告：

1）在日本发生的，涉及上一段中第②至⑥项与药物相关的、已知的严重不良反应。

2）在日本或海外发生的证明该药物缺乏针对已批准适应证的有效性的研究报告。

（3）年度累积报告　MAH 应汇总提交上一年度非严重且非预期的不良反应。

2. 感染定期报告

对于某些严重的、可能引起公共健康问题的传染性疾病（如病毒性肝炎或 HIV），若病例疑似由于使用受污染药品而引起时，应按感染报告提交。相关生物制品、再生医药产品或医疗器械的 MAH 须按要求在 15 天内提交个例报告，并每 6 个月提交 1 次感染类疾病定期报告。

3. 故障报告

故障报告是指导致或有可能导致死亡或严重损害的失败、故障、不适当 / 不充分的设计、制造问题，以及不适当 / 不充分的标识。MAH 应报告医疗器械或再生医药产品（细胞在人体引起的不良反应）的故障报告，报告时限与一般药品不良反应相同。如果药物不良反应发生可报告的故障，必须同时提交故障报告和药物不良反应报告。

（四）上市后早期监测（EPPV）

根据实施条例第 228 条第 20 款和 GVP 第 10 条规定，MAH 应对新药实施 6 个月强化性的主动监测，即上市后早期监测（Early Post-marketing Phase Vigilance, EPPV）。EPPV 主要实施方式是加强新药上市后在医疗机构安全性信息的收集，同时向医务人员提供安全管理方面的信息。

在监测实施前，MAH 须在不迟于上市前的 2 周内将该有关情况告知各医疗机构，包括 EPPV 的实施计划、产品信息手册、注意事项解释说明等，要求医疗机构一旦发现严重不良事件立即报告。

EPPV 开始后，MAH 应通过由医药代表拜访，以及其他的信件、传真或邮件等方式，或通过批发商联络，与医疗机构进行恰当充分的沟通。在首次发货到该医疗机构之日起的2个月内，医药代表要每2周访问1次医疗机构，2~6个月，每个月访问1次医疗机构。EPPV结束后的2个月内MAH应形成报告提交给PMDA。PMDA则会依据安全性资料的结果进行分析评估，必要时要求MAH实施相关风险控制措施。

EPPV期间发生的严重不良反应报告，怀疑与药品有关的，应在15天内向PMDA报告，无论是否预期。因而与一般的不良反应报告收集方式相较能够更快地确证药品不良反应的真实发生率。2001年开始实施该制度后，据统计日本新药ADR报告数有约2倍的增长。

（五）再审查制度和定期安全报告

再审查制度（Reexamination System）是获得新药批准的MAH，在批准后一定时间内收集在医疗机构使用的数据，通过再审查确认所批准的效力和效果、批准用法和用量的有效性、安全性以及质量的制度。

在此制度下，新药批准只给予临时销售许可，永久许可则须根据再审查的结果决定是否获得，以加强对药品的定期获益-风险评估。

1. 再审查对象设立

一般根据不同的新药类型，再审查制度设立了从4年到10年不等的再审查期，如表3-7所示，具体的药物再审查时限由MHLW在上市批准时指定。

表3-7 不同类型药品再审查的时间分类

批准后再审查的时间	产品分类
10年	罕见病药物、需要进行药物流行病学评估的药品、批准中或批准后在临床设置小儿剂量的药品
8年	含有新活性成分的药物
6年	具有新用药途径的药品
4~6年	新处方组合产品、有新适应证和新使用剂量的产品

2. 再审查的实施方式

（1）定期安全性报告　2013年5月，ICH E2C（R2）指南发布后，日本开始采用定期获益评估报告（PBRER）系统取代定期安全性报告（PSUR），MHLW仅要求指定开展再审查的处方药定期提交从批准后研究活动中收集到的报告，报告的频率是新药上市2年内每6个月提交一次报告，2年以后直至再审查期结束前每年提交1次报告，报告开始计算的日期即国际诞生日按药物在日本获批上市的日期，上报日期应当在数据截止日后70日内。

报告的内容主要包括：报告期、病例总数、产品销量、药物使用调查的执行情况、监测结果摘要和数据分析、不同类型的药物不良反应发生率、发生药物不良反应的病例清单、修改注意事项等确保药品合理使用的措施、说明书、根据监测结果计划未来开展的安全措施。

（2）上市后研究

1）使用结果调查：药品使用结果调查（Drug Use-Results Survey, DURS）是以筛查或确认与药源性疾病的发生率以及药品质量、有效性和安全性相关信息为目标的调查活动。此类调查包括一般使用结果调查、特殊用途结果调查和使用结果比较调查。

2）上市后数据库调查：上市后数据库调查是指使用医疗信息数据库进行的调查。2017年10月26日GPSP修订时，增加了“上市后数据库调查”作为一种上市后研究，随后PMDA于2018年发布了“制定上市后数据库调查计划的程序”，以及“确保药物上市后数据库调查可靠性的考虑因素”作为参考指南。

3）上市后临床试验：只有个别药品被要求开展上市后临床试验，目的是为了验证其他来源中已获得的药品安全、有效信息和相关推论，或获取在日常诊疗中无法取得的合理用药信息。MAH必须遵照

GPSP 以及《药物临床试验质量管理规范》(GCP)要求，并在该药品已获批的用法用量、效果效能范围内开展新药上市后临床试验。

(3)风险管理计划　MAH 须将 RMP 作为上市许可申请资料的一部分提交 MHLW，在再审查期间需要按计划执行，并将风险管理计划(Risk Management Plan, RMP)进展情况在每期 PSUR 中进行描述。包括药物警戒计划(安全性监视计划)和风险最小化活动。

2013 年 3 月 11 日，GVP 进行了修订，将 RMP 纳入了 GVP 指南。2017 年，药品评估部 PSEHB 发布通知，将 RMP 的概念纳入再审查期要求，并在 GVP 中增加单独章节，同时修订了 GPSP 条例中对应的内容，以加强药物的获益-风险评估，该条例对 2019 年 10 月 1 日以后提交的再审查申请开始适用。

3. 再审查结果

PMDA 除根据再审查申请对药品疗效性、安全性及质量进行重新评估外，还会进行现场检查。根据再审查的结果，MHLW 有权对接受再审查的新药做出不通过(撤销批准)、有条件通过(需删除或修改某些适应证或修改说明书)，及完全通过的决定，并发布最终的再审查结果通知。

如果 MHLW 有条件通过(需删除或修改某些适应证或修改说明书)，新药 MAH 必须在收到再审查结果通知后的 2 周内，提交新药获批事项部分变更申请。

当厚生劳动省认为：①提交申请中所述药物的适应证尚未证实；②该药物风险大于效益、不具有使用价值，或厚生劳动省规定的其他情形时，会对该药品做出不通过(撤销批准)的决定，新药 MAH 须在收到再审查结果通知后立即将该药品撤出市场。

(六)再评价制度

日本的药品再评价制度(Reevaluation System)是指在药物被批准后，根据医药学的最新学术水平对所有已经批准上市药品的有效性和安全性进行重新评价的方式，其核心是确认药品的适应证和有效性。再评价制度与药物警戒工作关联度并不高，此处不做过多介绍。

(七)风险管理

ICH 于 2002 年正式发布和实施了 E2E 药物警戒计划指导原则，要求上市药品必须建立风险管理体系。日本随后制定药品风险管理政策时也将其作为基础性文件。

2002 年日本《药品与医疗器械法》提出增强上市后药品安全措施的要求，同时落实了 ICH E2E 药物警戒计划所提出的要求，即对于存在特定安全问题的药品，除常规药物警戒外，需要额外增加为解决特定安全问题而设定的研究行动。

在 2005 年 9 月，基于 ICH E2E 指导原则和本土的 GPSP，日本药品上市后研究的实施管理条例正式发布。在 2012 年 4 月发布“风险管理计划指南”和“风险管理计划的准备”，指导 MAA/MAH 如何制定 RMP 以及 RMP 的形式和提交方式等，日本风险管理相关指南发布情况如表 3-8 所示。

表 3-8　日本 RMP 规章制度框架

通知时间	名称	类型	内容
2012.4.11	药品风险管理计划指南	指南	主要对风险管理计划内容要求的详细指导
2012.4.26	药品风险管理计划的制定	指南	指导企业如何制定提交风险管理计划
2013.3.4	药品风险管理计划书的公布	指南	对风险管理计划公开对象、公开内容、公开形式等的相关规定
2014.8.26	药品风险管理计划指南中仿制药品的适用等	指南	对仿制药制定药品风险管理计划的相关要求介绍
2016.3.1	药品风险管理计划书概要及公开	指南	药品风险管理计划概要撰写要求与公开要求

1. 需要提交或更新 RMP 的情况

在 2013 年 4 月 1 日后申请生产销售许可的新药、生物仿制药和仿制药，需要制定提交 RMP。需要制定和提交 RMP 的具体情况包括：新药申请上市许可时；生物仿制药申请上市许可时；正在开展额外药品安全性监测行动或额外风险最小化行动的原研药相对应的仿制药申请上市许可时；药品上市后被判定存在安全性问题时。

如果含有的是同一种有效成分，则对不同适应证、用法用量、剂型、给药途径等的制剂，可以制作一份风险管理计划书。

多家生产销售企业共同实施药品安全性监测活动及风险最小化活动时，可以联名提交药品风险管理计划书。此时，填写事项因产品的不同而有所不同时，在同一栏内明确填写各产品的不同点即可。

2. RMP 内容

MAA/MAH 应基于药品安全性问题制定风险管理计划，主要包括药物警戒计划和风险最小化计划，以及根据需要制定的药品上市后有效性研究计划。日本 RMP 四部分的内容要求如表 3-9 所示。

表 3-9　RMP 内容及内容要求

RMP 内容	具体内容要求
安全问题详述	包括药品重要已确定风险、重要潜在风险和遗漏信息
药物警戒计划	分为常规药物警戒计划和额外药物警戒计划
上市后有效性研究计划	概述收集药品有效性信息的调研与试验的目的和方法
风险最小化计划	基于药品上市前后获得的安全性信息开展的降低药品风险的行动计划，包括常规和额外两种。常规：说明书、患者用药指南；额外：向医务人员提供监测信息和教育材料、向患者提供教育材料、限定药品使用条件、标示（容器或包装等）的设计

3.RMP 修订

根据上市后药品安全情况有必要及时更新 RMP，持续维持药品获益-风险平衡。在发生以下情况时，应对 RMP 进行重新审核。具体需要修订的情况如下：

（1）药品上市后有新的安全性问题出现、安全性问题内容有变更。

（2）RMP 设定的关键时间节点。

（3）监管机构指定的定期报告。

（4）进行新药再审查申请。

变更药品风险管理计划时，除轻微变更之外，其他均应向 PMDA 提交最新版本药品风险管理计划书。提交时，需在变更部分标上下划线，同时作为参考一并填写最近的提交内容。

4. RMP 评价及报告

对于药物警戒计划、上市后有效性研究以及风险最小化活动，按照 RMP 中时间节点设置，在关键时间节点，要对各行动的实施情况和结果进行评价。评价要基于各行动中所获得信息，进行药品获益-风险平衡的评价和研究。

制定 RMP 时，要注意 RMP 关键节点的预期时间设定，针对各项药品药物警戒活动和风险最小化活动，应对各项活动分别设定结果评价或向监管机构报告的关键时间节点，并纳入风险管理计划书中。

（八）药物警戒信息公开制度

日本使用期刊、专业书籍及相关网页等方式进行宣传，以保障药物警戒信息的公开公正及其时效性，其中涉及 MAH 开展风险信息沟通主要的渠道包括紧急安全信息（通称《致医师文书》）、用药注意事项的修订通知（通称《通知文书》）、药品再审查和再评价后的信息公开；其他公共和 MHLW 发布的渠道还包括《药品和医疗器械安全信息》汇编、药品安全对策情报和药品医疗器械信息网等。

1. 紧急安全信息

根据 PAFSC 的研究讨论，对于紧急安全信息，在必要情况下，由药品的生产者或销售者根据 MHLW 发出的要求制作公共文书——《致医师文书》，根据公开的计划及方法，在受理指示书后的 4 周内完成对各医疗机构的分发，并附在药品中批发销售，同时将信息刊载在医学、药学相关协会杂志上，例如《日本医师协会杂志》《日本药剂师协会杂志》《日本医院药剂师协会杂志》等，加快信息的传播。上述工作必须在指定期限内向 MHLW 报告。

2. 用药注意事项的修订通知

药品的生产销售企业依据 PAFSC 的讨论结果，在通过相关机构的确认后，以 MHLW 发布的《用药注意事项》修订原则为指导，自主进行《用药注意事项》的修订。迅速完成后直接发给医生、药剂师等相关医疗人员，并附加在药品中一起销售。对于有 MHLW 发布修订指示，特别是有 PAFSC 指示的《通知文书》，药品的生产销售企业必须将指示文书中关于该产品种类《用药注意事项》的变更报告提交给相关机构。

3. 药品再审查和再评价后的信息公开

当再审查和再评价结果公布后，相关 MAH 必须根据实际情况制作药品的《再审查结果通知》和《再评价结果通知》，并将相关信息向医疗机构传达。此外，日本制药团体联合会会将全部药品的再评价结果汇总集成《医药品再评价结果指南》，该指南将刊载在日本医药协会、日本牙科医师协会和日本药典协会的协会杂志上，做到信息的彻底公开。

第四章

不同国家或地区药物警戒体系对 MAH 要求的梳理与比较

第一节　不同国家或地区药物警戒主要法规体系对比

本部分是基于美国 FD&CA、21CFR 以及风险管理指南、欧盟 GVP 指南、ICH E2 药物警戒相关指导原则、日本药品与医疗器械法案及相关省令和我国近年来颁布的系列规章和指导原则进行比较，如表 4–1 所示。

表 4–1　美国、欧盟、日本、ICH 和中国上市后药物警戒主要法规比较

对比项	美国	欧盟	日本	ICH	中国
PV 体系建立	暂无	GVP 指南 Module Ⅰ 药物警戒系统及质量体系，Module Ⅱ 药物警戒系统主文件	GVP	暂无	《药品不良反应报告和监测管理办法》（卫生部令第 81 号）、《关于药品上市许可持有人直接报告不良反应事宜的公告》
不良反应监测与报告	FD&CA、21CFR	GVP 指南 Module Ⅵ 药品不良反应的收集、管理和报告，Module Ⅹ 补充监测，Module Ⅻ定期安全性报告	PMDL、《实施条例》、GVP	E2C（R2）：定期获益–风险评估报告（PBRER），E2D 上市后安全性数据管理：快速报告的定义和标准	《个例药品不良反应收集和报告指导原则》《药品定期安全性更新报告撰写规范》《关于发布 <上市许可持有人药品不良反应报告表（试行）>及填表说明的通知》
上市后研究	CFR21 312.81	GVP 指南 Module Ⅵ 药品不良反应的收集、管理和报告，Module Ⅷ 上市后安全性研究	GPSP	暂无	2019 年 6 月 18 日国家药品监督管理局网站发布《上市药品临床安全性文献评价指导原则（试行）》
信号管理	FD&CA、药物警戒管理规范和流行病学指南	GVP 指南 Module Ⅸ 信号管理	暂无	暂无	2021 年 5 月 13 日《药物警戒质量管理规范》第四章风险识别与评估中的"第一节信号检测"
风险管理	FDAAA（REMS）、风险最小化行动计划的制定与应用指南	GVP Module Ⅴ风险管理体系，Module ⅩⅥ 风险最小化措施	风险管理计划指南	E2E：药物警戒计划	《关于药品上市许可持有人直接报告不良反应事宜的公告》
风险沟通	21CFR	GVP Module ⅩⅤ 安全性信息沟通	紧急安全性情报 / 安全性速报指南	暂无	《药品管理法》

第二节　不同国家或地区药物警戒法规对 MAH 的要求

一、药物警戒体系

药物警戒体系是 MAH 开展药物警戒工作的基础，综合对于 MAH 内部机构、人员、标准操作流程、数据库、主文件等方面的要求，美国、欧盟和日本都要求 MAH 应明确报告职责、规范报告和监测程序并建立书面标准。

美国对于药物警戒体系的建立没有明确的要求，但对 MAH 责任做出严格要求，主要包括收集、报告不良反应；必要时进行随访，保存所有相关记录等，如果申请人未按照要求保存相关记录或不能依法履行报告职责的，FDA 可以撤销上市许可，并禁止药品继续上市。

为了进一步保证信息收集的充分和对报告进行科学评估的能力，欧盟规定 MAH 应建立不良反应报告体系，并在《药物警戒质量管理规范》（Guideline on Good Pharmacovigilance Practices, GVP）中对药物警戒体系的机构、人员和工作流程等要素做出详细、全面的规定，还包括设立质量管理体系。在 GVP 指南模块 I 中质量体系是药物警戒体系的组成部分，涵盖了药物警戒体系的组织结构、责任、程序、流程和资源，以及适当的资源管理、合规管理和记录管理。

日本 GVP 中对药物警戒机构、人员职责、标准操作流程等提出了详细要求。日本 GVP 中根据所生产药品品种将 MAH 分为三类，并依此在药物警戒体系设置和监测来源等要求上有所区分，其中对一类（生产或销售处方药、严格控制的医疗器械或再生医药产品）MAH 要求最高。对第一类 MAH 应在内部建立专门机构，机构主管为安全管理负责人，对制造销售总负责人负责，并应和上市后研究负责人密切配合。

2018 年 9 月，国家药品监督管理局发布的《关于药品上市许可持有人直接报告不良反应事宜的公告（2018 年第 66 号）》（以下简称《公告》）中同样要求 MAH 建立健全药品不良反应监测体系，提出了一系列概括要求，但对具体如何构建体系表述尚不完善，缺乏对我国 MAH 药物警戒机构、人员、系统等方面的详细规定。2021 年 5 月我国颁布的 GVP 则提出了明确要求。

二、不良反应监测与报告

（一）加速不良反应报告

对于药品上市后发生的严重、意外的药物不良反应，FDA 要求 MAH 必须尽快且不迟于 MAH 最初收到信息后的 15 日内报告。MAH 必须及时调查上报信息，如果上报人在 15 日内不能收集好所要求的全部资料，可以先向 FDA 报告严重不良事件，在资料齐备后再向 FDA 提交后续报告。对于最终未能找到的资料，报告人必须在后续报告中说明原因。并且必须在收到新信息后 15 日内或根据 FDA 要求提交后续报告。

欧盟也要求 MAH 和成员国监管机构直接向欧盟药物警戒的数据库（EEVDW）报告不良反应，其中严重病例 15 日内（无论是否预期）报告，非严重病例 90 日内报告。

按照个例的严重性和可预期性划分，日本实施条例规定 15 日内和 30 日内报告的情况。MAH 应在获知严重且非预期的不良反应报告（包括死亡报告）后 15 日内向 PMDA 报告，同样，对于与上市后两年内新药（新化学实体）有关的 ADR 和在上市后早期监测项目中发现的 ADR 应 15 日内提交报告，对严重但预期，以及非预期但中、轻度的不良反应报告时限为 30 日。

我国对持有人报告不同类别个例报告的时间，在“卫生部令第 81 号”的基础上发布“66 号公告”，明确规定“境内发生的严重不良反应应当自严重不良反应发现或获知之日起 15 日内报告，死亡病例及药品群体不良事件应当立即报告，其他不良反应应当在 30 日内报告。持有人应当对严重不良反应报告中缺失的信息进行随访，对死亡病例开展调查并按要求提交调查报告。境外发生的严重不良反应应当自持有人发现或获知严重不良反应之日起 15 日内报告，其他不良反应纳入药品定期安全性更新报告中。”

（二）定期安全性更新报告

ICH 在国际医学科学组织委员会（CIOMS）PSUR（1992 年）的基础上，于 1996 年 11 月发布了《临床安全性数据管理：上市药品定期安全性更新报告（PSUR）》（E2C），建议欧盟、美国和日本的药品监管机构采纳。该文件的重点是在有关风险和信息不断累积的背景下，对于数据进行解释而不是简单的汇总陈述。MAH 通过撰写 PSUR 回顾累积和阶段性信号监测结果，对产品获益 / 风险总体情况进行评估。

美国和欧盟都要求新药获批后提交 PSUR，一直到监管机构批准该药品撤市。日本仅要求处于再审查期内的新药提交 PSUR，汇总报告预期非严重的不良反应。

根据《药品不良反应报告和监测管理办法》（卫生部令第 81 号），我国将新药提交 PSUR 的规定与新药监测期制度相衔接，在新药监测期内 MAH 每年需要提交一次 PSUR，直至首次再注册，之后每 5 年提交一次 PSUR，其他国产药品，每 5 年报告 1 次；首次进口的药品，自取得进口药品批准证明文件之日起每满一年提交一次 PSUR，直至首次再注册，之后每 5 年报告一次。《药品注册管理办法》（2020 年）中不再保留“新药监测期”的概念，取而代之的是药品上市后持续监测的理念。

在报告频率方面，ICH E2E 指南的要求为：若产品已上市多年，且其风险较小，则可适当延长报告期，降低报告频率。但当上述产品的临床使用发生变更时（如新增适应证），则应该依情况增加报告频率。这一点在各国的报告要求中都有体现，如表 4–2 所示。

表 4–2　各国或地区上市后不良反应报告的形式与时限

	美国	欧盟	日本	ICH	中国
加速不良反应报告	MAH 初次收到不良反应信息的 15 日内提交“警戒报告”；发现报告新信息的 15 日内跟进	MAH 发现严重病例的 15 日内（无论是否预期）报告，非严重病例 90 日内报告	对于非预期的、严重不良反应要求在 15 日内报告，预期严重不良反应 30 日报告（死亡报告、由批准之日起 2 年内的新活性成分导致的不良反应、已知严重药物不良反应的发病趋势的变化会导致或加剧公共健康危害 15 日报告）	对于严重且非预期的不良反应，MAA/MAH 应在不迟于首次获知后 15 日内尽快报告，从企业的任何工作人员首次得知病例信息当日开始计时（当日作为第 0 日），报告需要符合最低数据要求和快速报告标准	MAH 应当及时报告药品不良反应。境内发生的严重不良反应自发现或获知之日起 15 日内报告，死亡病例及药品群体不良事件应当立即报告，其他不良反应 30 日内报告。
定期安全性报告	新药申请者自产品上市之日起，每 3 个月向 FDA 提交一份有关该产品不良事件的例行报告；上市满 3 年后，可以每年在注册日后 60 日内上报一次有关该产品不良事件的报告	对于上市 2 年以内的药品，要求每 6 个月提交一次 PSUR，2 年之后每年提交一次 PSUR，上市＞5 年的药品可以每 5 年提交一次 PSUR	对于再审查期内的处方药，上市 2 年内每 6 个月提交一次报告，2 年以后直至再审查期结束每年提交 1 次报告	报告提交频率通常取决于产品在市场上存在的时间以及对产品获益–风险特性的了解程度。对新批准上市的产品，通常规定上市后至少 2 年内采用 6 个月的报告期；报告应基于累积性数据，采用 6 个月或其倍数时间段内的数据	国内：新药监测期内，每年汇总报告一次；以后每 5 年汇总报告一次。其他国产药品每 5 年汇总报告一次。进口药品自首次获准进口之日起 5 年内，每年汇总报告一次；满 5 年的，每 5 年汇总报告一次。MAH 应当以首次获得国家药品监督管理局批准证明文件的时间作为首个 PSUR 报告期的起始时间
其他特有的报告形式	现场警示报告年度报告	N/A	生物制品、再生医药产品的 MAH 须按要求报告个例报告，并每 6 个月提交 1 次感染类疾病定期报告	N/A	年度报告
建立数据库	FDA 不良事件报告数据库（FDA Adverse Event Reporting System, FEARS）	药物警戒数据库（Eudravigilance Data Warehouse, EVDW）	N/A	N/A	国家药品不良反应监测信息网络系统（2012 年更新）、药品上市许可持有人药品不良反应直接报告系统（DAERS 系统）（2019 年 1 月启用）

三、上市后安全性研究

FDA 有权要求生产企业开展必要的上市后研究和上市后临床试验。当监管部门认为上市后风险识别和分析系统上报信息不足以获得充分的药品安全信息时，可以基于以下任一或所有目的要求开展：①评价涉及药物的已知严重风险；②评价药物使用相关的严重风险的信号；③当已知数据表明有潜在严重风险时，验证此非预期中的风险。上市后研究的状况应在年度报告中体现，直到 FDA 以书面形式通知 MAH，同意 MAH 确定研究承诺已经履行、研究不再可行、不再提供有用的信息。

欧盟成员国监管部门可以在药品上市时要求 MAH 开展 PASS，也可以在上市后提出。另外，MAH 也可以自愿地开展 PASS，具体的步骤包括在欧盟上市后研究电子注册库（EU PAS Register）登记，提交遵循相关要求的研究方案或进行必要的修正。MAH 也应根据研究进展情况提交进展报告，研究结束后 12 个月内提交最终报告。

日本 MHLW 会在批准时指定需要再审查的新药，针对活性成分、辅料、剂量和（或）适应证等特定情况设置再审查期，对罕见病药品的复审期规定延长至最高 10 年。再审查期间 MAH 应遵照 GPSP 或 GVP 开展进一步的研究以重新确认药品的临床用途，并在时限内收集与上市后药品安全、有效性相关的信息。PMDA 将对最终提交的研究数据进行审查，并决定是否重新给予药品上市批准。

目前我国在上市后研究方面尚未形成明确法规框架，重点监测、安全性研究、有效性研究等可视作上市后研究的具体形式，但仍缺少系统的具体的操作办法与实施要求。对比各国或地区 MAH 开展上市后研究的要求如表 4-3 所示。

表 4-3　各国或地区 MAH 上市后研究要求对比

对比项目		美国		欧盟	日本	中国
		上市后要求 PMR	上市后承诺 PMC			
何时开展	新药监测期内和首次进口 5 年内	N/A	N/A	N/A	√（对于新药按种类设置不同再审查期）	√
	上市后监管部门要求开展	√	√	√		√
	MAH 自愿开展	N/A	√	√		√
可供参考的研究方法		①观察性药物流行病学研究；② Meta 分析；③利用已有试验重新评估某特定安全性；④毒性靶器官的动物实验研究；⑤体外实验室的安全性研究；⑥药代动力学研究或者临床试验；⑦评价药品相互作用或者生物利用度的研究或者临床试验	①药品和生物制品质量研究；②药物流行病学研究；③主要终点与进一步明确有效性有关的临床试验等	①临床试验（大型简单试验）；②观察性比较研究（横断面研究、队列研究、病例对照研究、其他设计）	①使用结果调查：一般使用结果调查、特定使用结果调查、使用结果比较调查；②上市后数据库调查；③上市后临床研究具体方法可参考药事法和 GCP 相关内容	开放性安全性研究（化学药品Ⅳ期临床试验最低病例数要求：2000 例）
MAH 是否需要呈报书面协议承诺开展		N/A	√	√	√	N/A
是否需要报告执行情况		√	√	√	√	√

续表

对比项目	美国		欧盟	日本	中国
	上市后要求 PMR	上市后承诺 PMC			
其他要求	① FDA 应建立和维持有效的 PMC 公开数据库；②如果未能实施要求的上市后研究或临床试验（PMR），有可能导致网站信息公开、通知医师或采取强制性措施	N/A	① MAH 应在欧盟上市后研究电子注册库（EU PAS Register）登记 PASS 研究方案；②对于数据不合格或无理由延迟的，EMA 可能会公开信息或实施罚款	再审查提交的数据在数量及质量上均有限定	N/A
强制措施	产品召回，扣押，强制令，罚款	N/A	罚款	新药批准只给予临时销售许可，根据再审查的结果决定是否获得永久许可	N/A

四、信号管理

信号管理是欧盟 GVP 指南中提出的概念，包涵的工作内容主要是收集和审查个例报告、在此基础上及时评价和判断其因果关系，定期对各个渠道收集到的安全性信息进行集中评价，从而产生药品风险信号；MAH 应积极配合信号的识别与评估工作，对监管机构反馈的信号进行验证。2005 年美国 FDA 发布的《药物警戒规范与和药物流行病学评价指南》中同样对于如何发现产品安全性信号给出了技术指导。虽然我国《药物警戒质量管理规范》第五章中对信号检测和风险评估有相关规定，但是也仅作了原则性规定。日本暂无相关指导原则出台。因此，以下主要介绍欧盟与美国指南中信号的检测、确认、评价等步骤的要求。

（一）信号的检测

由于很难对单个病例报告作出明确判断，目前尚没有一种国际公认的药品–不良事件因果关系的评价方法和分类标准。美国和欧盟一般都采取综合运用如专家小组评估和计算机系统检测等多种方法。专家小组评估主要是指 WHO 乌普萨拉监测中心推荐的因果关系判断方法，专家通过考虑时间、一致性、ADR 发生强度等因素来评价，并将结果分为：肯定、很可能、可能、不太可能、待评价、无法评价六个等级。计算机系统检测的基础是美国和欧盟已建立的大规模不良事件数据库，如 FDA 的 FAERS 和欧盟的 EudraVigilance 数据库，利用数据挖掘方法可以改善信号检测的灵敏度和效率。

（二）信号的确认、筛选与排序

由于药物–不良事件的因果关系是未知的或以前的文献资料不能充分证实的，欧盟与美国都要求对新的严重的不良事件报告进行随访，或是在持续检测的基础上收集足够的证据进行确认。由于检出的信号数量不断增长，欧盟 GVP 指南中进一步指出 MAH 应对证据等级高、医学上认为有显著意义，对公众健康有潜在影响的安全性问题优先处理。

（三）信号的评价

将经初筛后保留下来的药品–事件组合（Drug-Event Combination, DEC）视为有价值的信号或可疑因果关系信号，FDA 建议 MAH 通过查询安全数据库中的病例报告、分析已有的临床实验或临床前数据、文献检索等方法深入评价，在定期安全性更新报告（PSUR）中汇总信号和评价结果（整体人群和目标群体中的获益-风险结果）。欧盟 GVP 指南中同样要求评估的信息来源应尽可能完整。

综上，对于已确认的信号即明确的风险，其综合获益-风险评估结果可作为 MAH 制定相应风险最小化措施的基础。而对于尚不确定的信号提示的潜在风险，在已有的数据来源之外，还可应用更为准确、定量的药物流行病学调查方法如病例对照研究、队列研究等，或是主动开展临床实验。MAH 在进一步评估潜在风险时，可就需要的技术支持与监管部门进行沟通。

五、风险管控

（一）风险管理计划

根据 2004 年正式实施的 ICH E2E（药物警戒计划），上市药品必须建立的风险管理体系主要包括建立安全性说明、药物警戒计划两大部分，之后各国在此框架上分别建立起药品风险管理文件。

2008 年 3 月，FDA 依照其 2007 年的修订案修改了风险管理途径，此次修订授权 FDA 可要求 MAH 提交风险评估和风险降低策略（REMS）并对其核准。如果 FDA 认为 REMS 对于确保药品效益大于风险是必要的情况下，则按照法律规定必须呈交 REMS，不遵循 REMS 的负责人可能会受到民事处罚。REMS 可视作是 RiskMAPs 的完善版本。

欧盟药物警戒新立法［Dir 2010/84/EU 和 Reg（EU）NO1235/2010］中要求 MAH 提交的申请材料中要包括 EU-RMP，对于在 2012 年 7 月之前已获得药品上市的情况，新立法中给出特殊情况的免责规定，即 MAH 无需为每种药品制定 EU-RMP，但如果存在影响已上市药品获益-风险平衡的，MAH 可主动或受 EMA 强制要求建立风险管理体系。

日本 2012 年发布“风险管理计划指南”和“风险管理计划准备”，指导 MAA/MAH 如何制定 RMP 以及 RMP 的形式和提交方式等。

从监管手段上看，各国监管机构对 MAA/MAH 提交的风险管理计划进行审评，给出审批意见，包括批准、修改、不批准，REMS/RMP 未获得监管机构批准药品不具有获得上市许可资格。

2018 年 9 月 13 日，依据 ICH E2E 指导原则的要求，我国国家药品监督管理局药品审评中心发布了《抗肿瘤药物上市申请时的风险管理计划撰写的格式与内容要求》，但是该计划并未得到完全实施。因此，本部分主要对比欧盟、美国和日本的相关法规要求，如表 4-4 所示。

表 4-4 各国或地区风险管理计划 / 风险最小化措施对比

	美国	欧盟	日本
上市许可申请时要求提交范围	FDA 指定品种	所有新药都需要提交	所有新药 / 生物仿制药 / 正在开展额外药品安全性监测行动或额外风险最小化行动的原研药相对应的仿制药
提交时间点	药品上市申请、药品审评过程中以及药品上市后的全生命周期中	提交新药申请材料时；药品在上市后影响药品获益-风险平衡的重大改变出现时	药品在申请上市许可时；药品在上市后影响药品获益-风险平衡的风险出现时

（二）风险最小化措施

风险最小化措施是指以将已知风险降到最低为目的的流程和系统，包括常规和额外风险最小化措施。美国和欧盟都提出对于多数产品而言，常规的风险管理如添加专业的药品标识、修订说明书等就足够；如果常规措施已知或可能不足以减少产品的风险，才考虑使用额外风险最小化措施：包括制定风险管理计划，向社会发布药品警示性信息，对医生、药师、护士和患者等相关人员进行宣传教育，在药品获得的各个环节给予安全性信息提示等。

日本要求 MAH 对新药制定上市后早期监测（EPPV）计划，通常要求为在上市后 6 个月内加强医疗机构内安全性信息的收集，应主动向医疗机构提供安全管理方面的信息，是一项日本特有的额外风险最小化措施，能够同时起到强化主动监测和开展安全性沟通的作用。

欧盟、美国、日本风险最小化措施规定的对比如表 4-5 所示。

表 4-5 各国和地区风险管理计划 / 风险最小化措施对比

	美国	欧盟	日本
常规风险最小化措施	修改标签、说明书，合理的药物装量和剂量	药品特征摘要（SmPC）、标签、包装说明（PL）、包装规格和药品法律状态	（1）产品小册子；（2）患者用药指导
额外风险最小化措施	（1）提供给患者用药指南；（2）沟通计划；（3）用药安全保障措施（ETASU）；（4）执行计划。	（1）教育程序；（2）控制访问程序；（3）其他风险最小化措施（控制分发系统、PPP、DHPC）	（1）EPPV；（2）教育材料；（3）警戒卡片；（4）限制使用
风险最小化评价时间点	（1）基于文献或经验等依据在执行之前预先测试或试用；（2）REMS 应包含一个在执行后进行定期评价其有效性的计划	（1）风险最小化程序初次实施（例如在 12~18 个月内）后，考虑是否需要修正措施；（2）上市许可换证（延续申请）评价时	MAH 按照 RMP 中设置的关键时间节点进行评价

六、药品安全性沟通

准确及时地就可能对产品获益-风险平衡或者产品使用产生影响风险数据进行沟通是药物警戒的重要部分，其中最常采取的方式是直接医务人员沟通（direct healthcare professional communication, DHPC），MAH 或者监管机构通过此方式将重要的安全性信息直接传达给医护人员，告知他们需要针对一种药品采取某些措施或者改变用法。

在 FDA 要求下，MAH 通过“致医护人员的一封信”的形式向医护人员发布药品风险的最新信息。该方式一般用于发布有关药品的重大危害、处方信息的重要变化、处方药广告或处方信息的更正等，常被批准作为 REMS 的一部分。

欧盟 GVP 模块 XV 中提出 DHPC 发布的情况是：因安全问题对药品采取暂停、撤市等措施；产品信息的重大改变，如新的禁忌证、警告、减少推荐剂量、限制适应证等；限制药品获得等。DHPC 可由 MAH 或者监管部门会发布，也可作为一种额外风险最小化措施，构成 RMP 的一部分。

日本 PMDL 规定，当 MAH 了解到所生产或销售的药品可能导致危害公共健康事件的发生时，应采取必要措施，包括召回、暂停销售和向有关主体提供信息，以预防和减小此类风险。MAH 直接向医务人员提供安全性信息时，可以通过发布“黄信”（紧急安全性情报）和“蓝信”（安全性速报）的形式及时将信息传递，给医务人员。黄信主要是针对紧急情况下的信息发布，蓝信发布的信息紧急程度相对较低，但同样也需要及时传递给医务人员。

针对其他不同受众，如对于患者 / 消费者 / 普通民众则应采用通俗的语言文件，使信息易于被接受；对于媒体记者可以使用新闻公告等。美国、欧盟和日本法规对于 MAH 发布公告给上述医务人员、患者、公众等主体给出的要求类似，不同点在于 FDA 建议在规划风险评估和风险最小化活动时，MAH 应当考虑可能受这些活动影响的医疗系统相关参与人员的意见（如来自消费者、药剂师和药房人员、医生、护士和第三方付费者的意见），并开展药品安全性沟通。欧盟更强调 MAH 在准备就药物警戒问题发布公告前，必须通知成员国监管机构和欧洲委员会的监管当局。

我国 GVP 规定“持有人应当向医务人员、患者、公众传递药品安全性信息，沟通药品风险”，并有 5 条具体要求。

七、委托管理要求

美国对于委托管理没有相关的要求；但欧盟的法规提出了 MAH 可以将药物警戒系统的某些活动委托给第三方，即委托给其他组织或个人；委托人还可以是欧盟规定中特有的药物警戒资质人员

（QPPV）。但同时 MAH 始终承担药物警戒系统的质量和完整性最终责任。日本 GPSP 规定 MAH 可将上市后监测职责委托给具有资质的个人或组织代理，要求双方必须签订委托合同，并事先商定和执行委托相关的标准操作流程，确保受托方向委托方报告、委托方对委托工作进行监督管理等工作的实施。

我国 GVP 针对委托管理有相关的规定。为规范药物警戒委托工作，国家药品不良反应监测中心组织制定了《药物警戒委托协议撰写指导原则（试行）》，2020 年 6 月 4 日发布，协议主要包含但不限于以下内容：委托开展药物警戒的范围、义务和责任、各环节分工、委托事项，设备和数据管理，变更控制，质量控制和监督考核，争议的解决，有效期和终止条款，保密条款和违约责任等。

第三节　各国对 MAH 药物警戒职责定位总结

基于上述国家或地区药物警戒法规中的具体要求，本书选取了药物警戒系统指标体系、实施药品风险管理和开展药品安全性沟通 3 个职责模块、13 个具体职责、共 51 个细分职责进行细化对比，具体指标体系如表 4-6 所示。

表 4-6　MAH 药物警戒职责定位汇总

<table>
<tr><th rowspan="2">职责模块</th><th rowspan="2">职责</th><th rowspan="2">职责指标</th><th colspan="4">不同国家和地区法规要求</th></tr>
<tr><th>欧盟</th><th>美国</th><th>日本</th><th>中国</th></tr>
<tr><td rowspan="10">建立健全药物警戒体系</td><td rowspan="4">建立药物警戒专门机构</td><td>建立药物警戒管理委员会</td><td>/</td><td>/</td><td>/</td><td>药物警戒质量管理规范</td></tr>
<tr><td>建立独立的药物警戒部门</td><td>/</td><td>/</td><td>GVP</td><td>国家药品监督管理局关于药品上市许可持有人直接报告不良反应事宜的公告，药物警戒质量管理规范</td></tr>
<tr><td>多个相关部门共同参与</td><td>/</td><td>/</td><td>GVP</td><td>药物警戒质量管理规范</td></tr>
<tr><td>部门间有良好的沟通机制</td><td>/</td><td>/</td><td>GVP</td><td>药物警戒质量管理规范</td></tr>
<tr><td rowspan="5">建立药物警戒系统及质量体系</td><td>质量体系管理</td><td rowspan="5">GVP 模块Ⅰ</td><td>/</td><td>/</td><td rowspan="5">药品不良反应报告和监测检查指南（试行），国家药品监督管理局关于药品上市许可持有人直接报告不良反应事宜的公告，药物警戒质量管理规范</td></tr>
<tr><td>设定质量体系特定流程与程序</td><td>/</td><td>/</td></tr>
<tr><td>设立运行持续性计划</td><td>/</td><td>/</td></tr>
<tr><td>对药物警戒系统及其质量体系的执行力和有效性的监测</td><td>/</td><td>/</td></tr>
<tr><td>记录质量体系</td><td>/</td><td>/</td></tr>
<tr><td>配备药物警戒专业人员</td><td>人员构成：药物警戒总负责人、部门负责人、专职人员或兼职人员</td><td>GVP 模块Ⅰ</td><td>/</td><td>GVP</td><td>药品不良反应报告和监测检查指南（试行），国家药品监督管理局关于药品上市许可持有人直接报告不良反应事宜的公告，药物警戒质量管理规范</td></tr>
</table>

续表

职责模块	职责	职责指标	不同国家和地区法规要求			
			欧盟	美国	日本	中国
建立健全药物警戒体系	配备药物警戒专业人员	专业背景：医学、药学、流行病学、生物统计学或相关专业（除兼职人员）	GVP 模块Ⅰ、模块Ⅱ	/	/	
		学历背景：总负责人要求本科学历（或高级专业技术职称）、部门负责人也可以是中级专业技术职称、专职人员也可以是大专学历	GVP 模块Ⅰ	/	/	
		从业经验：总负责人至少 3 年，部门负责人要求有经验，其他人员无要求	GVP 模块Ⅰ	/	/	
		培训管理：建立和维护药物警戒培训体系、组织培训活动、有药物警戒及相关法律法规内容培训	GVP 模块Ⅰ、模块Ⅱ	/	GVP	
	制定药物警戒文件	建立规范的文件管理制度，包含文件的规范、记录、保存	GVP 模块Ⅰ、模块Ⅱ	FDCA 505(k)	GVP	药物警戒质量管理规范
		药物警戒主文件	GVP 模块Ⅱ	/	/	药物警戒质量管理规范
		风险管理计划文件	GVP 模块Ⅰ、模块Ⅴ	药物警戒管理规范和药物流行病学评估技术指导原则	GVP 日本风险管理计划指南	国家药品监督管理局药品审评中心：抗肿瘤药物上市申请时风险管理计划撰写的内容与格式要求
		定期安全性更新报告	GVP 模块Ⅶ	CFR21 314.81	PMDL 实施条例	定期安全性更新报告撰写规范
		工作制度、操作规程、部门及岗位职责、档案等	每个模块均有涉及	每个法规均有涉及	GVP	药物警戒质量管理规范
		个案安全报告（ICSR）及附件	/	CFR21 312.80	/	个例药品不良反应收集和报告指导原则（2018 年 131 号通告）
		NDA-现场警报报告、年度报告	/	CFR21 312.81	/	药品上市许可持有人药物警戒年度报告撰写指南（试行）
		企业认为应对新安全性信息无需调整，需提交报告解释说明	/	CFDA 505-1	/	/

续表

职责模块	职责	职责指标	不同国家和地区法规要求			
			欧盟	美国	日本	中国
建立健全药物警戒体系	添置药物警戒设施设备	建立满足药物警戒工作需要的计算机系统，如足够的存储空间、电子记录	GVP 模块Ⅰ、模块Ⅱ	CFR21 314.80	/	个例药品不良反应收集和报告指导原则（2018年131号通告）
		建立计算机系统管理机制，如访问控制、权限分配等	GVP 模块Ⅰ	/	/	/
		配备开展药物警戒工作所需的办公区域和办公设施		/	/	/
	完善委托管理机制	有受托方资质审核	GVP 模块Ⅰ	/	GPSP	药物警戒委托协议撰写指导原则（试行），药物警戒质量管理规范
		明确双方职责的书面合同		/	GPSP	
		对受托方进行监督管理		/	GPSP	
	建立药物警戒质量控制机制	接受外部检查与指导	GVP 模块Ⅲ	/	PMDL	《药品不良反应报告和监测管理办法》《国家药品监督管理局关于药品上市许可持有人直接报告不良反应事宜的公告》
		设立内审制度或其他质量控制手段	GVP 模块Ⅳ	药物警戒管理规范和药物流行病学评估技术指导原则	GVP	药物警戒质量管理规范
实施药品风险管理	制定风险管理计划	制定操作规程规范风险管理，按规定时间制定、更新、提交并记录上述过程的所有信息	GVP 模块Ⅴ	CFDA 505-1	GVP	国家药品监督管理局药品审评中心：抗肿瘤药物上市申请时风险管理计划撰写的内容与格式要求，药物警戒质量管理规范
		风险最小化措施、风险管理计划概述	GVP 模块Ⅴ、模块ⅩⅥ	风险最小化行动计划的制定和应用	日本风险管理计划指南	/
		药品概述、药品安全性描述、药物警戒计划、附录	GVP 模块Ⅱ、模块Ⅴ		日本风险管理计划指南	/
	风险监测	建立操作规程规范监测频率和具体要求	GVP 模块Ⅱ、模块Ⅴ	风险最小化行动计划的制定和应用	GVP	药物警戒质量管理规范
		常规监测	常规药物警戒活动，风险管理 GVP 模块Ⅴ		PMDL、GVP	/
		额外监测	GVP 模块Ⅹ	/	PMDL、GVP、GPSP	/
		报告与管理不良反应	GVP 模块Ⅵ	/	PMDL、GVP	《个例药品不良反应收集和报告指导原则》（2018年131号通告）

续表

职责模块	职责	职责指标	不同国家和地区法规要求			
			欧盟	美国	日本	中国
实施药品风险管理	风险监测	上市后安全性研究	GVP 模块Ⅵ、模块Ⅷ	CFR21 312.81	GPSP	《上市药品临床安全性文献评价指导原则（试行）》，药物警戒质量管理规范
		多途径收集药品安全性信息	GVP 模块Ⅴ、模块Ⅵ	药物警戒管理规范和药物流行病学评估技术指导原则	PMDL、GVP	《个例药品不良反应收集和报告指导原则》（2018年131号通告）
	风险识别与分析	建立数据库或采取其他可靠方式储存和管理药品安全性信息并进行整理和分析	GVP 模块Ⅰ	药物警戒管理规范和药物流行病学评估技术指导原则	GPSP	药物警戒质量管理规范
		建立风险信号管理的操作规程	GVP 模块Ⅸ		/	/
		明确风险信号识别、确认和评估的流程及标准			/	/
		根据风险信号评估结论采取相应措施			/	/
	风险的预防与控制	风险最小化措施	GVP 模块ⅩⅥ	风险最小化行动计划的制定和应用	GVP、日本风险管理计划指南	/
		在必要时对风险最小化措施的有效性进行评估	GVP 模块ⅩⅥ	药物警戒管理规范和药物流行病学评估技术指导原则	日本风险管理计划指南	/
	获益-风险评估	制定获益-风险评估操作规程	/	药物警戒管理规范和药物流行病学评估技术指导原则	/	/
		明确评估的流程、内容、标准等，并规范记录评估过程及结论	/		/	药物警戒质量管理规范
开展药品安全性沟通	与监管部门、患者、医护人员、公众沟通	沟通内容：药品安全性信息、合理用药、行动协作	GVP 模块ⅩⅤ	药物警戒管理规范和药物流行病学评估技术指导原则	PMDL 实施条例、GVP	药物警戒质量管理规范
		与支付第三方沟通	/		/	/
		沟通手段：计算机辅助会谈技术	/		/	/

第五章

药物警戒体系

第一节 药物警戒体系概览

我国新修订的《药品管理法》第十二条提出“国家建立药物警戒制度，对药品不良反应及其他与用药有关的有害反应进行监测、识别、评估和控制。”药物警戒的工作贯穿从研发到上市的药品全生命周期。药物警戒的工作以保障和促进公众健康为使命。在全球范围内药物警戒的活动始于一系列为了实现安全数据共享和评估的监管要求，减少药害事件对于患者健康的伤害。满足这些监管措施的要求，是企业药物警戒体系建立的基础和标准。企业在满足监管要求的基础上，采用更完善、更有策略性的方法，专注优化患者接受药物治疗的获益-风险比，设计和实施风险管理项目，开展与医疗专业人士的沟通。

本章描述的内容，也适用于疫苗企业。

一、药物警戒体系

国家药品监督管理局 2018 年“66 号公告”提出“持有人应当建立健全药品不良反应监测体系”。持有人是药品安全责任的主体，应指定药品不良反应监测负责人，设立专门机构，配备专职人员，建立健全相关管理制度，直接报告药品不良反应，持续开展药品获益-风险评估，采取有效的风险控制措施。

为规范药品全生命周期药物警戒活动，根据新修订的《药品管理法》《中华人民共和国疫苗管理法》等有关规定，制定了《药物警戒质量管理规范》，适用于药品上市许可持有人（以下简称持有人）和获准开展药物临床试验的药品注册申请人（以下简称申办者）开展的药物警戒活动。《药物警戒质量管理规范》提出“药物警戒活动是指对药品不良反应及其他与用药有关的有害反应进行监测、识别、评估和控制的活动。持有人和申办者应当建立药物警戒体系，通过体系的有效运行和维护，监测、识别、评估和控制药品不良反应及其他与用药有关的有害反应。持有人和申办者应当基于药品安全性特征开展药物警戒活动，最大限度地降低药品安全风险，保护和促进公众健康。”

欧盟对于药物警戒体系的定义是一个组织用于履行与药物警戒有关的法律方面的任务和责任的系统，旨在监测已获许可的产品的安全性，评估产品获益-风险平衡的任何变化（EMA GVP）。与其他任何体系一样，药物警戒体系有其组织架构、实现的目标和运行的流程。

二、药物警戒体系的构成

药物警戒体系包括与药物警戒活动相关的机构、人员、制度、资源等要素，并应与持有人的类型、规模、持有品种的数量及安全性特征等相适应。

（一）从持有人和（或）申办者经营模式考虑

1. 药品上市许可持有人为境外企业

新修订的《药品管理法》第三十八条规定，药品上市许可持有人为境外企业的，应当由其指定的在我国境内的企业法人履行药品上市许可持有人义务，与药品上市许可持有人承担连带责任。进口药品持有人应当指定我国境内企业法人作为代理人，具体承担进口药品不良反应监测、评价、风险控制等工作，并约定药物警戒体系中的责任。

2. 境内企业多家分、子公司

集团内各持有人之间以及总部和各持有人之间因业务模块和分工不同，存在共同承担药物警戒体系工作的可能性。对于药物警戒体系的构建，应通过书面协议约定药物警戒体系各组成部分的分工和分配，依据法律和法规文件进行设置。相应法律责任由各持有人承担。

3. 企业之间合作研发和市场经营销售

不同企业之间进行合作研发，如临床试验，或者上市后市场推广经营等，关于药物警戒体系的构建，可以基于合作方中的持有人 / 申办者的责任归属，通过签订药物警戒协议，约定合作方之间在药物警戒体系中的分工和协作方式。例如，在协议中约定安全性信息的交换、监管部门递交的责任等。

（二）从业务发展阶段考虑

以研发阶段为主的初创公司，公司规模在发展初期，各职能部门尚待完善，药物警戒关键活动多数通过委托进行，但申办者应根据《药物警戒质量管理规范》中委托管理的要求对受托方进行管理，并建立和维护药物警戒体系的相关文件，相应法律责任由申办者承担；对于安全性决策、监管部门沟通以及药物警戒关键活动的质量管理，应由申办者负责。兼有研发阶段产品和上市后产品的企业，企业内部职能已相对健全，根据品种、数量和安全性特征，配备足够数量且具有适当资质的人员，根据《药物警戒质量管理规范》的要求开展药物警戒工作。药物警戒体系内部的组织分工，详见本章第二节中相关内容。

（三）持有人和（或）申办者委托开展药物警戒工作

如企业因发展规模、技术能力和人员背景等原因尚无法满足药物警戒体系各组成部分的配置，可通过委托形式开展工作，如个例报告处理、信息化系统的开发运行以及部分药物警戒活动等。通过委托开展的药物警戒活动也是持有人 / 申办者药物警戒体系的构成部分，应纳入质量保证系统中，制定质量控制指标，受托方应通过考察和遴选。持有人 / 申办者应与受托方签订药物警戒协议，定期对受托方进行审计。建议持有人 / 申办者配备专职人员做好对受托方的监督和管理等工作。相应法律责任由持有人承担。详见本章第四节中相关内容。

关于药物警戒体系构成的各个环节和组成部门的描述，应体现在体系文件中，如药物警戒体系主文件、组织机构图，负责人任命书，药物警戒工作人员的岗位描述文件，管理制度和规程文件等。关于药物警戒体系的相关工作应有文件记录和存档。

药物警戒体系的构建根据法规背景和企业发展阶段的不同而变化，是一个动态更新的过程，且应根据法律法规更新变化，监管部门的要求、企业发展阶段、检查和审计整改结果等进行相应的更新。每次组织机构的重大调整更新，应经过企业管理层讨论批准，存档备案相关文件。

药物警戒体系与其他任何体系一样，有其组织架构、实现的目标和运行的流程；任命和授予权责负责体系的建立、运行和维护的负责人，支持体系运行的人员、设备等资源；定义和管理体系运行的管理制度，规程文件。此外，为保障体系的有效运行，还应同时建立和完善药物警戒质量保证体系，实现设定质量计划，执行和履行职责，进行资源管理、合规管理和文档管理。同时还应考虑体系的可持续发展性，以及如何应对紧急突发事件。

三、药物警戒体系的有效运行

持有人和申办者应当基于药品安全性特征开展药物警戒活动，最大限度地降低药品安全风险，保护和促进公众健康。

持有人和（或）申办者应当制定药物警戒质量目标，建立质量保证系统，对药物警戒体系及活动进行质量管理，不断提升药物警戒体系运行效能，确保药物警戒活动持续符合相关法律法规要求。详见本书第九章中相关内容。

持有人应当以防控风险为目的，将药物警戒的关键活动纳入质量保证系统中，重点考虑以下内容：

（1）设置合理的组织机构。

（2）配备满足药物警戒活动所需的人员、设备和资源。

（3）制定符合法律法规要求的管理制度。

（4）制定全面、清晰、可操作的操作规程。

（5）建立有效、畅通的疑似药品不良反应信息收集途径。

（6）开展符合法律法规要求的报告与处置活动。

（7）开展有效的风险信号识别和评估活动。

（8）对已识别的风险采取有效的控制措施。

（9）确保药物警戒相关文件和记录可获取、可查阅、可追溯。

持有人应当定期开展内部审核，审核各项制度、规程及其执行情况，评估药物警戒体系的适宜性、充分性、有效性。关于内部审核，详见本书第九章中相关内容。

上述内容对于申办者阶段的药物警戒体系，结合实际开展药物警戒工作的情况，也同样适用。

同时，还建议从以下几个角度考量体系的有效运行。

（一）满足法律和法规文件以及来自监管部门的要求

1. 递交符合要求的报告和文件

满足法律法规和规范性文件的要求是药物警戒合规性的基本要求。对于法律法规有明确递交时限和格式要求的文件，如个例不良反应报告、安全性更新汇总报告等，应建立相关流程保证递交的合规性。

2. 来自监管部门的检查

监管部门通过检查，促进持有人/申办者规范开展药物警戒体系中各项工作，确定持有人/申办者药物警戒体系是否具备符合法律法规所要求的机构、人员、制度和设施。检查持有人/申办者是否严格履行报告和监测责任，是否存在可能对公众健康造成威胁的因素和风险。必要时，检查结果可作为监管措施的依据。

持有人/申办者应根据检查中发现的问题，制定整改计划，落实整改及预防措施，对紧急和（或）重大问题应予以优先处理，整改措施要具有针对性、可评估性、切实可行且时限明确。及时改进和完善药物警戒体系的各组成部分，并与监管部门保持沟通。

3. 回复监管部门的问询并履行承诺

持有人/申办者应履行承诺包括但不限于：

（1）递交临床试验申请和上市申请中对于药物警戒体系相关工作的承诺。

（2）日常工作中收到的来自监管部门的要求和问询中回复的措施。

（3）对监管部门检查发现的缺陷项进行整改。

持有人/申办者对于上述内容应做好书面存档，在与监管部门的沟通中保持公开透明，及时共享信息。

（二）持续的获益-风险平衡评价和风险管理措施有效性的评估

持续的获益-风险平衡的评价结果，是递交给监管部门定期安全性更新报告的一部分内容，也是从企业角度对本企业产品安全性评估的重要结论。

对于风险管理计划中风险控制措施的有效性评价应考虑过程指标和结果指标。过程指标用于证明措施是否按照计划成功实施。结果指标用于考量风险控制措施实现的程度和水平，以及达到的效果。企业应根据评估结果进行风险管理计划的更新和调整。

如果发生产品的风险大于获益，且无法通过风险管理措施进行控制，应考虑药物警戒体系的有效性是否存在问题，并针对问题进行整改，例如，信息收集的质量和及时性、安全性评估方法的科学性、风险控制措施的合理性和可行性。

具体详见本书第七章中相关内容。

（三）支持企业的发展

药物警戒体系应与持有人的类型、规模，持有品种的数量及安全性特征等相适应，体系的构建和维护应与本企业发展阶段相匹配，应考虑企业的组织架构变化、产品研发管线的规划和全生命周期管理的目标。随着企业规模变化或者架构调整、产品管线的丰富，药物警戒体系也应做相应调整。

在某些情况下，根据企业的发展阶段和产品特征，例如疫苗和非处方药等，也可以考虑设计一个以上的药物警戒体系。

第二节　药物警戒组织机构与人员

持有人的法定代表人或主要负责人对药物警戒活动全面负责，应当指定药物警戒负责人，配备足够数量且具有适当资质的人员，提供必要的资源并予以合理组织、协调，保证药物警戒体系的有效运行及质量目标的实现。

一、组织机构

药物警戒体系包括与药物警戒活动相关的机构、人员、制度、资源等要素，并应与持有人的类型、规模、持有品种的数量及安全性特征等相适应。构建药物警戒体系时应考虑的因素详见本章第一节。

《药物警戒质量管理规范》提出药物警戒部门应当履行以下主要职责：

（1）疑似药品不良反应信息的收集、处置与报告。

（2）识别和评估药品风险，提出风险管理建议，组织或参与开展风险控制、风险沟通等活动。

（3）组织撰写药物警戒体系主文件、定期安全性更新报告、药物警戒计划等。

（4）组织或参与开展药品上市后安全性研究。

（5）组织或协助开展药物警戒相关的交流、教育和培训。

（6）其他与药物警戒相关的工作。

上述内容应体现在每一位药物警戒部门工作人员的岗位描述文件和考核文件中，并根据变化进行更新和补充。

（一）基本模式

药物警戒体系的组织机构，应作为企业组织机构的一个组成部分，体现在企业的组织架构图和审批流程中。负责人的任命、专职机构的建立和完善，均应由法定代表人或主要负责人进行审批和管理。

组织机构的描述文件，应清晰概述包括受托方或合作方在内所涉及的药物警戒部门，以及与药物警戒工作开展有关的各个组织单位。标注药物警戒负责人、机构中的人员分工，如个例不良反应报告的收集评估、信号管理和风险管理等。委托开展的活动应注明，如列出受托方信息人员情况和管理流程。

（二）不同模式

根据企业不同的规模架构和发展阶段，药物警戒体系的组织机构可以有不同的模式，且进行适时调整和更新。

1. 临床研究阶段和上市后产品阶段

根据企业类型和发展阶段，如果同时包括临床研发阶段和上市后产品阶段，可以考虑依据临床研发和上市进行药物警戒体系组织机构的分工。建议对于临床试验和上市后的工作流程中共性的部分制定统一的流程（如个例不良反应报告的评估方法、文件管理等），对于阶段特有性的流程进行单独定义（如个例不良反应报告的递交）。如果考虑在临床研究阶段和上市后建立两个药物警戒体系，应充分考虑资源的共享。

企业从初创期研发阶段，到产品获批上市，药物警戒体系也从只涉及临床研究阶段，逐步过渡到建立上市后的流程、招聘和培养人员、更新文件、升级数据库等。

2. 不同工作流程

对于企业架构和产品线相对稳定的大中型企业，药物警戒专职机构在具备一定的规模和相对完善的情况下，可以根据不同的工作流程进行药物警戒体系组织机构的设立，按照工作流程和模块分为数据处理、运营和质量管理、安全评估（药物安全医生）等。通过岗位描述文件明确对每个岗位的工作范围和职责，在工作规程文件中注意机构内部工作的衔接和过渡。

3. 不同产品线

如果企业主体架构按照几个主要产品线或者疾病治疗领域规划（如处方药和非处方药），为了便于企业内部药物警戒部门与其他部门合作沟通，药物警戒体系组织机构也可以与企业产品线或治疗领域保持一致进行分工。对于药物警戒体系内的部分流程进行共享，如数据库、文件管理和合规管理。在这种架构下，同一体系内部的工作规程文件应统一规划和管理。

4. 部分委托

如果对药物警戒体系中部分职能进行委托外包，如前所述，体系组织机构描述文件中应有所体现，这种情况下，本企业内部的药物警戒体系职能作为除委托外包职能之外的部分仍需要进行清晰的分工和界定。在规程文件中对委托外包的流程和职能与本企业内部保留的流程和职能之间的分工和衔接进行描述，在审计计划中体现，且要求受托方提供清晰的组织架构、人员情况和质量管理规程文件等。

5. 集团和分公司、子公司，各分公司、子公司之间

对于集团公司，各分公司和子公司，存在共享药物警戒体系职能的情况，应根据药品上市许可的持有情况（或临床试验申请人归属情况），进行责任和义务的界定划分，如果集团和各分公司、子公司均为药品上市许可持有人或申请人，而药物警戒体系部分职能进行共享，则应在药物警戒体系组织机构文件中进行清晰的描述，且在规程文件中进行界定。对于共享的职能或者集团分公司、子公司之间委托的情况，通过协议进行约定。规程文件对流程衔接和过渡进行描述。相应法律责任由各持有人承担。

二、药物警戒负责人

《药物警戒质量管理规范》要求："持有人的法定代表人或主要负责人对药物警戒活动全面负责，应当指定药物警戒负责人，配备足够数量且具有适当资质的人员，提供必要的资源并予以合理组织、协调，保证药物警戒体系的有效运行及质量目标的实现。"

药物警戒负责人应当是具备一定职务的管理人员，具有医学、药学、流行病学或相关专业背景，本科及以上学历或中级及以上专业技术职称，三年以上从事药物警戒相关工作的经历，熟悉我国药物警戒相关法律法规和技术指导原则，具备药物警戒管理工作的知识和技能。

药物警戒负责人应当在国家药品不良反应监测系统中登记。相关信息发生变更时，药物警戒负责人应当自变更之日起30日内完成更新。

建议对药物警戒负责人进行授权并颁发任命书，集团内各持有人之间以及总部和各持有人之间存在交叉任命的情况时，应由持有人的法定代表人或主要负责人进行签发任命书。药物警戒负责人应在组织架构图中进行标注，职责应列入岗位描述文件中，当架构调整或职责等信息发生变化时，应及时更新。

（一）职责

《药物警戒质量管理规范》中规定药物警戒负责人负责药物警戒体系的运行和持续改进，确保药物警戒体系符合相关法律法规和本规范的要求，承担以下主要职责：①确保药品不良反应监测与报告的合规性；②监督开展药品安全风险识别、评估与控制，确保风险控制措施的有效执行；③负责药品安全性信息沟通的管理，确保沟通及时有效；④确保持有人内部以及与药品监督管理部门和药品不良反应监测机构沟通渠道顺畅；⑤负责重要药物警戒文件的审核或签发。

同时，以下职责也建议列入药物警戒负责人岗位描述文件中：①负责药物警戒体系的建立、运行和维护；②全面了解产品的安全性信息、上市后研究计划和开展情况；③负责审计和检查；④了解委托情况和药物警戒协议签署情况；⑤负责药品安全委员会。

（二）可及性

药物警戒负责人的联系方式应根据工作职责需要进行公开。节假日或者个人休假无法处理工作期间，需要预留紧急联系人的联系方式。此部分内容可作为企业业务可持续发展计划的一部分。

三、专职人员

《药物警戒质量管理规范》提出“药物警戒部门应当配备足够数量并具备适当资质的专职人员。专职人员应当具有医学、药学、流行病学或相关专业知识，接受过与药物警戒相关的培训，熟悉我国药物警戒相关法律法规和技术指导原则，具备开展药物警戒活动所需知识和技能。”

专职人员的设立根据组织机构的形式体现在岗位描述文件中。专职人员的资质通过简历和培训记录体现。专职人员的工作绩效，通过设定岗位目标和绩效考核进行管理。

专职人员的招聘和培训计划应根据药物警戒体系发展阶段制定，匹配相应的专业学历背景和工作经验，且根据法律、法规文件和指南文件的更新变化，组织相应的培训。例如，负责报告医学审阅和评价的专职人员，应具有医学专业背景。

专职人员的培训内容建议考虑以下几个方面：

1. 药物警戒基础知识

了解药物警戒相关的概念、工作方法和基本流程。例如，不良事件、不良反应的定义，个例不良反应报告的处理流程，定期安全性更新总结报告撰写方法，信号管理和风险管理计划制定等。培训内容设计应考虑不同分工和岗位要求。

2. 法律法规文件

熟练掌握法律法规文件的内容，并不断了解和学习法律法规文件的更新变化内容。

3. 药物警戒体系制度和规程文件

对于法规和制度规程文件更新，需要安排全员进行定期培训。对新入职的员工，需要根据不同的药物警戒资历和专业定制个人的培训计划，确保已接受培训，业务能力和质量满足要求后，才可以独立开展工作。

除上述内容，对于专职人员的培养，建议考虑“新”“老”搭配的梯队培养，对于重要岗位，建议考虑接班人计划。药物警戒专职人员除学习药物警戒知识、法规和规程文件外，也可以考虑对其沟通技巧、演讲技巧、项目管理等综合技能进行培训。

四、药品安全委员会

新修订的《药品管理法》第一百零八条指出“药品上市许可持有人、药品生产企业、药品经营企业和医疗机构等应当制定本单位的药品安全事件处置方案，并组织开展培训和应急演练。”

《药物警戒质量管理规范》中要求，持有人应当建立药品安全委员会，设置专门的药物警戒部门，明确药物警戒部门与其他相关部门的职责，建立良好的沟通和协调机制，保障药物警戒活动的顺利开展。药品安全委员会是一个跨部门组成的委员会形式，不是一个单独成立或设置的部门。药品安全委员会负责重大风险研判、重大或紧急药品事件处置、风险控制决策以及其他与药物警戒有关的重大事项。药品安全委员会一般由持有人的法定代表人或主要负责人、药物警戒负责人、药物警戒部门及相关部门负责人等组成。药品安全委员会应当建立相关的工作机制和工作程序。

从全生命周期安全管理的角度，临床试验期间和上市后均应建立清晰明确的药品安全问题处理机制。在药物警戒体系中应定义药品安全委员会组织结构、涉及部门、主要工作和职责、人员情况、委员会会议记录等。

药品安全委员会可以通过定期沟通和临时会议的形式，制定工作流程来约定相应的工作机制，建立并及时更新药品安全委员会的成员列表（包含岗位名称、姓名及联系方式）。药物安全委员会的重要成员的联系方式应互相公开。定期沟通的目的是各部门分享和讨论安全性的数据趋势、安全性决策和回顾主要的安全性问题。临时会议主要用于解决紧急突发事件。

五、药物警戒相关部门

《药物警戒质量管理规范》中药物警戒相关部门是指除药物警戒部门以外，其他与持有人履行药物警戒职责相关的部门，包括研发、注册、生产、销售、医学、市场、质量等部门。其他相关部门的岗位设置与人员配备情况也应在药物警戒体系主文件中予以描述。

持有人 / 申办者应当明确各部门药物警戒职责，体现在书面文件上并及时更新，药物警戒职责应与本部门的工作内容相关，包括共同的药物警戒职责和基于部门工作的药物警戒职责。共同的药物警戒职责包括报告不良事件，接受药物警戒相关培训，协助药物警戒体系主文件相关章节内容、药物警戒体系其他相关文件的审核审批（如规程文件），支持药物警戒检查，安全性相关危机事件 / 突发事件处理等。基于部门工作的药物警戒职责，例如：研发部门的临床研究流程中应包括试验方案等安全内容审核；注册部门应包括支持定期安全性更新报告和说明书更新；销售部门应包括个例报告的随访支持；市场部门应包括市场项目的药物警戒审核等。

同时，应与相关部门做好沟通，制定沟通计划（内容、频率、预期结果等），准备沟通文件（共同的药物警戒职责、基于部门工作的药物警戒职责），做好记录与存档。

《药物警戒质量管理规范》还提出“持有人和申办者应当与医疗机构、药品生产企业、药品经营企业、药物临床试验机构等协同开展药物警戒活动。鼓励持有人和申办者与科研院所、行业协会等相关方合作，推动药物警戒活动深入开展。”因此，除内部相关部门以外，持有人 / 申办者应积极加强与外部相关方的沟通与合作。

第三节　药物警戒委托管理

持有人 / 申办者可以根据工作需求将药物警戒体系中的部分工作进行委托，通过委托解决资源或技术上的不足，相应的法律责任由持有人 / 申办者承担。

一、法规依据和要求

国家药品监督管理局发布的《关于药品上市许可持有人直接报告不良反应事宜的公告》中提出“持有人委托其他公司或者机构开展药品不良反应监测工作，双方应当签订委托协议。持有人应当配备专职人员做好对受托方的监督和管理等工作，相应法律责任由持有人承担。进口药品持有人应当指定在我国境内设立的代表机构或者指定我国境内企业法人作为代理人，具体承担进口药品不良反应监测、评价、风险控制等工作。持有人及其代理人应当接受药品监督管理部门的监督检查。”药物警戒体系中委托工作应依据“药物警戒委托协议撰写指导原则（试行）”进行管理。

《药物警戒质量管理规范》提出，持有人是药物警戒的责任主体，根据工作需要委托开展药物警戒相关工作的，相应法律责任由持有人承担。持有人委托开展药物警戒相关工作的，双方应当签订委托协议，保证药物警戒活动全过程信息真实、准确、完整和可追溯，且符合相关法律法规要求。集团内各持有人之间以及总部和各持有人之间可签订药物警戒委托协议，也可书面约定相应职责与工作机制，相应法律责任由持有人承担。

二、委托策略和计划

是否进行委托以及如何选择被委托的工作，需要从企业发展阶段、研发管线计划、上市后产品销量变化趋势、现有资源和预算等角度综合考虑。

（一）评估是否需要委托

在评估是否需要进行委托时，成熟稳定的药物警戒体系由药物警戒负责人领导药物警戒部门定期进行药物警戒体系各项工作内容和资源的回顾，从以下几个方面进行自评。

（1）现在的体系运作情况是否良好、是否满足法律法规和质量体系的要求。

（2）现有的资源和技术能力是否在一段时间（如半年）能支持药物警戒体系的各项工作和要求。

（3）是否在药品监管部门检查和审计中有重大缺陷，且对缺陷体系内部暂时无法找到解决方案。

（4）企业内部是否有重大架构和人员调整，而影响到药物警戒体系的运行。

对于建立初期的药物警戒体系，应评估和总结支持药物警戒体系运行尚有哪些短期无法满足的资源需求。

（二）确定拟委托工作

在确定拟委托工作时，应梳理持有人 / 申办者的药物警戒工作任务，明确这些任务中哪些由药物警戒部门独立负责执行，如不良反应报告的处理和递交、安全性总结报告的撰写、安全数据库的管理和维护等；哪些属于策略性工作并需要跨部门合作，如风险管理与沟通、药物警戒交流与培训等。

以上工作中，对于由药物警戒部门独立负责执行的工作，可以列入拟委托工作范围。

（三）确定委托周期和受托方

根据拟委托工作的周期确定委托周期。

受托方可以是第三方合同研究组织、集团公司或子公司、商业合作方等，委托前应对受托方进行考察，详见本节“三、受托方考察和遴选”。

（四）制定委托计划

经过体系自评后，制定委托计划。委托计划应包括委托目的和原因、委托范围和形式、委托周期、交付内容、项目启动及时间节点表、预算（年度费用 / 单个项目费用）等。委托计划应由药物警戒负责人批准，且经过公司管理层认可。

委托范围及形式有以下几种情况：①按工作任务委托：持有人 / 申办者有药物警戒体系的情况下，将部分工作任务委托，如个例报告的处理和递交。②按任务步骤委托：委托一项任务中的一个或多个步骤，如安全性总结报告的撰写。③按产品委托：委托某一个或多个产品的药物警戒工作。④按项目委托：委托某一产品的一个或多个项目的药物警戒工作。

三、受托方考察和遴选

《药物警戒质量管理规范》提出："持有人应当考察、遴选具备相应药物警戒条件和能力的受托方。受托方应当是具备保障相关药物警戒工作有效运行的中国境内企业法人，具备相应的工作能力，具有可承担药物警戒受托事项的专业人员、管理制度、设备资源等工作条件，应当配合持有人接受药品监督管理部门的延伸检查。"

对受托方的选择应从以下几个方面进行综合考虑，并根据本企业供应商选择的流程进行选择，可以通过问卷调查、招标汇报、现场审计等方式对受托方进行尽职调查。

1. 资质

是否是我国境内企业法人，是否具备提供药物警戒服务的资质，合规情况。

2. 人员

人员的学历背景和工作精力，是否能够满足药物警戒工作的要求；团队规模和人员储备能否满足工作量要求；人员地域分布和稳定性；是否有人员培训流程。

3. 流程制度

受托方是否有与委托工作相关的流程制度，是否能够满足法律法规和指南文件的要求；是否具备风险控制的能力。

4. 管理与沟通

受托方工作管理流程是否完善；是否有良好的沟通机制和畅通的沟通渠道；确保在发生问题时，可以得到及时沟通和解决。

5. 数据管理

如果委托工作包括数据库服务，应考虑计算机系统验证、备份、升级和保密等情况。详见本书第十一章中相关内容。

6. 办公场所、设备和工具

是否满足法律法规、指南文件和可持续发展的要求；是否能保证委托工作顺利进行。

7. 背景调查

相关药物警戒服务情况和项目经验；是否为其他企业提供服务；反馈和质量情况。

8. 费用

服务费用是否在预算范围以内。

除药物警戒部门外，根据委托需求和各企业制度不同，财务、采购、法务、IT 部门以及质量保证部也应参与评估遴选。

四、药物警戒协议的签订

药物警戒协议相关要求参考《药物警戒委托协议撰写指导原则（试行）》。企业可以制定不同类型的委托协议模板，建立委托协议起草、审核、签批和存档规程文件。

与商业合作伙伴共同开发的药物警戒协议，建议考虑以下要点：

明确哪一方是持有人 / 申办者，并由此确定哪一方负责个例报告和总结报告的递交。

明确哪一方是全球安全性数据库的持有人，并由此确定哪一方负责个例报告的处理、总结报告的撰写、信号检测、风险管理计划的撰写等。

根据相关法律法规的要求，明确双方交换安全性数据的时限、方式、格式等。

同时，合作双方还应商讨明确风险管理计划的执行、监管机构问询的回复、质量管理、培训、审计和检查、安全性信息等相关工作的责任与分工。

五、受托方管理

与受托方合作过程中，根据双方签订的药物警戒委托协议，为受托方提供培训和管理流程，进行数据核对和质量抽查以保证完成的工作达标，也可以通过制定工作关键性指标进行考核。在合作过程中，双方约定定期沟通机制、问题反馈和争议处理机制、风险预警和解决方案。

持有人应在药物警戒体系主文件的相关章节概述委托活动及受托方、委托内容、委托单位、合同/协议期限与双方职责等内容。

如果在合作过程中发现质量缺陷或未完成工作指标，应及时要求受托方提供整改计划，并完成整改。如委托工作内容，在监管部门的检查范围内，应保证受托方可配合检查提供支持。

双方合作结束时，应依据协议约定，进行数据转移和销毁。

如果受托工作是药物警戒体系业务持续发展计划的一部分，应在相应文件中注明。

委托工作质量管理内容详见本书第九章中相关内容。

第四节 药物警戒体系主文件

《药物警戒质量管理规范》提出："持有人应当创建并维护药物警戒体系主文件，用以描述药物警戒体系及活动情况。""持有人应当及时更新药物警戒体系主文件，确保与现行药物警戒体系及活动情况保持一致，并持续满足相关法律法规和实际工作需要。"

国家药品监督管理局发布的《关于调整药物临床试验审评审批程序的公告（2018年第50号）》要求申办者参照《新药Ⅰ期临床试验申请技术指南》（国家食品药品监督管理总局通告2018年第16号），在新药Ⅰ期临床试验申请时，提供药物警戒系统建立情况的资料。

一、主要内容

根据《药物警戒质量管理规范》及《药物警戒体系主文件撰写指南》的要求，药物警戒体系主文件应当至少包括以下内容：

1. 组织机构

描述与药物警戒活动有关的组织架构、职责及相互关系等。

2. 药物警戒负责人的基本信息

药物警戒负责人的基本信息包括居住地区、联系方式、简历、职责等。

3. 专职人员配备情况

包括专职人员数量、相关专业背景、职责等。

4. 疑似药品不良反应信息来源

描述疑似药品不良反应信息收集的主要途径、方式等。

此部分内容比较重要，需要考虑各种数据来源，包括热线、媒体、市场项目、上市后研究等，可以通过列表或描述的形式来呈现。此部分是监管部门进行检查时考察持有人开展安全性信息收集完整性的主要依据。

5. 信息化工具或系统

描述用于开展药物警戒活动的信息化工具或系统。

6. 管理制度和操作规程

提供药物警戒管理制度的简要描述和药物警戒管理制度及操作规程目录；管理制度和操作规程应覆盖监测与报告、风险识别与评估、定期安全性更新报告、风险控制、风险沟通、药物警戒计划等各个活动。

7. 药物警戒体系运行情况

描述药品不良反应信息监测与报告，药品风险的识别、评估和控制等情况，概述评估药物警戒体系运行情况的性能指标、考核方法、考核结果。

8. 药物警戒活动委托

列明委托的内容、时限、受托单位等，并提供委托协议清单。

9. 质量管理

描述药物警戒质量管理情况，包括质量目标、质量保证系统、质量控制指标、内审等。

10. 附录

附录包括制度和操作规程文件、药品清单、委托协议、内审报告、主文件修订日志等。

二、创建与维护流程

对于药物警戒体系主文件的起草、审核、审批、更新、维护等流程，应建立规程文件进行规范。建议指派药物警戒体系主文件的专门负责人，负责该文件从起草到维护整个闭环过程中的管理和协调等工作。

对于药物警戒体系主文件的创建与维护，可参考以下流程。

（1）确定药物警戒体系主文件的周期性更新频率，至少一年一次，并明确除了周期性更新，应该在体系发生重大变化或因监管部门检查内审工作等需要时进行及时更新。

（2）建立时间表，确定每个重要时间节点应完成的工作及相关责任人。

（3）确定药物警戒部门和其他相关部门的参与人，如药物警戒负责人，注册、医学、研发、质量、法务、市场、销售部门负责人成立药物警戒体系主文件工作组，工作组由药物警戒部门领导，制定分工表。

（4）起草或更新药物警戒体系主文件，生成草案，确定需要其他部门提供信息的章节。

（5）召集各相关部门召开启动会议，会议中明确各部门需要提供的信息及时间节点。

（6）根据各部门提供的信息完善药物警戒体系主文件，并从文件的内容、格式等方面进行审核，确保其完整性、准确性，并满足相关法律和指南要求。

（7）药物警戒负责人对文件进行审阅和签批。

（8）存档和发放。对药物警戒体系主文件的每一个版本都应进行存档，并发放给相关部门和人员。

第五节　药物警戒制度和规程文件

《药物警戒质量管理规范》提出：持有人应当制定完善的药物警戒制度和规程文件。可能涉及药物警戒活动的文件应当经药物警戒部门审核。

制度和规程文件应当按照文件管理操作规程进行起草、修订、审核、批准、分发、替换或撤销、复制、保管和销毁等，并有相应的分发、撤销、复制和销毁记录。制度和规程文件应当分类存放、条理分明，便于查阅。

制度和规程文件应当标明名称、类别、编号、版本号、审核批准人员及生效日期等，内容描述应当准确、清晰、易懂，附有修订日志。

持有人应当对制度和规程文件进行定期审查，确保现行文件持续适宜和有效。制度和规程文件应当根据相关法律法规等要求及时更新。

制度和规程文件的建立要满足法规要求，同时要真实反映药物警戒活动的实施情况，并应对文件进行定期审查，确保现行文件持续适宜和有效。

一、药物警戒制度和规程文件的管理

（一）制度和规程文件的层级

制度和规程文件的管理，建议根据企业层面质量管理的情况，设置不同的层级：适用于全公司，由公司管理层签批的公司政策；规定各部门工作或跨部门合作流程的部门规章；细化某一工作流程的工作手册；图表模板文件等。见表 5-1。

表 5-1　管理规程文件层级

质量体系管理文件	签批层级	适用范围	主要内容
公司政策	公司管理层	全公司	公司层面要求，法规要求，如不良事件收集报告、合同审批
部门规章标准操作规程	部门负责人或多部门负责人	一个部门或多部门	定义跨部门合作流程，如市场项目审核、临床研究中安全性报告
工作流程	部门负责人	部门内部	细化工作流程，如个例报告评估

（二）制度和规程文件的生成和更新

建议建立模板规程文件，文件审批流程，存档、培训等流程，所以需要建立一个管理“制度和规程文件”的文件。建议纳入企业的统一规程文件管理，如果没有公司层面的管理规程文件的制度，应先制定相应的公司层面的管理规程文件制度，这样所有的药物警戒工作制度规程文件管理才有迹可循。

规程文件应当根据药物警戒法律法规要求及时更新，可以以一年或两年为周期进行审核评估。如出现以下情况时需要考虑是否应实时更新：①法规变化，评估现有流程是否满足；②监管部门检查要求整改；③企业架构变化，发展方向变化；④产品获益-风险平衡改变或出现重大安全性问题。见图 5-1。

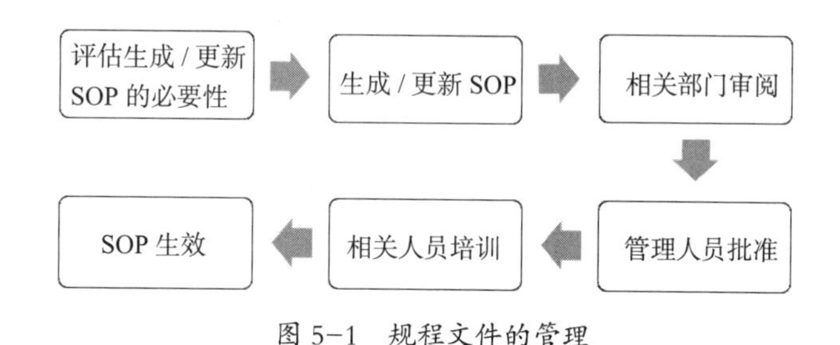

图 5-1　规程文件的管理

（三）制度和规程文件参考模板

1. 题目

拟定应简洁明了。

2. 生效日期

通常文件在内容确定为终稿后，由相应负责人签批。签批日期和生效日期之间建议间隔一段时间，如 1 个月，进行相关人员培训。

3. 版本号

版本号编定和命名规则根据企业规程文件管理流程制定，并且和生效日期匹配。

4. 变更管理

对新旧版本主要变化内容应进行描述，且作为规程文件的一个章节。

5. 目的

描述本规程文件生成的目的，要规范和定义哪些流程，或者满足法规的哪些要求。

6. 适用范围（流程和部门）

描述和定义本规程文件适用于本部门还是多个部门，适用于多个部门的规程文件签批时请相应部门负责人参与审核。同时需要描述用于哪些工作流程。

7. 概念和缩写

对于规程文件中涉及的概念可以提炼独立成章节，第一次出现的缩写要注明全称。不同规程文件中的概念要保持一致。也可以就概念单独成立一个规程文件。

8. 主要流程

可以使用流程图进行主要流程描述，流程图的格式建议在模板中定义，保证规程文件中的流程图统一。对于主要流程的描述，是规程文件的核心章节，应尽可能层次清晰、详尽和有可操作性。

9. 职责分工

尤其对于跨部门合作流程，或者涉及多个职位分工，可以在此章节进行明确，可以参考 RACI 表格（R=responsible，负责执行的角色；A=Accountable，对任务负全责，对项目进展进行批准或重要文件进行签署；C=Consulted，提供意见；I=informed，被及时通知）。

10. 参考文件和法规

二、药物警戒关键活动的制度和规程文件要点

（一）持有人药物警戒关键活动的制度和规程文件

为了满足《药物警戒质量管理规范》的要求，对于药物警戒的关键活动，应定制完善的药物警戒制度和规程文件，以下文件要点可供参考。

1. 管理“制度和规程文件”的文件

通常，从企业质量管理体系的层面，已建立了管理“制度和规程文件”的文件，可以把关于《药物警戒质量管理规范》中要求建立的制度和规程文件纳入其管理范围。

2. 药物警戒体系主文件

建立药物警戒体系主文件的起草、审核、审批、更新、维护等流程，可包含时间表、模板、分工列表等。

详见本章第四节。

3. 药品安全委员会

药品安全委员会工作机制可以通过定期沟通和临时会议的形式，并制定工作流程来约定相应的工作机制，建立并及时更新药品安全委员会的成员列表（包含姓名、职务、所属部门）。

详见本章第二节。

4. 质量管理手册

详见本书第九章。

5. 药物警戒培训

药物警戒培训既包括药物警戒专职人员的培训，也包括参与药物警戒活动的其他相关人员的培训。培训管理包括培训计划制定、培训材料准备、培训完成情况总结和跟踪、培训的反馈和改进、培训记录的存档等。

详见本书第九章。

6. 委托管理和委托协议管理

委托管理包括委托计划制定、受托方考察和遴选、受托方质量控制、受托方审计等，可设计受托方尽职调查问卷作为此制度规程文件的附件。

委托协议管理包括协议的谈判、起草、审核、审批、更新、终止等，根据不同类型的委托协议，可设计模板作为此制度规程文件的附件。

详见本章第三节和本书第九章。

7. 个例药品不良反应报告

规程文件中建议个例药品不良反应报告从报告收集渠道管理，包括医疗机构、药品经营企业，电话和投诉、学术文献、互联网及相关途径、临床研究、上市后研究和项目、监管部门来源等。不同报告来源分为自发报告类型、主动收集类型，在安全性数据库处理流程中要予以区分。对于不同来源报告，流程制定时还需要考虑报告来源的核对和质量抽查。

报告处理流程包括记录、传递、核实、确认、评价和提交，以及每个环节如何进行质量控制，还应包括随访和调查流程。对于报告量比较大的企业，建议加入优先级排列和分工的流程。

如果存在企业之间共同合作研发或销售的情况，需要在流程中写明基于双方签订的药物警戒协议进行数据交换。

文献检索的流程在个例报告和信号检测流程中均有要求，对于文献检索的周期频率、检索词、数据库、检索策略和结果都需要有文件记录。

个例报告管理的规程文件也可以拆分成不同模块的独立文件。

对于报告收集表格等可以作为规程文件的附件。

如果涉及海外病例报告的处理，也要考虑翻译的流程。

8. 定期安全性更新报告

PSUR/PBRER 的流程中应包括撰写前准备、撰写审核和递交存档的步骤；各相关部门如何提供数据，时间节点，是否需要翻译等；并包括如果收到监管部门的审核修改意见，如何完成。且如果涉及翻译环节或者合作伙伴之间的相互审核和交换，也应在流程中进行要求。

如果是全球范围内的 PSUR/PBRER，要考虑基于各个国家不同诞生日的桥接报告和区域性附件的准备。

详见本书第八章。

9. 信号检测

在规程文件中应描述信号的来源，信号检测的方法，以及是否使用了计算机辅助检测、信号检测的频率、信号优先级考虑因素、信号的验证和评价、开展信号检测的工作相关的文件如何存档、信号检测和评价的及时性等。

详见本书第七章。

10. 风险管理

风险管理应包含《药物警戒质量管理规范》中相关章节内容。

详见本书第七章。

11. 药品上市后安全性研究

规程文件中应规定各个部门的分工，包括方案设计、项目实施、报告撰写等环节，并明确不良事件报告的要求。

12. 药物警戒信息化系统管理

详见《药物警戒质量管理规范》第三章第三节和本书第十一章。

13. 文件、记录与数据管理

详见《药物警戒质量管理规范》第七章第一节和第三节，及本书第九章。

14. 内审和监管部门检查准备

详见本书第九章。

15. 药物警戒可持续发展计划

详见本书第十一章。

16. 药物警戒相关部门涉及的药物警戒活动

（1）对于药品监管机构提出问题的回复程序　根据企业具体实施情况，如可以由注册部门起草，药物警戒部门参与审核。

（2）处理医学咨询和投诉程序　此流程通常由负责咨询热线管理的部门起草，药物警戒部门参与审核。

（3）说明书更新程序　持有人进行说明书和标签变更的情况如下。

1）药品监督管理部门要求的说明书和标签变更：是指药品监督管理部门基于对产品的观察，对产品的获益-风险评估的潜在影响的评估，要求持有人对其产品说明书和标签中安全性相关章节做出变更。

2）药品监督管理部门基于数据的监测和分析，建议持有人对潜在的信号进行分析，确定是否需要修改说明书和标签。

3）持有人根据对产品进行持续的安全性监测和获益-风险评估，发现新的安全性信息后，经过药品安全委员会评估后，自发的说明书和标签变更。

A. 说明书和标签变更的一般原则

持有人应建立说明书变更管理流程，指定变更管理负责的部门（例如，注册部门）。并在流程中规定，基于产品安全性监测和获益-风险评估，发起的说明书变更的时限和负责部门，并与相关其他流程进行衔接（例如，信号管理和风险管理）。

对于来自药品监督管理部门要求和建议的说明书变更，持有人应在规定的时间内按照要求处理和回复药品监督管理部门提出的说明书和标签变更的要求。

说明书变更涉及部门一般包括注册部门、药物警戒部门、医学部、质量部等。

B. 说明书和标签变更的流程

持有人的注册部门、药物警戒部门及其他相关部门均有可能接收药品监督管理部门对说明书和标签安全性相关变更的要求和建议。持有人任何员工收到相关通知、要求或建议应立即告知药品不良反应监测部门和变更负责部门。

持有人的药物警戒部门在对产品进行持续的安全性监测和获益-风险评估的过程中，发现新的安全性信息后，应告知变更负责部门发起自发的说明书和标签安全性相关变更。

变更负责部门依据变更流程负责召集相关部门进行讨论和分工。对于来自药品监督管理部门要求的变更，依据要求指定变更计划和时间表。对于自发的说明书变更，依据流程进行变更。

如来自监管部门的要求和持有人自发说明书变更在时间上出现重叠或冲突，药品安全委员会应评估并做出决定，与药品监督管理部门沟通汇报。

药物警戒部门，通常负责安全性相关章节撰写和更新，例如“不良反应”“注意事项”和“禁忌证”。

注册部门通常负责将经过公司内部审阅批准的说明书及其他相关资料递交至药品监督管理部门，并跟踪药品监督管理部门的反馈，针对反馈再次召开变更小组会议，处理药品监督管理部门提出的修改意见和问题，直至更新版说明书得到药品监督管理部门审批。

药品监督管理部门审批后，注册部门应通知所有相关部门，并对变更过程中所有相关文件进行存档。持有人应及时向社会公布。

（二）申办者药物警戒关键活动的制度和规程文件

申办者药物警戒关键活动流程，建议参照上述持有人关键活动的制度和规程文件要点，以下要点建议根据临床试验期间药物警戒要求进行适当调整。

1. 个例报告

临床试验中严重不良事件（SAE）报告处理，包括安全性数据库和临床研究数据库之间的定期核对

（reconciliation），双盲试验需制定揭盲流程。

详见本书第六章。

2. 研发期间安全性更新报告（DSUR）

规程文件中应包括如何制定计划、撰写前准备、撰写审阅和定稿、签批、递交和存档，还应包括各相关部门如何提供数据、时间节点、如何准备我国的区域性要求的附件。

详见本书第八章。

3. 安全性相关文件审核及存档

临床试验中安全性相关文件包括合同、研究方案，研究者手册，数据处理文件，知情同意书，临床研究报告等文件中相应的安全性章节。可以通过生成相应的模板文件进行管理。

此外，对于申办者在临床试验过程中安全性报告管理方面，建议考虑以下工作要点：

（1）临床试验启动阶段

1）确保提供研究者安全性报告培训。培训关键点包括研究者报告职责、研究方案的报告要求、研究者安全性通报、申办者安全性报告职责等。

2）确保提供最新版的研究者手册。

3）确保提供最新版本的临床研究方案。

4）制定临床研究安全性报告管理计划。计划关键点包括 SAE 报告时限、报告方式，SAE 问询回复，研究者安全性通报管理，临床试验主文件归档管理，数据核对计划等。

5）提供从研究者手册数据截止日期到研究中心启动日期的 SUSAR 桥接报告。

6）提供申办者的 SAE 报告表 / 填写指南。

7）提供申办者妊娠报告表 / 填写指南。

8）对于双盲临床试验，建立明确的研究者紧急接盲流程和程序。

9）建立研究者安全性信息沟通渠道。①研究者安全性通知的范围：按相关时限要求提供和该研究药物相关的所有 SUSAR。②可以采用研究者安全性信息通知系统或者邮件进行通知。采用邮件通知的，需要对主要邮件及时审阅和存档。

（2）临床试验进行阶段

1）进行 SAE 报告的原始数据核对。原始数据核对要点如下：①确保中文 SAE 报告表、英文 SAE 报告表、电子病历报告系统（eCRF）、分中心小结严重和重要不良事件一览表与原始文件（source document）保持一致。SAE 报告相关原始文件包括病历记录、实验室记录、医学影像、备忘录、受试者日记或者评估表等。②严重不良事件研究者相关性、一致性。③实验室检查结果是否有临床意义、判断一致性。

2）确保研究者将 SAE 报告在研究者文件夹安全性文件（ISF）中进行存档。

3）确保研究者及时回复 SAE 问询。

4）研究方案变更的安全性报告管理：研究方案发生变更时，及时确认是否涉及安全性报告变更，如有，及时采取相应措施落实变更后的要求。

5）规范管理研究者安全性通告（包括个例报告和研发期间安全性更新报告）。

6）申办者按要求向伦理委员会和临床研究机构递交安全性报告。

7）研究者按要求向伦理委员会和临床研究机构递交安全性报告。

（3）临床试验数据清理和检查准备阶段

1）临床试验主文件（TMF）管理：确保临床试验期间安全性相关文件（主要包括 SAE 报告、SAE 问询规定和沟通记录）归档。

2）GCP 现场检查准备。

3）确保核对多中心临床试验的各中心小结表中的附表 3：严重和重要不良事件一览表。

4）确保研究者安全性通报（包括单个报告和研发期间安全性更新报告）在研究者文件夹（ISF）

中进行存档。

思考题 〉〉〉

药物警戒体系主文件如何进行更新?

第六章

个例不良事件/反应收集评价和报告

本章对药品全生命周期个例报告的收集、评价、提交进行阐述，并介绍疫苗上市后不良事件收集和报告的流程。同时需注意，药品上市许可持有人（以下简称持有人）是药物警戒的责任主体，根据工作需要如委托开展药物警戒相关工作的，相应法律责任仍由持有人承担。所以如持有人委托开展药物警戒相关工作的，双方应当签订委托协议明确个例不良事件收集评价和报告内容及数据交换细节，保证药物警戒活动全过程信息真实、准确、完整和可追溯，且符合相关法律法规要求。

第一节　上市后个例药品不良反应收集评价和报告

持有人开展药品不良反应报告相关工作时，应依据国家有关法律法规的要求，参照国际人用药品注册技术协调会《上市后安全性数据管理：快速报告的定义和标准》（ICH E2D），以及《个例药品不良反应收集和报告指导原则》（国家药品监督管理局通告 2018 年第 131 号）和《药物警戒质量管理规范》，开展个例药品不良反应的收集和报告工作。本章节出现的术语与缩写详见“附录 2”。

一、上市后个例药品不良反应报告来源

个例药品不良事件的收集和报告是药品不良反应监测工作的基础，也是持有人应履行的基本法律责任。

持有人应建立面向医生、药师、患者等的有效信息途径，主动收集临床使用、临床研究、市场项目、学术文献以及持有人相关网站或论坛涉及的不良反应信息。

持有人不得以任何理由或手段干涉报告者的自发报告行为。

（一）医疗机构

持有人可采用日常拜访、电子邮件、电话、传真等方式，定期向医务人员收集临床发生的药品不良反应信息，并进行详细记录，建立和保存药品不良反应信息档案。

持有人或其经销商在与医疗机构签订药品购销合同时，应让医疗机构充分知晓持有人的不良反应报告责任，鼓励医务人员向持有人报告不良反应。

（二）药品经营企业

药品经营企业应直接向持有人报告不良反应信息，持有人应建立报告信息的畅通渠道。

持有人通过药品经销商收集个例不良反应信息，双方应在委托协议中约定经销商的职责，明确信息收集和传递的要求。持有人应定期评估经销商履行信息收集责任的能力，采取必要措施确保所收集信息的数量和质量。例如，持有人可事先制定合规问卷，收集经销商为履行委托协议中约定进行的药物警戒活动（如是否按药物警戒协议在规定时限报告不良事件，是否定期与药物警戒部门就不良事件信息进行质量检查及数据核对，是否对晚报、漏报情况采取纠正及预防措施，是否进行过审计并对发现的缺陷进行处理等）及质量管理体系相关活动（如相关人员的资质和培训，是否使用经验证的安全信息数据库，是否建立相应标准操作规程等）的信息，定期对经销商进行上述合规审查，对审查中发现的问题要求经销商进行限期整改等。

持有人或其经销商应确保药品零售企业知晓向其报告不良反应的有效方式，制定信息收集计划，并对驻店药师或其他人员进行培训，使其了解信息收集的目标、方式、方法、内容、保存和记录要求等，以提高不良反应信息的准确性、完整性和可追溯性。

（三）电话和投诉

药品说明书、标签和持有人门户网站公布的联系电话是患者报告不良反应、进行投诉或咨询的重要途径。持有人应指定专人负责接听电话，收集并记录患者和其他个人（如医生、药师、律师）报告的不良反应信息。持有人应确保电话畅通，工作时间应有人接听，非工作时间应设置语音留言。电话号码如有变更应及时在说明书、标签以及门户网站上更新。持有人应以有效方式将不良反应报告方式告知消费者。

持有人应报告通过法律诉讼渠道获悉的不良反应，无论该报告是否已由其他报告人向监管部门提交。

（四）学术文献

学术文献是高质量的药品不良反应信息来源之一。持有人应定期对文献进行检索，并报告文献中涉及的个例不良反应。持有人应制定文献检索规程，对文献检索的频率、时间范围、文献来源、文献类型、检索策略等进行规定。

对于首次上市或首次进口五年内的新药，文献检索至少每两周进行一次，其他药品原则上每月进行一次，也可根据品种风险情况确定。检索的时间范围要有连续性，不能间断。

持有人应对广泛使用的文献数据库进行检索，如中国知网（CNKI）、维普网（VIP）、万方数据库等国内文献数据库和 PubMed、Embase、Ovid 等国外文献数据库。国内外文献均要求至少要同时检索两个数据库。

有关不良反应的文献类型主要包括个案报道、病例系列、不良反应综述等，此外临床有效性和安全性研究、荟萃分析等也可能涉及药品的不良反应。

文献来源的个例不良反应主要通过检索不良反应个案报道（对单个患者的不良反应进行描述和讨论，如“× × 药致肝衰竭一例”）和不良反应病例系列（对多个患者同一性质的不良反应进行描述及讨论，如“× × 药致过敏性休克四例”）获得。对于其他类型文献报道（如以观察疗效为主要目的的临床观察性研究）中的不良反应，一般不作为个例报告。

持有人应制定合理的检索策略，确保检索结果全面，减少漏检，如关键词可使用药品的国际非专利名称（INN）/ 活性成分进行检索，或使用药品监督管理部门批准的药品通用名称、商品名称和别名组合进行检索。

（五）互联网及相关途径

持有人应定期浏览其发起或管理的网站，收集可能的不良反应病例。原则不要求持有人搜索外部网站，但如果持有人获知外部网站中的不良反应，应当评估是否要报告。

持有人应利用公司门户网站收集不良反应信息，如在网站建立药品不良反应报告的专门路径，提供报告方式、报告表和报告内容指导，公布完整、最新的产品说明书。

由持有人发起或管理的平面媒体、数字媒体、社交媒体 / 平台也是个例药品不良反应的来源之一，如利用企业微信公众账号、微博、论坛等形式收集。

（六）上市后研究和项目

由企业发起的上市后研究（包括在境外开展的研究）或有组织的数据收集项目中发现的个例不良反应均应按要求报告，如临床试验、非干预性流行病学研究、药品重点监测、患者支持项目、市场调研或其他市场推广项目等。

上市后研究或项目中发现的不良反应，原则上应由持有人向监管部门报告，但持有人不得以任何理由和手段干涉研究或项目合作单位的报告行为。

（七）监管部门

境内监管部门会通过直报系统向持有人及时反馈药品不良反应报告，主要用于持有人对产品进行安全性分析和评价。持有人应及时查阅、下载和接收药品监管部门的反馈报告，对反馈的报告进行处理，如术语规整、严重性和预期性评价、关联性评价等，并按照个例药品不良反应的报告范围和时限要求再次提交报告（参见上市后个例报告处置流程）。

境外监管部门向持有人反馈的药品不良反应报告，符合境外报告要求的，应按境外报告处理流程向我国监管部门提交。

二、上市后个例药品不良反应报告处置流程

（一）记录

持有人或其委托方第一位知晓个例药品不良反应的人员称为第一接收人。第一接收人应尽可能全面获取不良反应信息，包括患者情况、报告者情况、怀疑和并用药品情况、不良反应发生情况等。如果全面获取信息困难，应尽量首先获取四要素信息。

对各种途径收到的不良反应信息，如电子邮件、信函、电话、医生面访等均应有原始记录。除报告者外，也应记录提供病例报告信息的其他相关人员情况，保证信息提供者具有可识别性。记录应真实、准确、客观，并应妥善保存。原始记录可以是纸质记录，也可以是电子文档、录音或网站截屏等。电话记录、医生面访等常规收集途径应制定原始记录表格。

所有原始记录应能明确持有人或其委托方本次获得该药品不良反应的日期以及第一接收人的姓名及其联系方式。文献检索应记录检索日期、人员、检索策略等，保存检索获得的相关原始文献；如果未检索到相关信息也应记录。

对于监管部门反馈的数据，持有人应确保反馈数据及时下载，记录下载时间、数量、操作人员等信息。

（二）传递

个例药品不良反应的原始记录由第一接收人传递到药物警戒部门的过程中，应保持记录的真实性和完整性，不得删减、遗漏。为确保报告的及时性，应对传递时限进行要求。所有对原始数据的改动均应进行备注说明。持有人应制定有关缺失信息的处理规则，确保处理的一致性。药物警戒部门应对接收的所有个例不良反应报告进行编号，编号应有连续性，根据编号可追溯到原始记录。

（三）核实

持有人应对个例不良反应信息的真实性和准确性进行评估。当怀疑患者或报告者的真实性，或怀疑信息内容的准确性时，应尽量对信息进行核实。监管部门反馈的报告默认为具有真实性和准确性，但如果持有人认为该报告可能影响药品的整体安全性评估，也应尽量核实。

药品不良反应如果来自持有人以外的合作方，如企业委托信息收集的单位、委托文献检索的机构、研究合作单位等，双方协议中应有约束规定，确保合作方收集的信息真实、准确。持有人有责任对合作方提供的不良反应信息进行审核，并对提交给监管部门的报告负责。

（四）确认

通过各种途径收集的个例药品不良反应，应进行确认。需要确认的内容主要包括：是否为有效报告、是否在报告范围之内、是否为重复报告等。经确认无需向监管部门提交的个例药品不良反应报告，应记录不提交的原因，并保存原始记录。

1. 有效报告

首先应确认是否为有效报告。一份有效的报告应包括以下四个元素（简称四要素）：可识别的患者、可识别的报告者、怀疑药品、不良反应。如果四要素不全，视为无效报告，应补充后再报。

“可识别”是指能够将患者或/和报告者从普通人群中区分出来的任何数据。患者和报告者的可识别性对于避免病例重复、发现虚假报告以及促进特定病例的随访是重要的。当患者的下列一项或几项可获得时，即认为患者可识别：姓名或姓名缩写、性别、年龄（或年龄组，如青少年、成年、老年）、出生日期、患者的其他识别代码。提供病例资料的初始报告人或为获得病例资料而联系的相关人员应当是可识别的。对于来自互联网的病例报告，报告者的可识别性取决于是否能够核实患者和报告者的存在，如提供有效的电子邮箱或者其他联系方式。

2. 报告范围

患者使用药品发生与用药目的无关的有害反应，当无法排除反应与药品存在的相关性，均应按照“可疑即报”的原则报告。报告范围包括药品在正常用法用量下出现的不良反应，也包括在超说明书用药情况下发生的有害反应，如超适应证用药、超剂量用药、禁忌证用药等，以及怀疑因药品质量问题引起的有害反应等。

应收集药物过量信息，并在定期安全性报告中进行分析，其中导致不良反应的药物过量应按个例药品不良反应进行报告。

出口至境外的药品（含港、澳、台）以及进口药品在境外发生的严重不良反应，无论患者的人种，均属于个例报告的范围。非严重不良反应无须按个例不良反应报告提交，应在定期安全性更新报告中汇总。

对于来自上市后研究或有组织的数据收集项目中的不良反应，经报告者或持有人判断与药品存在可能的因果关系，应该向监管部门报告。其他来源的不良反应，包括监管部门反馈的报告，无论持有人是否认为存在因果关系，均应向监管部门报告。

文献报告的不良反应，可疑药品如确定为本持有人产品，无论持有人是否认为存在因果关系，均应报告；如果确定非本持有人产品的则无需报告。如果不能确定是否为本持有人产品的，应在定期安全性更新报告中进行讨论，可不作为个例不良反应报告。

如果文献中提到多种药品，则应报告怀疑药品，由怀疑药品的持有人进行报告。怀疑药品由文献作者确定，通常在标题或者结论中作者会提及怀疑药品与不良反应之间的因果关系。如果报告人认为怀疑药品与文献作者确定的怀疑药品不同，可在报告的备注中说明。

3. 重复和未提交的报告

为避免因收集途径不同而导致重复报告，持有人应对收到报告进行查重，剔除重复报告后上报。对于不能确定是否重复的报告，应及时上报。

（五）评价

药物警戒部门人员在收到个例药品不良反应报告后（包括监管部门反馈的报告），应对该报告进行评价，包括对新的不良反应和严重不良反应进行判定，以及开展药品与不良反应的关联性评价。

1. 新的药品不良反应的判定

当不良反应的性质、严重程度、特性或结果与本持有人说明书中的术语或描述不符，应当被认为是新的不良反应（或称非预期不良反应）。持有人不能确定不良反应是新的或已知的，应当按照新的来处理。

导致死亡的不良反应应当被认为是新的不良反应，除非说明书中已明确该不良反应可能导致死亡。

同一类药品可能存在某个或某些相同的不良反应，称之为“类反应”。仅当在说明书中已有明确描述时，类反应才能认为是已知的不良反应，例如：“与同类其他药品一样，药品××也会发生以下不良反应。”或“同类药品,包括药品××会引起……”；如果药品××至今没有发生该不良反应的记录，说明书中可能出现如下描述："已有报告同类其他药品会引起……"或"有报告同类药品会引起……，但至今尚未收到药品 ×× 的报告。"在这种情况下，不应当认为该不良反应对于药品 ×× 是已知的不良反应。

2. 严重药品不良反应的判定

存在以下损害情形之一的不良反应应当被判定为严重药品不良反应：①导致死亡；②危及生命；③导致住院或住院时间延长；④导致永久或显著的残疾 / 功能丧失；⑤先天性异常 / 出生缺陷；⑥导致其他重要医学事件，如不进行治疗可能出现上述所列情况的。

对于不良反应来说，"严重程度"和"严重性"并非同义词。"严重程度"一词常用于描述某一特定事件的程度（如轻度、中度或重度心肌梗塞），然而事件本身可能医学意义较小（如严重头痛）；而"严重性"则不同，是以患者 / 事件的结局或所采取的措施为标准，该标准通常与造成危及生命或功能受损的事件有关。严重药品不良反应是指其"严重性"而非"严重程度"。

死亡病例应理解为怀疑因药品不良反应（如室颤）导致死亡的病例，而非只看病例结局本身。如果死亡病例的不良反应仅表现为轻度皮疹或腹痛，并不能导致死亡，患者死亡原因可能是原患病（如癌症）进展，则不能判定为严重药品不良反应，也不能归为死亡病例。

3. 因果关系的判定

因果关系的判定又称关联性评价，是评价怀疑药品与患者发生的不良反应 / 事件之间的相关性。关联性评价方法很多，如专家判断或全面内省法 [Expert Judgement or Global Introspection（GI）]、世界卫生组织-乌普萨拉（WHO-UMC）关联性评价法、计分推算法（Algorithms/Naranjo 法）、概率法或贝叶斯法（Probabilistic or Bayesian Approaches）等等。我国药品不良反应直接报告系统采用 WHO-UMC 开发的关联性评价标准，包括肯定、很可能、可能、可能无关、待评价、无法评价 6 级，参考标准如下：

肯定：用药与不良反应的发生存在合理的时间关系；停药后反应消失或迅速减轻及好转（即去激发阳性）；再次用药不良反应再次出现（即再激发阳性），并可能明显加重；同时有说明书或文献资料佐证；并已排除原患疾病等其他混杂因素影响。

很可能：无重复用药史，余同"肯定"，或虽然有合并用药，但基本可排除合并用药导致不良反应发生的可能性。

可能：用药与反应发生时间关系密切，同时有文献资料佐证；但引发不良反应的药品不止一种，或不能排除原患疾病病情进展因素。

可能无关：不良反应与用药时间相关性不密切，临床表现与该药已知的不良反应不相吻合，原患疾病发展同样可能有类似的临床表现。

待评价：报表内容填写不齐全，等待补充后再评价，或因果关系难以定论，缺乏文献资料佐证。

无法评价：报表缺项太多，因果关系难以定论，资料又无法获得。

以上 6 级评价可通过表 6-1 表示。

表 6-1　6 级评价表示

关联性评价	时间相关性	是否已知	去激发	再激发	其他解释
肯定	+	+	+	+	-
很可能	+	+	+	?	-
可能	+	±	± ?	?	± ?
可能无关	-	-	± ?	?	± ?
待评价	需要补充材料才能评价				
无法评价	评价的必须资料无法获得				

初始报告人（如报告的医生、药师）可能对报告进行了关联性评价，原则上持有人评价意见不应

低于初始报告人。持有人与初始报告人评价意见不一致的，可在备注中说明。多种因素可能会干扰因果关系判断，如原患疾病、并用药品或药品存在可疑的质量问题等，评价人员应科学评估，不能盲目将这些因素作为排除药品与不良反应关联性的理由，从而不予上报。

有关不良反应报告的分析评价的更多知识详见本书第七章第二节。

（六）提交

1. 提交路径

持有人应当于取得首个药品批准证明文件后的30日内在国家药品不良反应监测系统中完成信息注册。注册的用户信息和产品信息发生变更的，持有人应当自变更之日起30日内完成更新。之后，持有人应通过国家药品不良反应监测系统中提交个例不良反应报告，国家药品不良反应监测系统中个例药品不良反应报告内容可参见“附录3”。

2. 报告时限

药品不良反应报告应按时限要求提交。报告时限开始日期为持有人或其委托方首次获知该个例不良反应，且达到最低报告要求的日期，记为第0日。第0日的日期需要被记录，以评估报告是否及时提交。文献报告的第0日为持有人检索到该文献的日期。

境内严重不良反应在15个日历日内报告，其中死亡病例应立即报告；其他不良反应在30个日历日内报告。境外严重不良反应在15个日历日内报告。

对于持有人委托开展不良反应收集的，受托方获知即认为持有人获知；对于境外报告，应从境外持有人获知不良反应信息开始启动报告计时。

当收到报告的随访信息，需要提交随访报告时，应重新启动报告时限计时。根据收到的随访信息，报告的类别可能发生变化，如非严重报告变为严重报告，随访报告应按变化后的报告类别时限提交。

（七）个例药品不良反应的随访和调查

随访和调查的目的是获取更详细、更准确的病例信息资料，便于对报告做出准确的评价，以及对药品的安全性进行深入分析。

1. 病例的随访

首次收到的个例不良反应信息通常是不全面的，应对缺失的信息进行随访。持有人应对严重报告中缺失的信息进行随访，非严重报告中怀疑可能是严重病例，或为新的不良反应的，缺失信息也应尽量随访。

随访的优先顺序为：①新的且严重不良反应病例；②其他严重不良反应病例；③新的且非严重不良反应病例。除此之外，一些具有特殊重要性的病例报告，如管理部门要求关注的，以及可能导致说明书修订的任何病例，也应作为优先随访的对象。

持有人可通过信函、电子邮件、电话、访视等适宜的方式对报告中缺失的信息进行追踪访问，并有完整的随访记录。随访记录应包括随访人（随访和被随访者）、时间、地点、方式、内容、结果（例如，随访获取的回函、电话或访谈记录等），随访失败还应记录失败原因。随访记录应妥善保存。为获取更有价值的信息，持有人应预设特定的问题，随访方法也可能需要调整。如果可能，应对提供的口述信息进行书面确认。

随访应在不延误首次报告的前提下尽快完成。如随访结果无法在首次报告时限内获得，应先将首次报告提交至监管部门，再提交随访信息。对病例的随访应尽快进行，以避免因时间过长而无法获取相关信息。随访报告也应按报告时限提交。对于收到的所有妊娠暴露病例，持有人应尽可能随访至妊娠终止，并明确记录妊娠结果。

文献中报告的个例不良反应，持有人认为有价值的，在必要时可进行随访，以获取更全面的信息。

有以下情形之一的，可终止随访：①从报告者处已获取充分信息；②报告者明确没有进一步信息或拒绝随访；③两次随访之后没有新的信息，并且继续随访也无法获得更多信息；④不同日期三次以上均联系不上报告者；⑤邮件、信函被退回且没有其他可用的联系方式。

2. 死亡病例调查

持有人应对获知的死亡病例进行调查，并在15个日历日内完成调查报告并提交。调查内容包括：对死亡病例情况、药品使用情况、不良反应发生及诊治等信息进行核实、补充和完善；向医疗机构了解药品存储和配液环境、类似不良反应发生情况等；如患者转院救治，应对转院治疗相关情况进行调查。此外，应根据实际情况收集患者的病历、尸检报告等资料。调查过程中还应对产品的质量进行回顾，必要时进行质量检验。

（八）个例药品不良反应报告质量控制

持有人应确保报告内容真实、完整、准确。持有人应真实记录所获知的个例药品不良反应，不篡改、不主观臆测，严禁虚假报告。要求尽量获取药品不良反应的详细信息，个例报告表中各项目尽可能填写完整。

药品不良反应过程描述应包括患者特征、疾病和病史、治疗经过、临床过程和诊断，以及不良反应相关信息，如处理、转归、实验室证据，包括支持或不支持其为不良反应的其他信息。描述应有合理的时间顺序，最好按患者经历的时间顺序，而非收到信息的时间顺序。在随访报告中，应当明确指出哪些是新的信息。除了实验室检查数据外，尽量避免使用缩略语或英文首字母缩写。报告中应当包括补充材料中的关键信息，在描述中应当提及这些材料的可用性并根据要求提供。在描述中也应当概述任何有关的尸体解剖或尸检发现。

药品名称、疾病名称、不良反应名称、单位名称应规范填写。药品通用名称和商品名称应准确填写，避免混淆颠倒。不良反应名称和疾病、诊断、症状名称应参照《WHO药品不良反应术语集》（WHOART）或ICH《监管活动医学词典》（MedDRA）及其配套指南，如《MedDRA术语选择：考虑要点》来确定。体征指标、实验室检查结果应与原始记录无偏差。

对于文献报道中每一位身份可识别的患者都应该填写一份个例报告表，因此，如果一篇文献中涉及多名可识别的患者，应填写相应数量的报告表。文献的过程描述部分也应尽量包括患者特征、疾病和病史、治疗经过、临床过程、诊断以及不良反应相关信息。报告表中应提供文献的出版信息来源，原始文献应作为报告表的附件上传。

（九）境外发生的药品疑似不良反应等安全性信息

境外生产药品和国产药品在境外发生的严重药品不良反应（包括自发报告系统收集的、上市后临床研究发现的、文献报道的），持有人应当按照《国家药品监督管理局关于药品上市许可持有人直接报告不良反应事宜的公告》（2018年第66号）进行报告。根据公告解读，考虑到进口药品境外报告数量较大，按个例药品不良反应报告表提交境外报告存在一定困难，采取以下过渡措施：在国家药品不良反应监测系统可接收E2B电子传输格式之前，境外报告仍依照“卫生部令第81号”要求，填写“境外发生的药品不良反应/事件报告表”（见附录4），以行列表形式，自获知之日起30日内提交；可接收E2B电子传输格式后，境外报告可通过E2B电子信息传输格式，自获知之日起15日内提交。境外药品不良反应/事件个例报告获知时间为境外持有人获知时间。

境外生产药品和国产药品在境外因药品不良反应被暂停销售、使用或者撤市的，持有人应当在获知后24小时内书面上报国家药品监督管理局和国家药品不良反应监测中心。

第二节　上市后疫苗不良反应——疑似预防接种异常反应的收集和报告

由于疫苗的使用与其他药物不同，疫苗有着不同于药品的预防接种安全性监测系统。为加强疫苗使用的安全性监测，根据《中华人民共和国传染病防治法》《药品管理法》《疫苗流通和预防接种管理条例》《突发公共卫生事件应急条例》等法律、法规，参照世界卫生组织的疫苗不良反应监测指南，2010 年卫生部与国家食品药品监管局组织制定了《全国疑似预防接种异常反应监测方案》。上市后疫苗的不良反应应遵从该方案进行收集和上报。

一、监测病例定义

疑似预防接种异常反应（adverse event following immunization, AEFI）是指在预防接种后发生的怀疑与预防接种有关的不良反应或不良事件，可以是任何不适或非预期的体征、异常实验室结果、症状或疾病。

二、疑似预防接种异常反应分类

按发生原因分成以下五种类型。

1. 疫苗不良反应

合格的疫苗在实施规范接种后，发生的与预防接种目的无关或意外的有害反应，包括一般反应和异常反应。

（1）一般反应　在预防接种后发生的，由疫苗本身所固有的特性引起的，对机体只会造成一过性生理功能障碍的反应，主要有发热和局部红肿，同时可能伴有全身不适、倦怠、食欲不振、乏力等综合症状。

（2）异常反应　合格的疫苗在实施规范接种过程中或者实施规范接种后造成受种者机体组织器官、功能损害，相关各方均无过错的药品不良反应。

2. 疫苗质量事故

由于疫苗质量不合格或者生产商提供的注射器材质量缺陷，接种后造成受种者机体组织器官、功能损害。

3. 接种事故

由于在预防接种实施过程中违反预防接种工作规范、免疫程序、疫苗使用指导原则、接种方案，造成受种者机体组织器官、功能损害。

4. 偶合症

受种者在接种时正处于某种疾病的潜伏期或者前驱期，接种后巧合发病。

5. 心因性反应

在预防接种实施过程中或接种后因受种者心理因素发生的个体或者群体的反应。

三、疑似预防接种异常反应报告

1. 报告范围

疑似预防接种异常反应报告范围按照发生时限分为以下情形：

（1）24 小时内　如过敏性休克、不伴休克的过敏反应（荨麻疹、斑丘疹、喉头水肿等）、中毒性休克综合征、晕厥、癔症等。

（2）5 天内　如发热（腋温≥ 38.6℃）、血管性水肿、全身化脓性感染（毒血症、败血症、脓毒血症）、接种部位发生的红肿（直径＞ 2.5cm）、硬结（直径＞ 2.5cm）、局部化脓性感染（局部脓肿、淋巴管炎和淋巴结炎、蜂窝组织炎）等。

（3）15 天内　如麻疹样或猩红热样皮疹、过敏性紫癜、局部过敏坏死反应（Arthus 反应）、热性惊厥、癫痫、多发性神经炎、脑病、脑炎和脑膜炎等。

（4）6 周内　如血小板减少性紫癜、格林-巴利综合征、疫苗相关麻痹型脊髓灰质炎等。

（5）3 个月内　如臂丛神经炎、接种部位发生的无菌性脓肿等。

（6）接种卡介苗后 1~12 个月　如淋巴结炎或淋巴管炎、骨髓炎、全身播散性卡介苗感染等。

（7）其他　怀疑与预防接种有关的其他严重疑似预防接种异常反应。

2. 报告程序

疑似预防接种异常反应报告实行属地化管理。疫苗生产企业、疫苗批发企业及其执行职务的人员如发现属于报告范围的疑似预防接种异常反应（包括接到受种者或其监护人的报告）后应当及时向受种者所在地的县级卫生行政部门、药品监督管理部门报告。发现怀疑与预防接种有关的死亡、严重残疾、群体性疑似预防接种异常反应、对社会有重大影响的疑似预防接种异常反应时，责任报告单位和报告人应当在发现后 2 小时内向所在地县级卫生行政部门、药品监督管理部门报告；县级卫生行政部门和药品监督管理部门在 2 小时内逐级向上一级卫生行政部门、药品监督管理部门报告。

责任报告单位和报告人应当在发现疑似预防接种异常反应后 48 小时内填写“疑似预防接种异常反应个案报告卡”（附录 5），向受种者所在地的县级疾病预防控制机构报告；发现怀疑与预防接种有关的死亡、严重残疾、群体性疑似预防接种异常反应、对社会有重大影响的疑似预防接种异常反应时，在 2 小时内填写“疑似预防接种异常反应个案报告卡”或“群体性疑似预防接种异常反应登记表”（附录 6），以电话等最快方式向受种者所在地的县级疾病预防控制机构报告。县级疾病预防控制机构经核实后立即通过全国预防接种信息管理系统进行网络直报。各级疾病预防控制机构和药品不良反应监测机构应当通过全国预防接种信息管理系统实时监测疑似预防接种异常反应报告信息。

对于死亡或群体性疑似预防接种异常反应，同时还应当按照《突发公共卫生事件应急条例》的有关规定进行报告。

四、疑似预防接种异常反应调查与处置

除明确诊断的一般反应（如单纯发热、接种部位的红肿、硬结等）外的疑似预防接种异常反应均需调查。对需要进行调查诊断的，由县级疾病预防控制机构组织进行。死亡、严重残疾、群体性疑似预防接种异常反应、对社会有重大影响的疑似预防接种异常反应，由市级或省级疾病预防控制机构组织预防接种异常反应调查诊断专家组进行调查诊断。持有人配合对疫苗质量的调查。

第三节　临床试验中个例药品不良事件收集和报告

本节着重描述临床试验中个例药品不良事件的收集和报告程序，其中有关于临床试验中常用的术语与缩写的相关内容，详见“附录 7”。

一、数据收集与报告范围

申请人获准开展药物（包括化药、中药及生物制品）临床试验后，根据《药物临床试验质量管理规范》（国家药品监督管理局国家卫生健康委员会公告 2020 年第 57 号）和《药物警戒质量管理规范》

（2021 年）相关要求，研究者负责根据临床试验方案向受试者收集、记录数据，并应当立即向申办者书面报告所有严重不良事件或特别关注的不良事件［除外试验方案或者其他文件（如研究者手册）中规定不需立即报告的］，随后应当及时提供详尽、书面的随访报告。

涉及死亡事件的报告，研究者应当向申办者和伦理委员会提供其他所需要的资料，如尸检报告和最终医学报告。

申办者收到临床试验期间任何安全性相关信息后，均应当立即分析评估，包括严重性、与试验药物的相关性以及是否为预期事件等，详见第七章第二节个例药品不良反应报告的分析评价。对于临床试验期间发生的（包括我国境内和境外）所有与试验药物肯定相关或可疑的非预期且严重的不良反应［以下简称“非预期严重不良反应（SUSAR）”］，以及《药物临床试验期间安全性数据快速报告标准和程序》（国家药品监督管理局药品审评中心 2018 年 4 月 27 日发布）规定的其他情形，都应在规定的时限内向国家药品审评机构进行快速报告。

以下情况一般不作为快速报告内容：①非严重不良事件；②严重不良事件与试验药物无关；③严重但属预期的不良反应；④当以严重不良事件为主要疗效终点时，不建议申请人以个例安全性报告（ICSR）形式向国家药品审评机构报告。

阳性对照药相关的严重不良反应，申请人有责任决定是否向其他的药品生产商和（或）直接向国家药品监督管理部门报告。申请人必须向药品生产商或直接向国家药品监督管理部门报告该类事件。与安慰剂相关的不良事件一般不符合不良反应的标准无须快速报告。

二、临床试验中严重不良事件的处置流程

《药物临床试验期间安全性数据快速报告标准和程序》详细描述了应快速报告的安全数据类型、时限及具体操作程序，ICH《E2B（R3）：临床安全数据的管理：个例安全性报告传输的数据元素》则详细说明了向监管部门进行个例安全性报告电子数据传输时应囊括的数据元素。相关术语应采用 ICH《M1：监管活动医学词典（MedDRA）》进行编码。

申请人是药物临床试验安全性信息监测与非预期严重不良反应报告的责任主体。申请人应指定专职人员负责临床试验安全性信息监测与严重不良事件报告管理；应制订临床试验安全性信息监测与严重不良事件报告标准操作规程，并对所有相关人员进行培训；应掌握临床试验过程中最新安全性信息，及时进行安全风险评估，向试验相关方通报有关信息，并负责对非预期严重不良反应进行快速报告。

申请人获知严重不良事件后，应立即对严重不良事件进行全面分析、评估和判断。

首先需要判断出该严重不良事件是否为非预期严重不良反应（SUSAR），如为 SUSAR，则参考 SUSAR 揭盲流程进行揭盲后向国家药品审评机构上报，见图 6-1。

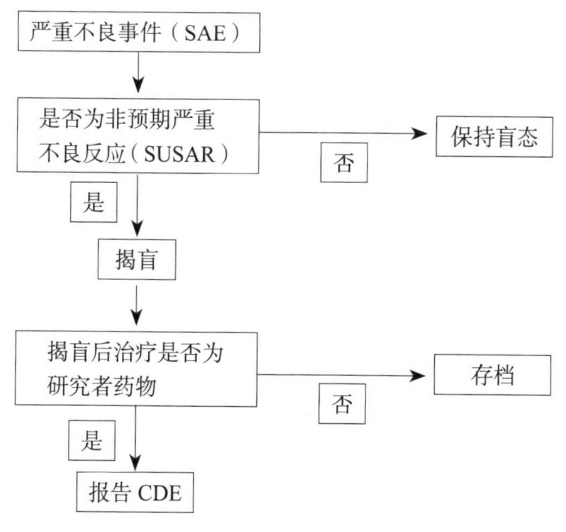

图 6-1　临床试验中 SUSAR 判断及揭盲流程

根据严重不良反应的性质（类别）按以下时限向国家药品审评机构快速报告：

（1）对于致死或危及生命的非预期严重不良反应，申请人应在首次获知后尽快报告，但不得超过7天，并在随后的8天内报告、完善随访信息。（注：申请人首次获知当天为第0天）

（2）对于非致死或危及生命的非预期严重不良反应，申请人应在首次获知后尽快报告，但不得超过15天。

快速报告开始时间为临床试验批准日期/国家药品审评机构默示许可开始日期，结束时间为国内最后一例受试者随访结束日期。临床试验结束或随访结束后至获得审评机构审批结论前发生的严重不良事件，由研究者报告申请人，若属于非预期严重不良反应，也应进行快速报告。

申请人在首次报告后，应继续跟踪严重不良反应，以随访报告的形式及时报送有关新信息或对前次报告的更改信息等，报告时限为获得新信息起15天内。

国家药品审评机构以符合ICH E2B（R3）的电子传输方式接收申请人提交的药物临床试验期间个例安全性报告后，进行分析评估，必要时会按相关标准对申请人提出修改试验方案、暂停或终止药物临床试验等意见。

除了非预期严重不良反应的个例安全性报告之外，对于其他潜在的严重安全性风险信息，申请人也应向国家药品审评机构“申请人之窗”的“研发期间安全性相关报告递交”栏目进行快速报告，同时需对每种情况做出医学和科学的判断。一般而言，对于明显影响药品获益-风险评估的信息或可能考虑药品用法改变，或影响总体药品研发进程的信息，均属于此类情况，例如：①对于已知的、严重的不良反应，其发生率增加，判断具有临床重要性；②对暴露人群有明显的危害，如在治疗危及生命疾病时药品无效；③在新近完成的动物实验中的重大安全性发现（如致癌性）。

无论境内、境外的个例安全性报告及其他潜在严重安全性风险报告均应采用中文报告。

申办者在完成对国家药品审评机构报告的同时，还应当按照要求和时限（7/15天）将上述需要快速报告的可疑且非预期严重不良反应（SUSAR）报告给所有参加临床试验的研究者及临床试验机构、伦理委员会。

三、临床试验数据库与药物安全数据库的数据核对

大多数申办者拥有两个包含安全性数据的数据库——安全性数据库及临床试验数据库。其中安全性数据库包括需要加速报告的严重不良事件以及正在进行的上市产品监测活动的报告（例如，自发性报告），有时还建议纳入特别关注的非严重不良事件。该安全性数据库用于在开发过程中和上市期间积累该化合物的安全性数据。临床试验数据库则包含临床试验的所有安全性、疗效和其他数据，包括严重和所有非严重不良事件。与安全性数据库不同，临床试验数据库通常在研究完成后关闭并“锁定”进行分析。所以，申办者必须制定明确的政策和程序来处理这些数据，并确保两个数据库中的数据一致，对任何差异均需进行核对。同时，还必须注意安全性数据库中的信息可能在研究完成和临床试验数据库被冻结后仍有更新。是否需要对最终研究报告或数据分析（可能已经完成）进行变更需要进行判断，并取决于信息在产品安全性特征（和可能的获益-风险关系）分类中的重要性。

一些公司会列出必须在两个数据库之间进行核对的最小数据要素集，例如：项目/方案编号，研究者编号，患者姓名首字母缩写和（或）编号、性别、出生日期，AE术语，AE发生日期，事件严重程度（如轻度、中度或重度），如果病例为严重，则为严重标准和研究者的因果关系评估等，并根据数据数量和质量明确数据核对的次数/频率（如按试验中期/结束，或按月/季度，等）。

思考题

1. 上市后个例药品不良反应收集的主要途径有哪些？

2. 药物警戒部门人员在收到个例药品不良反应报告后（包括监管部门反馈的报告），应对该报告进行哪些方面的评价？

3. 临床试验期间发生的个例药品不良反应在收集和报告范围方面与上市后有什么异同？

第七章

药品安全性分析评价与风险管理

发现并了解药品的安全性特性和风险，采取适当的风险控制措施，是药物警戒风险管理的主要职责。国家药监局《关于药品持有人直接报告不良反应事宜的公告（2018 年第 66 号）》、2019 年发布的《中华人民共和国药品管理法》，以及 2021 年发布的《药物警戒质量管理规范》都强调了药品风险管理的重要性，要求药品上市许可持有人（以下简称“持有人”）持续开展药品获益-风险平衡的评价，及时采取有效的风险控制措施。

通过药物警戒活动，持有人收集各种来源的不良事件。然而并非所有的不良事件都是由持有人的药品引起，导致不良事件的其他可能的原因包括：不良事件恰好发生在药品使用过程中 / 之后（与任何药物使用无关），或由同时使用的其他药品引起的不良反应，或与患者既往史或者现病史相关，或是基础疾病的自然进展等等。持有人需要分析评价其所获得的安全性数据，将与持有人药品使用相关的不良事件从其他原因导致的不良事件中区分出来。分析药品的安全性特性，即使用药品后会引起哪些不良反应及其特点（发生机理、发生率、发生时间、严重性、严重程度、临床特点、持续时间、转归、是否需要治疗、可逆性，以及可预防性等），针对已识别风险采取相应的风险控制措施，以防止或减少不良反应的发生、降低不良反应发生时对人体的伤害，实施风险控制措施并评价其是否有效，再评价获益-风险平衡，调整风险控制措施，以进一步改进获益-风险平衡，这就是风险管理，它是一个持续评价药品获益-风险平衡和控制风险的活动，贯穿了药品从临床研究到上市后的全过程。

第一节 获益-风险平衡

获益-风险平衡是对使用药品后的治疗效果和其产生的风险之间的评价，评价获益是否大于风险。在药品的生命周期中，获益-风险平衡会被反复评价：①临床研发期间，每一个关键决策点之前；②准备定期安全性更新报告时，包括 DSUR 和 PBRER/PSUR；③发现新的风险时。

药品的获益大于风险是药品监管部门批准药品上市的重要依据。药品获得批准上市后，监管部门和持有人仍然需要对获益-风险平衡进行持续监测和评价，例如，信号检测发现新的风险，可能影响获益-风险平衡，需要重新评价药品的获益-风险平衡，确保获益大于风险。

一、药品的获益-风险平衡是相对的

药品的获益-风险平衡是相对的，因治疗人群、使用剂量、使用方法、给药途径等的不同而不同。

（一）同一药品，治疗不同疾病，获益-风险平衡可能不同

假设，同一药品有抗高血压和抗肿瘤两种适应证获批，上市后发现使用该药品与脑出血的发生相关，并且有脑出血导致死亡的病例报道。经评价认为，当该药品用于治疗高血压时，获益可能小于风险，因为高血压患者如果血压控制得当，可长期存活，并且有其他替代药品可以选择。而当该药品用于治疗某种生存期很短的癌症时，有效性优于其他药品，并且可以明显延长生存期，即使有发生脑出血的可能性，还是值得尝试，对这些肿瘤患者而言，获益可能大于风险。

（二）同一药品，治疗相同疾病，在不同人群中的获益-风险平衡可能不同

例如，①有致畸性的药品在有妊娠需求的妇女中使用，因其致畸性，其获益可能小于风险；而在没有妊娠需求的人群中使用，则获益可能大于风险。②影响骨骼发育的药品用于成人时，获益可能大于风险；而如果用于儿童，可能影响儿童的骨骼发育，风险较用于成人时增大，可能出现获益小于风险。

（三）同一药品，不同剂量、不同用法、不同给药途径下，获益-风险平衡可能不同

药品的有效性和安全性在不同剂量、不同用法、不同给药途径下可能不同，所以获益-风险平衡可能不同。

二、贯穿药品生命周期的获益和风险评价

获益-风险平衡的评价是个动态过程。随着新数据的获得，获益-风险平衡会发生变化。例如，一个已经获批上市的药品，在进行另一个适应证的临床试验中发现其有致癌性，此时仍在研究中的适应证和已经获批上市的适应证的获益-风险平衡都需要重新评价，以决定在研适应证是否可以继续研发，以及已经获批的适应证是否可以继续销售。

药品安全性的持续监测和获益-风险平衡的评价，贯穿整个药品生命周期：从动物实验，到人体试验，持续到上市后，直至药品撤市。

（一）临床前研究

在研发阶段，负责药物警戒风险管理的人员应尽早参与到项目组。在临床前的动物实验阶段，了解药品在动物中观察到的不良事件，可能的发生机制，不良事件是否为种属特异，是否可能发生在人体，进入人体试验后需要重点关注哪些系统的反应，在人体试验中应该如何监测，是否需要增加实验室检查，以及是否需要采取风险控制措施等。

（二）临床研究

在人体试验阶段，通过Ⅰ～Ⅲ期的临床试验，密切监测试验中发生的不良事件，及时进行获益-风险平衡的分析和评价，逐渐探索药品的安全性，发现药品会引起哪些不良反应及其特性，例如：用药后多久发生不良反应，其严重性和严重程度如何，发生率多高，持续时间多长，是否可以自愈，是否需要治疗，如果需要治疗，是否有标准的治疗方法，不良反应的转归如何，是否导致死亡，是否有适合的措施预防不良反应的发生，如果不良反应已经发生，是否有适合的措施能减少对人体的伤害等。

临床试验期间的严重不良事件需要录入药物警戒数据库，并被逐条审阅，有缺失信息及时随访，如果持有人和研究者对关联性评价意见不一致，应该及时和研究者沟通，充分讨论评价的依据。对非严重不良事件，也要定期汇总审阅，及时发现潜在的安全性问题，及时评价获益-风险平衡。研发过程中获得的安全性数据通过研发期间定期安全性更新报告（DSUR）向药品监管部门报告。

研发期间积累的对药品安全性的认知，汇总在研究者手册中。经评价认为和药品相关的严重不良反应，列入研究者手册中的安全性参考信息（reference safety information, RSI）中，作为以后判断严重非预期不良反应（SUSAR）的依据。未在RSI中列出的严重并相关的不良事件，即是SUSAR。

药物临床试验期间，发现存在安全性问题或者其他风险的，申办者应当及时调整临床试验方案、暂停或者终止临床试验，并向药品审评中心报告。

临床试验完成后，安全性信息汇总形成公司核心数据表（CCDS）和药品说明书的不良反应、禁忌、注意事项、特殊人群用药（孕妇及哺乳期妇女、老年人、儿童、肝肾功能不全者等）、药品过量等部分，作为与医生和患者沟通的工具，起到常规风险控制的作用。

（三）上市后

通过临床试验，只能获得药品安全性的部分信息，而并非全部。由于临床研究中受试者的数量有限，受试人群相对较小、标准化，发生率低的不良事件可能观察不到。所以，药品上市后，仍需继续监测药品的安全性。

上市后，随着使用人群的扩大和多样化，新的不良反应可能被发现，尤其是发生率低的不良反应；

或者实际使用中观察到的不良事件的特性和在临床试验中观察到的不一致。

另外，上市后还需要监测在临床试验未覆盖的人群中（老年人、儿童、孕妇，以及肝肾功能损伤的患者等）药品的使用情况，其安全性是否不同，是否有该人群特有的不良反应。

获益-风险平衡的评价和结论，通过定期安全性报告（DSUR 或 PBRER/PSUR），向药品监管部门定期汇报，并获得药品监管部门的认可。

评价药品的获益-风险平衡，需要具备临床医学知识，并且需要多部门合作。药物警戒部门和由临床研发、医学事务部、药理学、毒理学、注册、流行病学等部门人员组成的安全管理团队，共同讨论获益-风险平衡，并获得持有人管理层的同意。

第二节　个例药品不良反应报告的分析评价

对安全性信息的汇总分析能力，是风险管理工作的基本技能，而个例药品不良反应报告的分析评价是汇总数据分析的基础。

个例药品不良反应报告的评价包括严重性评价、预期性评价和关联性评价。具体分述如下。

一、严重性评价

我国《药物警戒质量管理规范》规定“持有人应当对药品不良反应的严重性进行评价。”并列出 6 种严重药品不良反应情形：①导致死亡；②危及生命（指发生药品不良反应的当时，患者存在死亡风险，并不是指药品不良反应进一步恶化才可能出现死亡）；③导致住院或住院时间延长；④导致永久或显著的残疾或功能丧失；⑤导致先天性异常或出生缺陷；⑥导致其他重要医学事件，若不进行治疗可能出现上述所列情况的。

临床试验中不良事件的严重性，由研究者判断。如果不良事件的严重性未报告，或者申办者与研究者意见不一致，应联系研究者获取信息或及时与研究者讨论。上市后自发报告则依据报告中提供的信息，由申办者判断严重性。

欧洲药品管理局制定了重要医学事件列表（Important Medical Event list, IME list）。纳入重要医学事件列表的疾病通常是严重的。如果自发报告中的不良事件在重要医学事件列表中，持有人一般会将该不良事件升级为“导致其他重要医学事件”的严重不良事件。另外，欧洲药品管理局还制定了特定医学事件列表（Designated Medical Event list, DME list），其中包含罕见、严重，且通常与药品使用有关的疾病。包含在特定医学事件列表中的疾病，安全性信号检测时应重点关注，有时数量很少的病例就可能触发安全性信号。DME 列表中的不良事件全部包含在 IME 列表中。（IME 列表和 DME 列表可在欧洲药品管理局的网站获得。）

二、预期性评价

我国《药物警戒质量管理规范》规定“持有人应当对药品不良反应的预期性进行评价。当药品不良反应的性质、严重程度、特征或结果与持有人药品说明书中的表述不符时，应当判定为非预期不良反应。”

药品未上市时，预期性判断的依据是安全性参考信息（RSI）；上市后预期性的判断则依据各个国家说明书中的“不良反应”部分，由于各个国家的法规不同，对说明书的要求也不同，说明书中的安全性信息可能也不同，所以同一个不良事件根据各国说明书评价的预期性可能不同。在多个国家上市的药品，持有人会有公司核心数据表（CCDS），CCDS 代表持有人的观点，是各个国家说明书的基础，并且可能与本地说明书有差异。

预期性的判断是基于所报告的不良事件和说明书中已知不良反应的医学性质一致，但是不良事件的具体用词可能不一致。例如：如果说明书中已知不良反应包括“贫血”，报告获知的不良事件是“血细胞计数下降”，则认为“血细胞计数下降”是“贫血”的实验室检查结果，因而被评价为“已知的”或“预期的”的不良事件。

如果报告不良事件的性质超出了说明书中已知不良反应的严重性或严重程度，则认为是“非预期的”。例如：不良事件为“中毒性肝炎”，超出了说明书中列出的“转氨酶升高”的严重性，因此认为“转氨酶升高”不包含“中毒性肝炎”，“中毒性肝炎”为非预期的不良事件。

三、关联性评价

我国《药物警戒质量管理规范》规定“持有人应当按照国家药品不良反应监测机构发布的药品不良反应关联性分级评价标准，对药品与疑似不良反应之间的关联性进行科学、客观的评价。”还要求“对于自发报告，如果报告者未提供关联性评价意见，应当默认药品与疑似不良反应之间存在关联性。如果初始报告人进行了关联性评价，若无确凿医学证据，持有人原则上不应降级评价。”

对关联性的准确评价依赖于高质量的报告，即信息完整且准确的报告。信息量少或者信息前后矛盾的报告，很难或者不能进行关联性评价。

评价不良事件和药品的关联性，就是分析不良事件的发生和药品的使用是否具有合理的可能性，是否存在除怀疑药品之外可能导致不良事件发生的其他因素。可以从以下几个方面对关联性进行分析：

（一）时间关联性

评价时间关联性时需要进行医学判断，分析怀疑药品使用的起止时间、不良事件的开始时间和用药开始时间的关系，以及不良事件的时间过程。首次使用药品后多长时间或者停药后多长时间发生不良事件，是评价不良事件和药品使用之间关联性的重要方面。

评价不良事件和怀疑药品之间的时间关联性时还需要考虑以下因素：受累器官、不良事件的性质（病理生理学）、药代动力学 / 药效学、毒理学等。

以下情形之一，认为存在合理的时间关联性：①不良事件发生在用药期间或之后；②不良事件发生在药品半衰期的合理时间范围内，且与不良事件的病理生理学特征相符，例如：化疗后出现恶心，抗生素治疗后不久即出现皮疹。

以下情形之一，认为不存在时间关联性：①不良事件发生在给药前；②不良事件的病理生理学特征不允许存在时间关联性。例如：使用宫内节育器 4 天后诊断为卵巢囊肿；妊娠最后 2 周宫内药品暴露后，新生儿诊断为先天性骨骼发育异常。

（二）引起不良事件的其他原因

除怀疑药品外，从以下方面分析是否存在可能引起不良事件的其他原因。

1. 病史

患者的既往史（既往所患疾病及治疗和用药）和现病史能为不良事件的发生提供更合理的解释。例如：患者使用药品治疗高血压后发生脑出血，患者曾被检查出患有脑动脉瘤，原患疾病高血压下发生的脑动脉瘤破裂可以更合理地解释脑出血的发生。

另外，患者的家族史、生活习惯、行为习惯、职业特点、环境暴露等可能提示存在引起不良事件的危险因素。例如：吸烟、高血压、糖尿病和高胆固醇血症的患者，更容易发生心肌梗塞。通常情况下，存在危险因素不能否定和怀疑药品的关联性，但可以提示药品与不良事件之间较低的关联性概率。

2. 并用药品

不良事件是否由并用药品引起，是否是并用药品的已知不良反应。例如：患者使用抗生素治疗感染，之后发生低血糖，该患者是糖尿病患者，使用胰岛素控制血糖。低血糖是胰岛素的已知不良反应，此时低血糖更可能是由胰岛素引起。

如果患者使用多个并用药品，例如，在ICU治疗的患者，或者终末期患者，很难将某个不良事件归咎于某个特定的药品，不良事件可能是由某个药品导致，也可能是多个药品共同作用的结果。

3. 同时发生的其他疾病

使用药品后发生不良事件，然而，根据不良事件的病理生理学特征分析，不可能是怀疑药品所致。例如：使用抗凝剂治疗时发生病毒性肝炎，发生病毒性肝炎的原因是病毒感染。

4. 操作

存在可能导致不良事件的操作，例如：手术后，手术部位的出血。

（三）去激发和再激发

表 7-1 去激发与再激发

去激发	
去激发阳性	停药或减量后，不良事件痊愈或改善 （注意！如果痊愈时间正好是不良事件的预期自然进程，则不能认定为去激发阳性）
去激发阴性	停药或减量后，不良事件未痊愈或未改善
再激发	
再激发阳性	重新给药或加量后，不良事件重现或加重
再激发阴性	重新给药或加量后，不良事件未重现或未加重

去激发（dechallenge）和再激发（rechallenge）的信息，在个例药品不良反应报告中不易收集。只有很小一部分报告会提供去激发和再激发的信息，尤其是再激发的信息。

去激发和再激发阳性，支持不良事件和药品的关联性，值得引起注意。如果停药或减量，且不良事件经过治疗后好转，虽然可以评价为去激发阳性，但是在评价关联性时，应当考虑到该不良事件是经过治疗的，其对关联性的支持变弱。例如，患者使用药品后发生心肌梗塞，停药、放置冠脉支架后患者痊愈，此时的去激发阳性并不能更支持心肌梗塞是由药品引起。

总之，如存在以下情况之一，则不支持怀疑药品和不良事件的关联性：①时间关联性不成立（不良事件发生在给药前）；②存在其他原因可以解释不良事件的发生；③存在不合理的病理生理学特征（用药几天后出现癌症）。

如存在以下情况之一，则支持怀疑药品和不良事件的关联性：①明确的时间关联性；②不良事件不可能是其他合并症或基础疾病以及其他药品或化学物质所致；③去激发和（或）再激发阳性。

另外，对同一个个例报告，不同的审阅者可能有不同的关联性评价，持有人/申办者和报告人/研究者的意见可能不一致，持有人/申办者内部不同的审阅者也可能有不同的评价，此时只要按最保守的评价向药监部门报告即可，并不要求审阅者间一定达成一致意见。个例报告关联性的评价对整个产品安全性的认知影响很小。评价某一不良事件是否是药品的不良反应（ADR），是否需要写入研究者手册或者说明书，是基于对该不良事件相同以及相似事件数据集的汇总分析，而非基于单个病例的评价。

更多个例报告的关联性评价请见第六章第一节中“因果关系的判定”。

第三节 信号检测与信号管理

一、安全性信号

（一）定义

我国《药物警戒质量管理规范》中对信号的定义：是指来自一个或多个来源的，提示药品与事件之间可能存在新的关联性或已知关联性出现变化，且有必要开展进一步评估的信息。

安全性信号可以理解为：使用药品的过程中或之后，在一个或多个安全性报告中，关于某个不良事件的信息，超出了对该药品安全性的预期。这个不良事件可能是未知的新事件，也可能是已知不良事件的性质与既往的认知不一致。进而需要全面收集数据并分析该不良事件和药品的关联性。

信号管理的过程是指根据个例药品不良反应报告、来自主动监视系统或研究的汇总数据、科学文献或其他数据源的分析，以确定是否存在与活性物质或医药产品相关的新风险，或已知风险是否发生变化，以及相关建议、决策、沟通和追踪的一系列活动。

安全性信号的管理包括信号的识别（即信号检测）和信号的评价。

（二）信号检测的意义

我国《药物警戒质量管理规范》第五十五条规定“持有人应当对各种途径收集的疑似药品不良反应信息开展信号检测，及时发现新的药品安全风险。”

在药品的研发阶段，需要进行全面严格的风险评价以保证受试者的安全，及时发现药品的安全性特性。但是，通过临床试验不可能发现所有的安全性问题。上市前的临床试验具有局限性，如研究人群的数量有限、研究人群覆盖范围狭窄、对特殊人群不能提供足够数据、研究的指征有限，以及治疗时间短等。

上市后，随着使用人群的扩大和多样化，需要监测药品是否出现以下情况：

（1）药品是否引起新的不良反应，尤其是发生率低的不良反应。

（2）在临床试验没有覆盖的人群中，安全性是否有不同，如老年人、儿童、孕妇，以及肝肾功能损伤的患者。例如，在儿童中使用，是否会影响儿童发育，在孕妇中使用是否导致流产、胎儿宫内发育迟缓、先天畸形等。

（3）上市后实际使用中发现的不良事件的特点和在临床试验中观察到的不一致。例如，在临床试验中，发现某药品可以引起肺炎，这些肺炎为非严重不良事件，不需要住院治疗；上市后，发现肺炎的报告很多是严重的，患者需要住院治疗，并且有患者因为肺炎死亡，肺炎的性质和之前的认知不符，此时需要进行全面的信号分析，评价严重的肺炎是否和使用药品相关联，如果确定了关联性，则需要更改说明书，并讨论是否需要采取措施降低严重肺炎的发生，需要重新评价获益-风险平衡。

（三）重点关注的信号

我国《药物警戒质量管理规范》要求持有人在开展信号检测时，应当重点关注以下信号：

（1）药品说明书中未提及的药品不良反应，特别是严重的药品不良反应。

（2）药品说明书中已提及的药品不良反应，但发生频率、严重程度等明显增加的。

（3）疑似新的药品与药品、药品与器械、药品与食品间相互作用导致的药品不良反应。

（4）疑似新的特殊人群用药或已知特殊人群用药的变化。

（5）疑似不良反应呈现聚集性特点，不能排除与药品质量存在相关性的。

另外，以下情形也需关注：

（1）普通人群中非常罕见的严重事件。例如：Steven-Johnson 综合征、进行性多灶性白质脑病（PML）等。

（2）产品名称、说明书、包装或者使用的混淆。

（3）产品使用中发现的问题。例如：超过说明书中推荐剂量的使用，或者在不推荐人群中的使用。

（4）因目前实施的风险控制措施的潜在不足而引起的问题。

安全性信号大多来自于上市后的安全性信息以及临床试验数据，但是来自动物实验的结果也可能触发一次信号分析。例如，某药品已有一个适应证上市销售，开发第二个适应证时，在动物实验中发现其可能有致癌性，该发现可能触发一次安全性信号，此时需要全面分析该药品在已经上市的适应证和其他正在进行的临床试验中，癌症的发生是否和药品使用相关联。

（四）信号的来源

安全性信号可能来自于各种途径，如来自个例药品不良反应报告（包括临床试验 /SUSAR、患者支持项目、上市后的自发报告等）、发表的科学文献、定期安全性更新报告（PSUR/PBRER、DSUR）、药品监督管理部门的要求、动物实验的发现，以及药品不良反应聚集性事件等。针对不同来源的数据，持有人应当制定计划定期检测安全性信号。以下详细介绍几种主要的信号来源：

1. 个例药品不良反应报告

个例药品不良反应报告包括上市后的自发报告，以及来自Ⅰ～Ⅳ期临床研究、主动检测、流行病学研究，或者已发表的科学文献等的不良反应报告。

持有人应当定期审阅公司药品安全数据库中收集到的个例药品不良反应报告，进行人工信号检测，及时发现可能与药品使用相关联的新的不良事件，或者已知不良事件性质的变化。审阅频率应当根据数据量合理规划。对活跃的、数据量大的药品，可以每周审阅一次；每次审阅的数据，可以包括期间内的所有数据，或者设置检索条件，只审阅符合某些特定条件的数据，如只审阅来自临床试验的严重不良事件、上市后严重的关联病例、妊娠和儿童用药病例，或者包含骨髓抑制、肝毒性、过敏、Q-T 间期延长、胰腺炎、严重皮肤反应等不良事件的病例。

也可以通过计算机辅助信号检测，对数据库中录入的个例药品不良反应报告的数量进行对比，帮助发现安全性信号。

信号通常由相同或者相似的多个个例药品不良反应报告触发，极少情况下也可能由一个或几个信息完整、可信的个例药品不良反应报告触发。

2. 文献

文献是已上市产品的重要的安全性信号的来源。如果一篇质量良好的文献认为一个新的不良事件的发生和药品的使用相关联，很可能会触发一次信号分析。

各国法规都要求持有人应当定期对发表在专业性杂志上的科学文献进行检索和审阅，发现可能的安全性信号。

通常在审阅文献时，如果文献中提到符合个例药品不良反应报告四要素（报告人、患者、产品、不良事件）的信息，该病例会被录入药品安全数据库。

但是有些文献可能不包含完整的四要素，不符合生成个例药品不良反应报告的条件，这些文献仍然可能包含重要的安全性信息，甚至可以直接触发一次信号分析。例如，某文献的结论是：与其他抗高血压药相比，钙离子通道拮抗剂更容易引起某不良反应。该文献因不包含四要素，不符合生成个例药品不良反应报告的标准，文中亦没提到钙离子通道拮抗剂具体的化学名和商品名。这类文献在日常文献检索中容易被忽视。如果持有人恰巧有钙离子通道拮抗剂，虽然文中没有提及具体的药品名称，但是这篇文章已经可以触发一次信号分析。

3. 定期安全性更新报告

持有人在准备定期安全性更新报告时，需要对报告期间的数据进行汇总分析，此时可能发现安全性信号。例如，发现有新的不良事件报告，并且不能排除与怀疑药品的关联性；或者某不良事件在该报告期间报告的数量 / 发生率明显高于前一个报告周期，并且没有其他原因可以解释。更多定期安全性更新报告的知识详见第八章。

4. 药品监督管理部门的要求

各国药品监督管理部门在信号监测中发现的潜在信号，或者由于其他原因，要求持有人分析药品是否和不良事件的发生相关。对药品监督管理部门的要求，持有人应该按照安全性信号处理，对数据进行全面分析评价，并形成信号分析文件，递交药品监督管理部门。

5. 药品不良反应聚集性事件

我国药品不良反应监测现状表明，药品不良反应聚集性事件是一类不可忽视的风险信号。国家药品监督管理局 2020 年印发了“关于药品不良反应聚集性事件监测处置工作程序的通知”，2021 年颁布的《药物警戒质量管理规范》也在第五章“风险识别与评估”中将药品不良反应聚集性事件作为信号检测的内容之一加以规定。

药品不良反应聚集性事件包括但不限于以下情形：

（1）同一批号（或相邻批号）的同一药品在短期内集中出现多例临床表现相似的药品不良反应 / 事件，呈现聚集性特点，且怀疑与质量相关的事件。

（2）短时间内同一品种（尤其是上市五年内的新药）严重不良反应 / 事件异常增多，呈现异常聚集性趋势，且可能存在安全风险的事件。

持有人获知或发现药品不良反应聚集性事件的，应当及时组织开展病例分析和情况调查，必要时应当采取有效的风险控制措施，并将相关情况向所在地省级药品监督管理部门报告。

同一机构集中出现临床表现相似的不良事件，既可能提示存在质量相关问题，也可能提示与质量无关，而与药品处理或操作有关。例如，使用眼内注射药物后，某医院发生数例眼内感染，该发现可能提示同一或相邻批号的质量问题。但是如果其他医院没有发生类似事件，还应该考虑该医疗机构是否保存药品不当，或者操作人员是否严格执行操作规范。

二、信号检测的方法

我国《药物警戒质量管理规范》规定“持有人应当根据自身情况及产品特点选择适当、科学、有效的信号检测方法。信号检测方法可以是个例药品不良反应报告审阅、病例系列评价、病例报告汇总分析等人工检测方法，也可以是数据挖掘等计算机辅助检测方法。”

（一）人工信号检测

人工信号检测是发现安全性信号的主要方法，指对怀疑药品不良反应的病例报告进行人工审阅。审阅者利用临床医学知识和药学知识等评价药品引起不良事件的可能性。医学知识是人工信号检测的必备技能。

除计算机辅助信号检测外，其他需要人工审阅数据、发现异常药品–事件组合（drug-event combination）的检测途径，都是人工信号检测。人工信号检测的来源包括个例药品不良反应报告、文献、临床前试验、临床试验、媒体、网络信息、药品监管部门的要求等。持有人应该制定计划，定期审阅各种来源的安全性数据。

（二）计算机辅助信号检测

计算机辅助信号检测指用于识别大型自发报告数据库中发生频率过高的药品–事件组合的计算或统计方法。即把统计学算法嵌入信号检测工具，通过计算，发现数据库中发生频率过高的药品–事件组合。计算机辅助信号检测一般基于上市后的自发报告和来自文献的个例药品不良反应报告。

计算机辅助信号检测可以发现使用药品后累计发生率过高的不良事件；或者特定时间段内，发生率高于以往的不良事件。

计算机辅助信号检测单纯基于统计学算法，而不考虑事件的医学本质。上市后数据库易受不完整数据、重复报告、漏报，或者因发表文献和法律诉讼等引起的集中报告的影响，从而影响计算机辅助信号检测的准确性。通过计算机辅助信号检测发现的药品-事件组合，并不代表药品和不良事件之间具有关联性，仍然需要经过人工审阅分析，即信号验证、信号分析及评价的一系列过程，来判断不良事件和药品的关联性。具体方法请参见第十章第三节。

计算机辅助信号检测系统不是信号检测和发现药品安全性风险的必备工具。计算机辅助信号检测的准确性依赖于足够大和足够多样的数据库，即数据库需要包含足够数量的病例报告，以及足够多样的安全性不一的产品。如果持有人药品安全数据库中病例报告的数量有限，或者只有一类或很少几类产品，或者产品的安全性相近，计算机辅助信号检测会产生较大偏差，意义有限，此时人工信号检测对持有人更有帮助。

目前没有任何一种数学方法，能计算并决定不良事件和药品的关联性。发生率低，并不能排除不良事件和药品的关联性。

三、信号管理的流程

信号管理包括信号检测、信号验证、信号分析和优先级判定、信号评价和行动建议等一系列活动。

（一）信号检测

利用一切来源的数据寻找和（或）识别信号的过程。通过人工信号检测和计算机辅助信号检测，发现可能存在关联性的药品-事件组合。

（二）信号验证

对检测到的异常安全性数据进行初步分析，以验证是否有证据，证实新的潜在关联性或已知关联性的新特性，以便进一步分析。

1. 已验证信号

信号验证中发现，现有数据提示存在新的潜在关联性或已知安全性发生变化，因此有理由对信号进行进一步分析评价。从此时起，检测到的异常安全性数据才开始被称为安全性信号。已验证信号随后需要进行信号评价过程，形成完整的信号评价文件。例如：在文献检索中发现一篇文献，题目是：某药品和主动脉瘤的风险。作者认为，近期使用某药品的患者，发生主动脉瘤的可能性增大，某药品和主动脉瘤的发生相关联，并且其数据可靠、分析合理。此时药品和不良事件的发生可能存在关联性，该信号被认为是已验证信号。为了进一步分析药品和主动脉瘤的关联性，需要进一步收集所有来源的和主动脉瘤相关的信息，包括来自临床试验、上市后和来自文献的数据等，进行信号分析和评价。

2. 未验证信号

信号验证中发现，现有数据不包含充分证据，未提示存在新的潜在关联性或已知安全性发生变化，因此不需要对信号进行进一步分析。未验证信号只需要记录未通过验证的原因，不需要书写信号评价文件。例如：在计算机辅助信号检测中，系统提示在 5 例个例药品不良反应报告中，患者使用降压药后发生低血糖。分析发现，这 5 个病例都是糖尿病患者，发生低血糖时患者或者进食少，或者增加了降糖药的剂量，低血糖的发生与使用该降压药无关。该异常发现未能通过验证，不是信号。对该低血糖事件不需要进行信号分析和评价。

3. 无法验证的潜在安全性信号

无法验证的潜在安全性信号均视作无效（“无信号”）。

（三）信号分析和优先级判定

我国《药物警戒质量管理规范》第五十九条规定“持有人应当对信号进行优先级判定。对于其中可能会影响产品的获益-风险平衡，或对公众健康产生影响的信号予以优先评价。”信号优先级判定应考虑以下因素：

（1）药品不良反应的严重性、严重程度、转归、可逆性及可预防性。

（2）患者暴露情况及药品不良反应的预期发生频率。

（3）高风险人群及不同用药模式人群中的患者暴露情况。

（4）中断治疗对患者的影响，以及其他治疗方案的可及性。

（5）预期可能采取的风险控制措施。

（6）适用于其他同类药品的信号。

另外，对于容易引起媒体注意或公众关注的信号，需要格外注意。

持有人可以根据信号的优先级，制定不同的时间表，完成信号评价。优先级的分类和具体的时间要求，可以根据持有人的具体情况自行制定，通常为1~3个月。

信号分析和优先级判定是信号评价前的初步判断，通常与信号验证一起完成，没有清晰的界限。

（四）信号评价

我国《药物警戒质量管理规范》规定“持有人应当综合汇总相关信息，对检测出的信号开展评价，综合判断信号是否已构成新的药品安全风险。”

信号评价是信号管理过程的核心步骤，是指在考虑所有证据的情况下，进一步评价已验证信号的过程，以确定是否存在与活性物质或药品相关的新风险，或已知风险的性质是否发生变化。信号评价应尽可能全面地综合分析所有来源的信息，相关信息包括：个例药品不良反应报告（包括药品不良反应监测机构反馈的报告）、临床研究数据、文献报道、有关药品不良反应或疾病的流行病学信息、非临床研究信息、医药数据库信息、药品监督管理部门或药品不良反应监测机构发布的相关信息等。

通过计算机辅助信号检测或者人工信号检测，在部分数据中观察到药品和不良事件可能存在关联性，但是此时并不能确定其关联性，需要扩大数据来源，找出不良事件所有来源的数据，进一步汇总分析。例如，在日常信号检测中，观察到数例转氨酶升高（说明书中未列出）的个例药品不良反应报告，经分析，这数例报告中药品和转氨酶升高的关联性不能除外，该发现被验证为信号，优先级中等，下一步即需要做信号评价。信号评价之前，尽可能全面地收集所有来源的、关于转氨酶升高或者肝功能异常的数据，包括：查找该药物临床试验中和肝功能变化相关的数据，检索持有人上市后个例药品不良反应报告数据库（有时需要检索外部数据库，如美国FDA或欧洲药品管理局的药物警戒数据库），检索发表的科学文献等。对收集到的数据进行整理、分析、评价，判断转氨酶升高是否由使用药品引起。

高质量并且信息完整的个例药品不良反应报告是信号评价的基础。完整的信息包括既往史和现病史、不良事件和用药的时间关系、并用药品、不良事件的进展及转归、不良事件是否需要治疗，以及去激发 / 再激发的情况等。如果个例药品不良反应报告的信息严重缺失，则不能进行有效的医学评价。例如：患者使用药品后2天发生腹痛。这个报告中的信息非常少，患者是否有可能引起腹痛的其他疾病，是否使用了可以引起腹痛的其他药品，是否存在可能引起腹痛的其他原因（如食用不洁食物），是否因腹痛而停药，停药后腹痛是否缓解，这些信息对关联性的分析很重要。对于信息严重缺失的个例药品不良反应报告，可以不纳入汇总分析。

信号经过评价，得出以下结论之一：

1. 信号被否定

不良事件和药品间的关联性不能建立。无需任何行动。

2. 不确定

目前的数据既不能肯定也不能完全排除关联性，需要对该信号继续检测。持有人可以设置不同期限，定期对该信号进行检测、分析。

3. 信号被肯定

有充分的证据证明不良事件和药品间的关联性，即该不良事件是药品的不良反应（adverse drug reaction）。此时需要采取风险控制措施，包括更改说明书（常规风险控制措施），将新确认的不良反应列入说明书，提醒医生和患者注意，并且根据该不良反应的严重性以及对公众健康的影响等，决定是否需要采取特殊风险控制措施。

无论信号评价的结论如何，都需要将数据和评价过程及结果记录在信号评价文件中，存档，并按法规要求，决定是否需要向药品监督管理部门紧急报告。不需要紧急上报的信号评价，则随定期安全性更新报告（DSUR, PBRER/PSUR）向药品监管部门汇报。

如何评价信号，请参见本节中“四、安全性信号的评价”。

（五）行动建议

根据信号评价的结论，可以采取以下行动：

（1）向药品监督管理部门快速报告新出现的严重的安全性问题或者确认的可能影响公众健康的信号。

（2）快速报告临床试验中出现的安全性问题。

（3）知会持有人管理层。

（4）发布致医务人员的函。

（5）进一步收集信息。

（6）在 PBRER/PSUR 中定期回顾该信号。

（7）讨论是否需要更新说明书。

（8）持续监测。

（9）制定风险控制措施。

四、安全性信号的评价

在信号检测过程中，无论是通过计算机辅助信号检测还是人工信号检测发现的已验证信号，都需要对该信号进行全面的分析评价。

为了进一步分析不良事件是否与使用药品有关，需要收集与此不良事件相关的所有来源的数据，包括研发阶段的数据、上市后自发报告和上市后研究的数据，以及来自科学文献的信息等，对这些数据进行汇总分析，并写入信号评价文件。所有的信号评价文件都需要存档。

进行信号分析评价的人员需要具备临床医学知识，了解基础疾病和不良事件的临床特点、治疗方法、常用的并用药品、常用的实验室检查及意义、诊断及治疗方法等。

信号的分析评价以及管理过程可能需要专业人员的多次讨论。在持有人内部，会涉及不同级别的决策过程。

（一）信号分析评价的思路

信号分析评价的过程和结论都记录在信号评价文件中，该文件可以按以下思路准备。

1. 原因

解释触发此次信号评价的原因，例如，药品监督管理部门的要求、计算机辅助或者人工信号检测的发现、临床试验的发现等。

2. 背景资料

从三个方面阐述：①药品适应证的背景，药品的适应证是否会导致该不良事件。②不良事件的背景：哪些原因可以导致该不良事件，危险因素有哪些。③不良事件与药品的关系：是否为已知不良反应，是否为同类其他药品的不良反应，之前是否有过类似分析。

3. 毒理学的相关发现

在药品毒理学研究中是否有与所分析的不良事件有关的发现。

4. 临床前试验的情况

在动物实验中是否观察到类似或相关发现。

5. 干预性临床试验

临床实验中是否有该不良事件的报告，发生率如何，与阳性对照组或安慰剂组的比较。

6. 观察性临床研究（非干预性）

在观察性临床研究中观察到的类似或相关安全性情况。

7. 流行病学研究

流行病学研究中的相关发现。

8. 个例药品不良反应报告回顾

在药物警戒数据库中检索上市后个例药品不良反应报告，进行汇总分析。关于汇总分析，可参见下一部分“个例药品不良反应报告的汇总分析”。

检索数据库时，检索条件的设置很重要。推荐使用监管活动医学词典（Medical Dictionary for Regulatory Activities, MedDRA）的标准 MedDRA 分析查询（Standardised MedDRA Queries, SMQ）。如果没有合适的 SMQ，需要自行设置检索条件时，应在文件中详细列出所使用的检索条件。

9. 科学文献

已经发表的科学文献中是否有类似的报道。检索文献时，还需关注同类产品类似事件的相关文献。检索科学文献数据库也需要明确检索条件。对有重要安全性信息的文献，需要审阅者提供自己的评价。

10. 讨论

针对以上收集并分析的数据，讨论有哪些有意义的发现。

11. 结论和行动

经过评价，是否认为信号和药品的使用相关联，以及需要采取哪些措施。

12. 参考文献

逐条列出参考或引用的科学文献。

（二）个例药品不良反应报告的汇总分析

上市后药品的个例药品不良反应报告（自发报告、来自上市后研究的报告、发表文献中包含的个例报告）是已上市药品信号评价的重要数据来源。

首先根据需要讨论的主题设置适当的 MedDRA 检索条件（推荐使用标准 MedDRA 分析查询，SMQ），检索药物警戒数据库。对检索出的个例药品不良反应报告逐个审阅，分析药品和不良事件的关联性。在个例药品不良反应报告的基础上，总结个例药品不良反应报告之间的共同特点和趋势，进行汇总分析，总结个例药品不良反应报告数据集的特点。

汇总分析通常包括但不限于以下方面：

（1）报告数量。

（2）报告来源和经医学证实的报告的比例。

（3）人口统计学特征，如年龄、性别、种族的分布特点。

（4）生物学和药理学关系的合理性。

（5）临床症状体征和实验室检查结果，疾病病程。

（6）怀疑用药和并用药品的详细信息，如剂量、批号、用法用量、用药起止时间等。

（7）从开始用药到不良事件发生的时间。

（8）病例中使用的药品剂量，是否超说明书推荐剂量。

（9）严重性（严重、非严重）及严重程度（轻、中、重）。

（10）既往史和现病史，尤其是可以引起该不良事件的疾病。

（11）并用药品情况。

（12）不良事件是否需要治疗。

（13）去激发和再激发。

（14）患者的转归。

（15）报告者对关联性的评价。

应注意，具体分析方法因信号不同而不同，因数据集的特点不同而不同。

对信号分析评价结果的判定，以及随后对该信号建议采取的措施，不是评价者或者药物警戒一个人/一个部门的决定，而是药品安全管理团队的集体决定。

第四节 药物警戒计划

我国《药物警戒质量管理规范》规定“药物警戒计划作为药品上市后风险管理计划的一部分，是描述上市后药品安全性特征以及如何管理药品安全风险的书面文件。”“持有人应当根据风险评估结果，对发现存在重要风险的已上市药品，制定并实施药物警戒计划，并根据风险认知的变化及时更新。”

药品申请上市许可时、药品再注册时，或者发现新的重要风险，或应药品监管部门要求，持有人需要递交药物警戒计划。它是对识别、描述、预防或控制与药品相关的风险，以及对这些活动和干预措施的有效性进行评价的一系列活动的详细描述。

对药品风险的监测和评估，从药品首次进入人体即已经开始。在研发期间发现的重要风险被总结在药物警戒计划中，在上市申请时向药品监管部门递交。药物警戒计划上报监管部门前应当通过持有人药品安全委员会的审核。

药物警戒计划包括药品安全性概述、药物警戒活动，并对拟采取的风险控制措施、实施时间周期等进行描述。通常还需要讨论适应证的流行病学特征、临床前安全性发现、临床试验中的安全性发现，以及临床试验中未纳入人群等内容。

各个国家对需要写入药物警戒计划的风险的要求不同。同一个药品，在不同国家的递交的风险管理计划中，重要风险可能不同。欧洲药品管理局（EMA）要求只有影响获益-风险平衡，并需要采取特殊药物警戒活动和（或）特殊风险控制措施的风险才需要在风险管理计划中阐述。

ICH E2E“风险管理计划”要求，重要的已识别风险、重要的潜在风险和重要的缺失信息应当写入风险管理计划。重要的风险指“可能会影响产品的获益-风险特征或对公众健康产生影响的已识别风险或潜在风险。是否属于重要风险将取决于多个因素，包括对个人的影响、风险的严重性以及对公众健康的影响。通常，有可能被纳入产品说明书中的禁忌、警告和注意事项部分的任何风险都应该被认为是重要的风险。”

需要注意的是，针对每一个风险，持有人都应该了解其安全性特性，评估针对风险需要采取的药物警戒活动以及风险控制措施。药品的风险不会因为是否需要写入“药物警戒计划”这个文件而改变，持有人对每个风险采取的药物警戒活动或风险控制措施也不会因此而改变。

以下分别阐述药物警戒计划的核心内容，包括药品安全性概述、药物警戒活动和风险控制措施。

一、药品安全性概述

药品安全性概述主要描述药品的重要已识别风险、重要潜在风险和缺失信息等安全性特征。

我国《药物警戒质量管理规范》对风险的定义为：已识别风险是有充分的证据表明与关注药品有关的风险。潜在风险是有依据怀疑与关注药品有关，但这种相关性尚未得到证实的风险。

缺失信息是与特定患者人群的安全性或使用相关的知识缺口。在特定人群中缺失的安全性信息，可能与已知的安全性信息一致，也可能不一致。

药物警戒计划中，需要分别详细描述每个风险的特性。

（一）重要的已识别风险和重要的潜在风险

需要包括以下要点：

（1）风险名称（使用 MedDRA 术语）。

（2）潜在机制。

（3）证据来源和证据强度（即怀疑存在关联性的科学依据）。

（4）风险特征，如发生率、绝对风险、相对风险、严重程度、可逆性、长期结果、对生活质量的影响。

（5）风险因素（包括患者因素、剂量、风险期，或其他协同因素）。

（6）可预防性，对产品获益-风险平衡的影响。

（7）对公众健康的影响（例如，与目标人群规模相关的绝对风险，以及受影响个体的实际数量）。

（二）缺失信息

需要包括以下内容：

（1）缺失信息的名称（使用 MedDRA 术语）。

（2）预期在特定人群中的安全性与在一般目标人群中的安全性不同的证据。

（3）描述有用药需求但未被纳入临床研究的特定人群的特点及其预期的风险。

二、药物警戒活动

药物警戒活动旨在讨论持有人计划采取哪些行动进一步收集信息，以增加对安全性特性的认知和理解。

开展药物警戒活动的目的：①进一步研究潜在风险是否为已确认的风险，即研究潜在风险和药品的关联性。②进一步描述安全性特性，包括严重性、发生频率和危险因素。③如何填补缺失信息。④衡量风险控制措施的有效性。

药物警戒活动可分为常规药物警戒活动和特殊药物警戒活动。

（一）常规药物警戒活动

常规药物警戒活动指持有人日常进行的常规药物警戒工作，包括建立药物警戒系统、收集上报不良事件、信号检测、撰写定期安全性更新报告，以及其他风险管理等活动。药物警戒体系的总体情况和药物警戒工作概况，总结在药物警戒体系主文件中（PSMF），不需要在药物警戒计划中重复叙述。常规药物警戒活动是法规要求所有药品必需的、最主要和最基本的活动。对于性质明确的安全性问题，常规药物警戒活动已足够。

针对某个特定风险的常规药物警戒活动，调查问卷是常用的进一步收集安全性信息的方式，可以是持有人主动发起，也可以是应药品监管部门的要求而发起。

针对某一个特定风险而设置调查问卷时，结合风险的特性，设置触发发送调查问卷的条件，例如：只发给包含某些特定首选术语（preferred term）的不良事件，只发给医务人员（医生、药师、护士等），只对可以随访的病例发出调查问卷，只针对自发报告，或严重的事件等。在不同国家发放针对同一风险的调查问卷时，因国情不同，问卷内容或者沟通途径可能需要调整。

定期回顾所发出调查问卷和收到答复的情况，如果发出率或者回收率过低，应该考虑是否因为调查问卷的触发条件标准过高，或者问卷太复杂，给报告人造成负担，或者是否有语言障碍等，及时做出调整。

（二）特殊药物警戒活动

针对药品的重要已识别风险或已证实的信息，持有人应考虑是否需要采取其他方法进一步收集安全性信息，以确定风险的性质，如发生率、风险因素等；或者针对潜在风险，考虑是否需要采取其他方法进一步收集安全性信息，以明确不良事件和药物的关联性；或者需要评价风险控制措施的有效性。除常规药物警戒活动之外而采取的其他收集安全性信息的活动都属于特殊药物警戒活动，如非临床、临床或流行病学研究（干预性或非干预性）。

药物警戒计划中需要详细记录这些行动的目的，如是为了阐述哪一个或哪一类风险而设计的研究。这些研究旨在识别和描述风险，或针对重要的缺失信息进一步收集数据，或评价特殊风险控制措施的有效性。它们应与安全性特性中特定的安全性问题相关。研究应该具有可行性，并且不应包括任何药品宣传的因素。

药品监管部门要求的上市后安全性研究属于特殊药物警戒活动，需要在药物警戒计划中阐述研究的目的、试验设计、纳入人群以及能为药品安全性特性提供哪些有用信息等。更多内容请参见第十章。

三、风险控制措施

我国《药物警戒质量管理规范》第八十七条规定“对于已识别的安全风险，持有人应当综合考虑药品风险特征、药品的可替代性、社会经济因素等，采取适宜的风险控制措施。”

风险控制措施又称风险最小化措施（risk minimization measure）指为降低或预防重要的风险而采取的方法和措施。

降低药品的风险，包括两方面含义：一是预防风险的发生，如已知药品有致畸性，这些药品禁止在有妊娠可能的女性中使用，使用药品前必须做妊娠试验排除妊娠，使用期间必须采取严格的避孕措施，并且用药前需要经过仔细的获益和风险评价。二是降低风险发生的严重性。对于用药后可能发生的风险，可以采取适当的控制措施以降低不良反应对人体的伤害。例如，有血管扩张作用的药品，会导致血管扩张，血压下降。初始用药时，一般会采取逐步增加剂量、增加用药频次的方法，防止血压下降过快。

风险控制措施一般分为常规风险控制措施和特殊风险控制措施。

（一）常规风险控制措施

常规风险控制措施包括修订药品说明书、标签、包装，改变药品包装规格，改变药品管理状态等。

1. 修订说明书

修订说明书是重要的降低风险的工具，说明书将完整、标准化的产品信息传达给医务人员和患者。说明书中的信息可以分为两类。

（1）风险沟通　说明书的不良反应部分将该产品可能引起的不良反应传达给医生或患者，指导用药。

（2）临床措施　采取具体的临床措施或建议来控制风险的常规风险最小化活动。这些建议可能反映在说明书中用法用量、注意事项、适应证、禁忌、药物相互作用、药物过量、妊娠期妇女及哺乳期妇女用药等部分。这些建议可以是：

1）治疗前进行的检测。

2）治疗过程中的实验室参数监测。

3）监测特定的症状和体征。

4）发生不良事件或实验室指标发生变化时，调整剂量或停止治疗；治疗中断后进行洗脱程序。

5）避孕建议。

6）禁止与其他药品合用。

7）对可能导致不良事件的危险因素进行事先处理或预防。

8）建议长期临床随访，以确定早期延迟的不良事件。

2. 改变包装规格

通过限制包装量，促使患者在规定时间内回到医院访视，增加医生检查和实验室检查的机会，避免患者长时间没有医学指导。另外，如果药品过量是个重要风险，小包装也是预防风险的有效手段。

3. 改变药品的管理状态

药品的管理状态即药品是按处方药还是非处方药管理，改变药品的管理状态是常规风险控制措施中的重要措施。

总之，大多数药品通过常规风险控制措施就可以降低风险和维持疗效。然而，对于某些风险，常规风险控制措施是不够的，需要采取特殊风险控制措施。

（二）特殊风险控制措施

特殊风险控制措施包括开展医务人员和患者的沟通和教育、药品使用环节的限制、患者登记等；需要紧急控制的，可采取暂停药品生产、销售及召回产品等措施。除了常规风险控制措施之外的其他方法，都为特殊风险控制措施。

只有通过特殊风险控制措施，可以使获益大于风险时，风险控制措施才有意义。如果无论通过何种风险控制措施都不能使获益大于风险，药品则不能在该人群使用。当特殊风险控制措施已经成为标准医疗实践的一部分时，可将该特殊风险控制措施从药物警戒计划中移除。

采取特殊风险控制措施需要考虑以下几方面：①有充分的理由需要采取特殊风险控制措施；②特殊风险控制措施的详细说明；③实施计划；④评价风险控制措施是否有效的计划。

常用的特殊风险控制措施可以分为教育项目、限制使用（controlled access program）和其他风险控制措施，分述如下。

1. 教育项目

目的是通过积极影响医疗专业人员和患者的行为来改善药品的使用，将风险降至最低，从而优化药品的使用。通过风险沟通，可以减小某个或某几个重要的风险，并有利于获益-风险平衡。教育项目分为对医务人员的教育和对患者的教育。

针对医生的处方指南和针对患者的教育材料是比较常用的特殊风险控制措施。教育材料的内容应该符合药品在当地的说明书，以教育为目的，不能含有任何与促销相关的信息。可以采取纸质材料、音频、视频、网络，或者面对面培训的方式进行。教育材料应清楚地明确风险控制的目标，提供清晰明了的说明书之外的补充信息。

（1）针对医务人员的教育工具　目的应是针对与药品相关的使用（做什么）和（或）禁忌证（不应做什么）和（或）警告（如何管理不良反应），以及为需要采取特殊风险控制措施的特定风险提供具体建议，包括患者的选择、治疗的管理（剂量、实验室检查、监测）、需要与患者沟通的信息等。

（2）针对患者的教育工具　目的是帮助患者及家属早期识别需要控制的风险的症状和体征，及时采取必要的措施。例如，患者随身携带的卡片是一种常用的工具。

2. 限制使用

限制使用是控制药品可及性的干预措施，可用于通过常规风险控制措施（例如，改变药品管理状态）不能控制的风险。

一个药品具有明显的有效性，由于其风险对公众健康的影响较大，如果不采取特殊风险控制措施则无法使用时，可以限制药品的可及性作为降低严重风险的工具。

（1）对患者进行特定的测试和（或）检查，以确保其符合严格的临床标准。例如，药品只对某种生物标记物阳性的患者有效，使用前要求患者检查是否带有生物标记物。

（2）医生、药师和（或）患者签字记录其对药品严重风险的接受和理解。例如，用药前需要签署知情同意书。

（3）有对患者进行系统性随访的明确程序。例如，患者登记项目。

（4）只有特许药房才允许分发的药品。例如，药品只在特定的医院或药房发放。

限制使用也可以用在使用药品前或使用药品中，例如，要求进行某种实验室检查或者监测患者状态，以及肝功能检查、血常规检查、妊娠试验，或定期心电图检查等。这些措施必须是为了降低某个具体的影响获益-风险平衡的风险。

3. 其他风险控制措施

其他风险控制措施还包括妊娠预防计划、致医务人员的函等。

（1）妊娠预防计划　妊娠预防计划是保证患者在使用已知或有潜在致畸性的药品时，尽量避免妊娠的一种干预措施。这种措施是保证女性患者在使用药品前没有妊娠，在使用药品中或停药短时间内避免妊娠。如果已知药品对男性患者后代有负面影响，妊娠预防计划也可以用于男性患者。

妊娠预防计划可以联合使用教育项目和限制使用的风险控制措施。例如，通过发放患者教育材料告知患者药品具有致畸性、指导使用一种或一种以上的避孕方法、告知患者停药多长时间内需要避孕。通过限制使用，确保患者使用药品前 / 中已做妊娠试验，并且确定结果为阴性。控制处方量不超过 30 天。如果患者意外妊娠，应进行咨询和指导，并对可能出现的结果进行评价。

（2）致医务人员的函　我国《药物警戒质量管理规范》第九十五条规定“出现下列情况的，应当紧急开展沟通工作：（一）药品存在需要紧急告知医务人员和患者的安全风险，但正在流通的产品不能及时更新说明书的；（二）存在无法通过修订说明书纠正的不合理用药行为，且可能导致严重后果的；（三）其他可能对患者或公众健康造成重大影响的情况。”

致医务人员的函信是非常常用的一种风险控制措施。通过这种方式，持有人或药品监管部门能将重要信息直接传递给医务人员，告知他们需要采取某种行动或者调整他们的临床实践，以尽量减少某种特定风险。

当需要快速沟通、立即采取行动，或影响现行的临床实践时，可考虑发放致医务人员的函：

1）出于安全原因暂停或撤销上市许可。

2）需要限制适应证、发现新禁忌证或因安全原因改变推荐剂量时。

3）对患者护理有潜在有害影响的药品供应受限或中断。

4）新的主要警告或注意事项。

5）发现未知风险或已知风险的频率或严重程度发生变化。

6）证实药品不如先前认为的有效。

7）预防或治疗不良反应或避免药品误用或用药错误的新建议。

8）对重要的潜在风险，通过致医务人员的函，鼓励医务人员密切监测临床实践中的安全问题并报告，若可能，应提供风险控制措施的建议。

为保证药品安全有效的使用，药品监管部门可以发放或要求持有人发放致医务人员的函。

准备致医务人员的函需要持有人和药品监管部门之间的合作。在一些国家，正式发放致医务人员的函之前，持有人需要和药品监管部门就信的内容、医务人员的范围、分发方式、时限等达成一致。目前我国法规还没有明确规定，建议持有人在有此需要时，积极和药品监督管理部门进行沟通。

当在一个国家，一个活性成分有一个以上的持有人时，各个持有人之间应该就沟通信的内容达成一致，并建议由一个持有人主导此次沟通。

总之，特殊风险控制措施的成功实施需要多方面的努力，包括上市持有人、患者和医务工作者。

（三）风险控制措施的选择

采取风险控制措施的目的是保证在正确的时间、正确的剂量、正确的处方、正确的信息和监控下，向正确的患者提供正确的药品。风险控制措施旨在优化医药产品在其生命周期内安全和有效的使用。通过减少不良反应或优化有效性，患者选择和（或）排除，以及通过治疗管理（例如，特定的给药方案、完善相关检查、患者随访等），可以改善药品的获益–风险平衡。

风险控制措施的工具多种多样并且不断进步。随着科技的进步，将来会出现更多的方法，用于控制药品的风险。

特殊风险控制措施可能在目的、设计、目标人群和复杂性方面存在很大差异。这些措施可用于帮助选择合适的患者，排除禁忌的患者，以支持与重要风险相关的治疗监测。此外，对于仅通过产品说明书和标签无法控制的风险，可制定具体措施，尽量减少风险和（或）确保对产品进行适当的管理。

在制定风险控制措施的同时，需要考虑如何实施以及如何评价其有效性。只有在对药品的安全有效使用至关重要时，才建议采取特殊风险控制措施，并应当详细说明采取特殊风险控制措施的原因，以及对该原因应定期进行评价。

实施风险控制措施时，需要考虑各个国家不同的国情。在国外实施的风险控制措施，不一定适用于我国，可能需要做出修改。例如，某药品为了减少某个风险，为患者配备了随身携带的卡片，写明患者所用药品，并留下患者私人医生的电话。在设计我国患者的卡片时，需要考虑提供私人医生联系方式不适用于我国国情。

（四）风险控制措施的有效性评价

风险控制措施需要评价其是否有效。如果无效，应分析无效的原因，以及是否可以修改已采取的风险控制措施。

需要从多个方面评价风险控制措施的有效性，即流程本身（例如：风险控制措施是否按计划实施），对目标人群认知和知识水平的影响，以及结果（短期或长期是否达到了设定的目标）。

如果药品实施了特殊风险控制措施，在实施之前，评价该风险控制措施有效性的时间节点也应在药物警戒计划中仔细规划；在下一次更新药物警戒计划时，需要讨论特殊风险控制措施是否有效。如果措施无效，或者对患者和医疗系统造成过度的或不适当的负担，则需要考虑修改该措施。

更多相关知识，请参考：ICH E2E Pharmacovigilance planning、EU GVP module Ⅴ-Risk Management System Rev2、EU GVP Module ⅩⅥ -Risk minimisation measures：selection of tools and effectiveness indicators、EU GVP Module ⅩⅤ-Safety communication、FDA REMS 指南。

第五节 说明书中安全性信息的更新

在说明书中呈现已知的安全性信息，是常规风险控制措施的重要手段。下面以公司核心数据表（company core data sheet, CCDS）为例简要介绍不良反应列表的创建和更新。

一、创建 CCDS 中不良反应列表

根据 ICH 定义，CCDS 是由持有人编写的文件，除了安全性信息外，还包含关于适应证、剂量、药理学和其他有关该产品的信息。

如果药品在超过一个国家上市，这个药品应当有一个公司核心数据表，即CCDS或CDS（core data sheet）。CCDS代表持有人的立场和观点，属于内部文件，不用于向药品监管部门递交。CCDS是各个国家说明书的基础。

同一个药品在不同国家的说明书内容可能不完全一致。由于各国法规不同，同一个药品在不同国家的说明书可能存在差异。同理，不同国家说明书中的不良反应列表也可能不同。例如，持有人认为某个不良事件与药品的使用无关，所以未加入说明书中的不良反应列表，但是该国家的药品监督管理部门认为该不良事件与药品的使用相关，要求持有人将其加入说明书，此时可能出现该不良事件包含在该国的说明书中，但并未被写入CCDS和其他国家的说明书。

药品上市申请时，持有人需要准备CCDS和产品说明书。药物警戒部门要对说明书中的以下部分提供建议：不良反应，禁忌，注意事项，特殊人群用药（妊娠期妇女及哺乳期妇女、老年人、儿童），药品过量等。

第一版说明书中不良反应列表的创建，主要依据临床试验中的发现，不良反应列表需要有临床试验中不良事件汇总数据的支持。经过分析评价，与药品使用相关联的不良反应，被总结在CCDS/说明书中，并按系统器官分类和发生率呈现。

依据在临床试验中观察到的不良反应发生率，主要分成以下几类：

（1）十分常见　不良反应发生率≥ 1/10；

（2）常见　1/100 ≤不良反应发生率< 1/10；

（3）不常见　1/1000 ≤不良反应发生率< 1/100；

（4）罕见　1/10000 ≤不良反应发生率< 1/1000；

（5）极罕见　不良反应发生率< 1/10000；

（6）未知　根据现有数据无法估计发生率。这一类信息主要来源于上市后的发现，因为暴露人群的数量未知，不良事件的确切数量未知，真正的发生率无法计算，所以归为“未知”。

安慰剂对照临床研究是评估不良反应发生率的金标准。例如：在临床试验中，研究药物组和安慰剂组均有不良事件“肺炎”报告，其发生率为研究药物组15%、安慰剂组7%。

经过分析评价，认为肺炎的发生和使用研究药物有关，是药品的不良反应，需要将肺炎列入CCDS/说明书的不良反应列表中。其发生率是研究药物组不良事件的发生率，即15%，而非8%（15%与7%的差值）。不良反应的发生率应当用暴露人群中的总体发病率，而不是与安慰剂或对照药的差异或相对风险。

另外，15%代表的是整个研究药物组中发生肺炎的所有病例，而非只是其中被评价为与研究药物相关的病例。这一点十分重要。

不良反应列表中尽量使用MedDRA首选术语（preferred term）。这个首选术语代表的其实是一组有相似医学概念的词组群。例如，说明书中提及了“贫血”，如果收到“血红蛋白下降”的报告，则认为“血红蛋白下降”为说明书中已列出的事件。

需要加入说明书的不良反应，一定要与药品的使用有合理的可能性。以下情况不需要加入CCDS不良反应部分：不存在可疑关联性，表达“耐受性很好”这类的词语，或者说明不会发生某个不良反应的陈述。

二、更新说明书

上市后，随着安全性信息来源的扩大，新的信息可能来自于临床试验、上市后安全性研究和自发报告，以及文献等。例如，通过信号检测、信号分析评价，有新的不良事件被认为与使用药品有关，是该药品的不良反应，需要将该不良反应添加到说明书的不良反应列表中，更新说明书。

更新说明书，尤其是增加不良事件，不是药物警戒一个部门的决定，而是由药物警戒人员提出建议，获得由多部门专家组成的安全管理团队的支持，并获得持有人管理层的同意。

任何新添加的不良反应都要有信号评价文件的支持（见第三节）；只有在证据充分时才列入说明书。该信号评价文件在申请说明书更新时向药品监督管理部门递交。

更新（添加或删除）说明书的不良反应部分需要有充分的证据证明不良事件和药品之间存在 / 不存在关联性。

三、更新说明书的流程

各持有人更新说明书的流程会有差异，但一般流程如下：

（1）药物警戒人员分析并确定是不良反应，不良反应的发生与药品使用相关，并完成信号评价的文件。

（2）药品安全管理团队 / 产品专家团队同意药物警戒部门的评价，并建议更新说明书。

（3）团队讨论说明书更新的语言或用词。

（4）经公司安全委员会批准。

（5）负责说明书的团队实施更新（通常隶属于注册部门）。

参与说明书讨论的专家一般由以下部门的代表组成：说明书负责人、注册、临床开发、药物警戒、药理、毒理、医学事务、流行病学等。

第六节　临床试验期间的风险管理

信号检测和风险管理贯穿于药品整个生命周期。本章前五节内容同样适用于临床试验期间的风险管理。临床试验期间个例药品不良反应收集和报告已在第六章介绍，本节主要介绍风险管理人员在临床试验中的职责。

一、临床试验开始前

药物警戒风险管理人员应积极参与临床试验方案的设计，重点针对以下方面提供建议和决策：

（1）根据药物特性和已获得的安全性信息，定义临床试验中哪些不良事件是需要重点关注的事件（AE of special interest, AESI）。

（2）审阅入组 / 排除标准，确保有可能获益小于风险的受试者不被纳入试验。

（3）定义治疗中出现的不良事件（treatment emergent AE, TEAE），即使用最后一剂研究药物后多长时间内发生的不良事件被认为是 TEAE。通常认为 4~5 个半衰期后，血药浓度已经降低到没有临床意义，即药物已清除，所以可以设定距离最后一剂研究药物 5~6 个药物半衰期内发生的 AE 为 TEAE；或者采用更保守的期限，如 1 周、2 周，或者 30 天。同一研究药物的不同临床试验中，TEAE 的定义应尽量一致，以利于以后对同一药品的多个临床试验进行汇总分析。

二、临床试验进行中

录入药物警戒数据库的严重不良事件（SAE），应由具有医学背景的专职人员及时审阅。药物警戒部门积极与临床试验团队合作，制定审阅计划，定期汇总分析严重不良事件、审阅未录入药物警戒数据库的非严重不良事件，以及重点关注的 AESI。如果发现未知的相似不良事件，不能排除与研究药物的关联性，应该设置 MedDRA 检索条件，检索药物警戒数据库，及时按医学主题进行汇总分析。

同时不要忽略实验室检查结果。风险管理人员应该定期审阅实验室检查结果，尤其是未报告为 AE 的异常的数据，及时发现可能的安全性信号。

在盲态的临床试验中，评价不良事件时应假设受试者使用了研究药物。

三、获得临床试验数据后

临床试验完成后，及时对试验中的完整数据进行分析评价，发现与研究药物使用相关联的不良反应及其特性，更新研究者手册，并在临床试验报告（clinical study report, CSR）中阐述。

评价新发现的不良反应是否影响研究药物在受试人群中的获益-风险平衡，如需要，及时制定风险控制措施。

思考题〉〉〉

1. 如何衡量获益和风险的大小？如何计算获益和风险的比值？获益大于风险多少才是平衡？
2. 收到几个类似的不良事件需要更新说明书？

第八章

药品安全性更新报告

在药物临床研发和上市后的整个生命周期中，持续进行安全性信息监测和分析对于患者用药的风险评估至关重要。同样重要的是，药物研发和（或）上市负责人有责任向监管机构和利益相关方（如临床研究中的研究者、伦理委员会等）通报安全性分析结果和药物的安全性特征，并汇报针对安全性问题而制定的行动计划和已采取的行动。

药物安全性更新报告是指根据各国法规或监管当局要求，对各种来源的药物安全性信息，包括临床前安全性数据、临床研究数据、上市后安全性报告等，进行汇总和分析，评估药物获益-风险状态，并按要求定期或按需完成撰写和递交的报告，此报告是药物临床研发和（或）上市后监测过程中，研发或上市负责人需要撰写的重要报告类型。

安全性更新报告的特点：

（1）安全性更新报告的法规要求在不同国家存在差异，报告撰写内容、格式及周期等应根据各国法规要求进行调整。

（2）安全性更新报告为专业性较强的技术类文件，负责撰写的人员需要经过药物警戒及医药相关的培训和（或）具有相关经验。

（3）安全性更新报告是综合性文件，申办者或持有人内部需要多部门共同协作完成。

安全性更新报告因产品所处的阶段及撰写目的的不同而异，可有多种类型，主要包括研发期间安全性更新报告（Development Safety Update Report, DSUR），定期安全性更新报告（Periodic Safety Update Report, PSUR）和定期获益-风险评估报告（Periodic Benefit Risk Evaluation Report, PBRER）以及其他安全性更新和总结报告。本章将对这些报告法规依据、撰写前准备、撰写要求和递交等内容进行描述。

第一节　研发期间安全性更新报告

对处于研发期间的药物，临床研究申办者应根据法规要求向各国监管机构递交 DSUR 报告，无论其是否已经上市。每年递交的 DSUR 报告需对临床研究 / 项目进展情况及研究结果进行更新，并深入回顾和评估研究药物的安全性信息，以确保研究药物在临床研发过程中对受试者的风险被持续评估，以及时发现风险和采取风险控制措施。

一、国内外 DSUR 撰写的法规要求

（一）我国关于 DSUR 撰写和递交的法规要求

2018 年 7 月 27 日，我国国家药品监督管理局（NMPA）发布了《关于调整药物临床试验审评审批程序的公告》（2018 年第 50 号），首次提出提交 DSUR 的要求。随后，该要求被纳入我国新版《药品注册管理办法》（2020 年 3 月 30 日发布，2020 年 7 月 1 日生效）。2020 年 7 月 1 日，药品审评中心制定并发布了《研发期间安全性更新报告管理规范（试行）》，指出我国临床研究申办者应按照人用药品注册技术要求国际协调会（ICH）E2F《研发期间安全性更新报告》的要求编写 DSUR，并对区域特有信息等章节的撰写要求进行了更详细的说明；同时还宣布“原国家食品药品监督管理局药品审评中心《关于化学药 IND 申请药学研究数据提交事宜的通知》（2012 年 5 月 10 日发布）中要求的《化学药 IND 申请药学研究年度报告（试行）》与研发期间安全性更新报告统一，不再单独提交”，药学年度报告相关内容将包含在我国 DSUR 区域特有信息章节。2021 年 5 月 13 日，我国发布的《药物警戒质量管理规范》中也规定“研发期间安全性更新报告及其附件应当严格按照《研发期间安全性更新报告管理规范》完整撰写”。

（二）美国关于 DSUR 撰写和递交的规定

美国联邦法规（21 CFR,312.33）规定，新药研究（Investigational New Drug, IND）申请人应在 IND 申请生效周年日起计 60 天内，每年向 FDA 提交一份简要报告（同时附 1571 表格），以汇报临床研究进展情况，即为新药研究年度报告（Annual Reports, AR）。

由于《ICH E2F 研发期间安全性更新报告》涵盖了美国 IND 年度报告要求的内容，为了促进全球协调统一，美国 FDA 接受可用 DSUR 替代其 IND 年度报告（IND AR），满足美国 FDA 的递交要求，但在 DSUR“区域特有信息”章节，包含美国 FDA 的特殊要求。

（三）欧盟关于 DSUR 撰写和递交的规定

欧盟委员会 Directive 2001/20/EC 第 17 条提到“在整个临床研发期间，申办者应每年向进行临床试验的成员国和伦理委员会递交一份此期间发生的所有疑似严重不良反应列表，以及受试者的安全性报告”，即为年度安全性报告（Annual Safety Report, ASR）。欧盟临床研究指南中指出，欧盟 ASR 报告应依据 ICH E2F 指南要求进行撰写；该指南还要求，报告周期起始点有效的安全性参考信息（RSI）应作为整个报告的安全性参考信息，并作为附件向监管机构和伦理委员会提交。

（四）日本关于 DSUR 撰写和递交的规定

2009 年以前，日本没有要求定期报告临床试验的安全数据。但自 2009 年以来，日本监管部门要求，临床研究申办者应每 6 个月提交一份研发药物的安全数据定期报告，报告中应包括：

（1）药物研发期间所有预期和非预期的可疑不良反应报告（包括日本境外报告）。

（2）6 个月报告周期内的事件数以及自 2009 年 4 月以来的累计报告数。

（3）申办者对上述安全性数据的整体安全性评价等。

与欧美国家类似，日本监管部门接受用 DSUR 来替代日本 6 个月定期报告。

二、DSUR 撰写的基本原则

目前，包括我国在内的许多国家和地区监管部门均以 ICH E2F 研发期间安全性更新报告（DSUR）为基础制定研发药物定期报告的撰写要求。DSUR 撰写的基本原则主要包括如下内容。

（一）DSUR 的撰写范围

一份 DSUR 应尽可能包含同一活性成分的研究药物所有剂型和规格、所有适应证以及研究中接受研究药物的所有患者人群的相关数据（国内申办者按照我国《研发期间安全性更新报告管理规范》的要求“化学药和生物制品应按照相同活性成分，中药按照相同处方”进行准备）。如果不可行（如申办者尚未获得数据），应在 DSUR 引言部分予以解释。DSUR 侧重于研究药物的信息，只有当对照药物与试验受试者的安全相关时，才需要提供对照药物的资料。

（二）DSUR 的数据范围

主要收集研究药物在干预性临床试验（以下简称“临床试验”）中的数据和发现。报告期内由申办者发起的正在进行的或已完成的临床试验和其他研究的所有安全性数据：包括人体药理学、疗效探索性、疗效确证性试验和疗效应用研究等Ⅰ～Ⅳ期临床研究；拓展给药项目、同情用药项目、特殊患者应用等项目；支持产品生产工艺变更的临床试验。此外，如果存在研发合作方，应与其签订药物警戒协议，合作方实施的临床试验数据或上市后数据，也应纳入 DSUR 撰写的数据范围。

与研究药物安全性相关的其他重要发现，包括：观察性或流行病学研究；非临床研究；适用研究药物的其他 DSUR；生产变更或微生物变更；近期发表的文献；结果表明缺乏疗效且对受试者安全造成直接影响的临床试验；相同治疗分类产品的任何其他来源的相关安全性发现等。

（三）DSUR 的安全性参考信息

安全性参考信息（Reference Safety Information, RSI）通常为研究者手册中的指定章节，对于已上市产品，如无研究者手册，可使用产品说明书或其他预先规定的文件。

DSUR 报告期内数据应以报告期内生效的 RSI 作为预期性判定的依据，不能将 DSUR 数据截止点后生效的 RSI 来进行安全性报告的预期性判断。

（四）DSUR 的报告周期和数据起止点

1. 报告周期

一般为一年递交一次，或根据药品审评中心审查情况调整报告周期，直到该药物境内最后一个药品上市注册申请递交，或者在境内不再继续进行研发时为止。

2. 报告起始日

首次报告的起始日为研究药物的国际研发诞生日（DIBD），即药物临床试验在境内获准的或在全球首次获得临床试验许可的日期。在我国，对于无临床试验许可，以备案形式开展的药物临床试验，可以以首次伦理委员会批准日期作为报告起始日。之后的报告按报告周期类推，相邻报告之间的数据不得出现中断。

3. 数据截止日

每份报告的数据截止日一般为一年报告周期的最后一天。DSUR 应持续递交至该药物境内最后一个药品上市注册申请递交，或者在境内不再继续进行研发时为止。

在我国，DSUR 最后一次递交时应附说明文件，说明该次递交为境内的最后一份 DSUR，并说明申请人是否还在其他国家 / 地区继续进行临床试验。

（五）DSUR 撰写格式及编号

DSUR 应依据 ICH E2F 推荐格式进行撰写，并根据各国药品监督管理局药品审评中心的要求进行调整。

DSUR 为周期性、连续性文件，每期 DSUR 应按照所涵盖数据的周期进行编号，如“××× 药物 DSUR 第 2 次报告（数据范围：2019 年 3 月 12 日 ~2020 年 3 月 11 日）”。

三、DSUR 撰写和递交流程

DSUR 是一个包含临床研究项目进展、研究结果、安全性分析、获益-风险评估等信息的综合性报告文件。因此，DSUR 的撰写需要申办者内多部门共同参与，提供临床研究相关文件及数据支持。

一般来说，药物警戒部门负责总体协调 DSUR 的准备，与各个职能部门一起完成 DSUR 的准备、撰写和审批。其他参与 DSUR 准备的职能部门人员还应包括化合物研发总负责人、药物临床研究医师、临床研究运营负责人、数据管理负责人、数据编程负责人、药物临床前研究负责人、注册负责人，对于上市产品，还应包括上市后医学和市场负责人等。申办者应根据架构和职能来组织相关人员参与 DSUR 的撰写。根据申办者企业组织架构和部门分工不同，人员的职位名称可进行调整。

（一）年度 DSUR 撰写计划的制定和沟通

为确保 DSUR 撰写工作启动时，各职能部门对撰写任务和完成时限有充分的计划和准备，建议申办者可指定专人负责 DSUR 撰写协调。DSUR 撰写协调员应及时记录药物国际研发诞生日（DIBD），制定 DSUR 撰写和递交的整体计划，就 DSUR 撰写任务与相关职能部门人员进行沟通，并做好相应资源配置。

（二）DSUR 的撰写和完成

DSUR的撰写应在数据锁定点（Data Lock Point, DLP）前至少4~12周即启动，包括如下几个步骤。

1. 撰写前准备

撰写前准备是 DSUR 撰写流程中的重要环节。DLP 前至少 4~12 周（根据报告周期内涉及的数据量调整），DSUR 撰写协调员应组织参与 DSUR 准备的各职能部门的人员启动 DSUR 撰写准备。DSUR 准备的启动建议以会议的形式进行，并就以下内容达成一致：

（1）DSUR 的准备总体要求及撰写时间表。

（2）DSUR 撰写数据范围、所需要的数据内容、格式及时限。

（3）提供相应数据和资料的负责人和时限。

（4）各个部门人员在 DSUR 撰写过程中的职责及完成时限。

（5）DSUR 撰写使用的参考安全性信息等。

DSUR 撰写准备中，数据准备是 DSUR 撰写准备的基础，DSUR 撰写需要准备的数据见表 8–1。

表 8–1　DSUR 撰写数据准备

DSUR 所需数据	数据源及格式要求	负责人*
安全性数据列表 •行列表 •汇总表	 •报告周期内严重不良反应（SAR）列表 •严重不良事件（SAE）累计汇总表	药物警戒人员
区域特有信息（格式和内容详细要求参见各区域指南）	•严重不良反应累计汇总表 •报告周期内死亡受试者列表 •报告周期内因 AE 而退出研究的受试者列表	药物警戒、临床运营
患者暴露量数据（按照性别、年龄、种族、药物暴露量分类统计）	按照性别和年龄分类的受试者累计暴露量，按照受试者种族分类的累计暴露量 对于上市后产品，确定患者暴露量计算公式	临床运营，市场和销售（仅适用于上市产品） 药物警戒，临床医学
安全性参考信息（RSI）	•报告周期内有效的各版研究者手册 •研究者手册及 RSI 的变更情况	临床研究医生 / 注册 / 药物警戒
全球上市情况	上市许可证明及公司内部记录表	注册
报告周期内由于安全性原因而采取的措施	内部沟通以及相关行动记录	临床研究医生 / 注册 / 药物警戒
正在进行或已经完成的临床研究情况	临床研究项目登记记录	临床运营
报告期安全性相关的文献	文献检索及记录	医学信息
报告期正在进行或完成的非临床研究数据	临床前研究报告	临床前研究部

*此处负责人可根据申办者内部人员分工不同而变化。

除上述数据外，还包括其他区域特有的要求，如我国要求的“报告周期内发生的药物临床试验方案变更或者临床方面的新发现、非临床或者药学的变化或者新发现总结”以及“下一报告周期内总体研究计划概要”等也需要在 DSUR 准备阶段进行沟通和数据收集。

2.DSUR 的撰写、审阅和定稿

临床研究申请人应根据 ICH E2F 指南示例，建立 DSUR 撰写模板。DSUR 撰写负责人应应用 DSUR 撰写模板，并结合各区域特殊要求进行 DSUR 的撰写。

DSUR 撰写启动至完成应包括如下步骤：

（1）DSUR 模板整理及数据收集汇总。

（2）撰写 DSUR 初稿。

（3）分发至各部门相关人员审阅、审阅意见收集和汇总；参与 DSUR 审核的部门或人员应至少包括药物警戒医师、临床研究医师、药物警戒负责人、注册事务负责人等。

（4）最终质控、审批以及定稿。

DSUR 撰写负责人（或协调人员）负责确保按规定时限完成上述各步骤任务，及时汇总审核意见，进行修订直至所有审核意见均被解决才能定稿，并收集审阅和审批人员的签字。建议 DSUR 定稿时间不晚于 DLP 后 55 天。

（三）DUSR 递交和存档

我国药物临床研究申请人可通过国家药品监督管理局药品审评中心网站向国家药品监督管理局药品审评中心递交 DSUR。完成 DSUR 递交后，IND 申请人应密切关注监管部门的反馈，并根据反馈意见进行问题回复或修改。DSUR 撰写准备中的内外部沟通、相关支持资料、终稿文件以及递交记录均应当妥善保存。其他国家或区域的递交途径需要根据各监管当局的要求进行递交。

各国或区域 DSUR 递交途径虽然存在差异，但关于 DSUR 递交时限均需要在 DLP 后 60 个日历日内完成。因此 DSUR 准备、撰写以及递交各步骤必须有详细的计划和时间表（DSUR 撰写和递交时间举例见表 8-2），以确保按时完成 DSUR 的撰写和递交。如果涉及多个国家的递交，制定 DSUR 撰写时间表时应考虑翻译和校对等时间，确保各语言的 DSUR 均在时限内完成并递交。

表 8-2 DSUR 撰写递交时间举例

步骤	时间（举例）#
DSUR 撰写启动，开始数据准备	DLP－30 天
基于 DSUR 模板进行撰写前准备	DLP－15 天
撰写数据收集、汇总、整合，开始撰写	DLP＋15 天
DSUR 初稿完成，内部质控和医学审阅	DLP＋35 天
汇总意见，完成跨部门审阅	DLP＋40 天
整合全部信息，补充“最新披露信息”，进行最终审阅	DLP＋45 天
定稿，协调签字和审批	DLP＋50 天
递交，存档	DLP＋55 天

该时间举例仅供参考，申办者可根据药物数据量、企业内部流程、翻译需求等进行调整。

需要注意的是，DSUR 除了需要向各国 / 区域的药品监管部门递交外，其相关信息还应该根据各国 / 区域法规要求，向参与临床研究的研究者和（或）伦理委员会报告。我国 2020 年发布的《临床研究质量管理规范》（GCP）中也明确提出，“申办者提供的药物研发期间安全性更新报告应当包括临床试验风险与获益的评估，有关信息通报给所有参加临床试验的研究者及临床试验机构、伦理委员会”。根据 CIOMS Ⅶ以及 ICH E2F 指南说明，可使用 DSUR 的执行摘要向研究者及伦理委员会等递交，也有申办者会同时提供 DSUR 执行摘要及报告期间的严重不良反应列表至研究者和（或）伦理委员会，具体递交内容、格式和时限需要根据各机构及其伦理委员会要求来执行。

四、DSUR 报告结构和内容

DSUR 报告包括封页、执行摘要和目录及内容 3 个部分。

如无特殊原因，建议遵循 ICH E2F 推荐的标准化格式和内容要求进行撰写。ICH E2F 指南对

DSUR 报告的结构和章节、各章节撰写要求均已提供了详细的内容指导和说明。此部分仅针对 DSUR 撰写中需要注意的问题进行讨论和描述。

（一）封页

DSUR 封页是 DSUR 报告的一部分，应显示 DSUR 序列编号、研究药物、报告周期、报告日期、申办者名称和地址、保密声明以及关于纳入非盲性信息的说明。

（二）执行摘要

ICH E2F 指南指出，执行摘要应是一个独立的文件，用于向研究相关人员提供更新信息。DSUR 执行摘要应提供整个报告中所含关键信息的简要概述，其目的是总结 DSUR 每一节的主要安全发现及其重要信息，建议涵盖以下内容：

（1）引言：报告版本和报告期。

（2）研究药物：作用方式、类别、适应证、剂量、给药途径。

（3）估计的累积临床试验暴露量。

（4）上市许可（是 / 否）：如果是，写明国家数量。

（5）因安全性原因采取的措施，包括研究者手册的重大变更。

（6）重要风险总结。

（7）总体安全性评估总结。

（8）结论。

执行摘要应在 DSUR 各章节完成之后基于正文的信息来完成。

如前描述，执行摘要可与封页一起，作为独立文件用于根据各国法规要求提交给研究者、伦理委员会和其他研究相关方。但如果执行摘要中包含了揭盲信息，该文件则不能直接向研究者或伦理委员会提供，也不能向参与临床研究的其他内外部人员公开。临床研究申请人、药物警戒人员在向监管以外的研究相关人员提供该文件时，须确保其不含有揭盲信息。

（三）目录及内容

根据 ICH E2F 指导原则，应严格按要求逐章节完整撰写正文及附件。对于无进展 / 无发现的章节或者附件，相应章节也需要保留，并简要说明不适用或无相关信息。

DSUR 目录以及每个章节的撰写说明或注意事项见表 8-3。

表 8-3 DSUR 章节目录及撰写说明

编号	章节名称	撰写说明
1	前言	研究药物本期 DSUR 的整体说明和相关信息介绍，应将如下内容分段描述： （1）本期 DSUR 一般信息：本期 DSUR 编号、DIBD 以及本次报告周期，既往 DSUR 递交情况 （2）研究药物一般信息：治疗分类、作用机制、用法用量、适用人群等 （3）本次 DSUR 涵盖的数据范围（如临床研究、上市后等） （4）本期 DSUR 中未能涵盖的数据说明，如该研究药物还同时有其他 DSUR，也应该在该章节简述
2	全球上市批准情况	描述产品在报告递交时的上市状态 • 对于尚未上市的药物，简单说明“截止本报告时，××× 产品尚未在全球任何国家获得上市批准” • 对于已上市产品，应详列获得上市许可国家以及上市状态，如产品上市许可状态涉及多个国家，可应用表格的形式进行呈现

续表

<table>
<tr><th>编号</th><th>章节名称</th><th>撰写说明</th></tr>
<tr><td>3</td><td>报告周期内因安全性原因采取的措施</td><td>适用于与安全相关，且对临床试验和药物整个研发计划产生重大影响的措施，在临床研究可能由于安全性原因才采取的行动：
• 出于伦理或安全原因拒绝批准临床试验
• 由于安全性发现或缺乏有效性，部分或全部临床试验暂停或提前终止正在进行的临床试验
• 召回研究药物或对照药物
• 未能获得研究适应证的上市许可，包括自愿撤回上市许可申请
• 由于安全性或有效性原因而修改方案（如剂量变化、研究纳入 / 排除标准的变化、加强受试者监测、限制试验持续时间）
• 与安全问题有关的知情同意文件的更改，研究者手册（Investigator’s Brochure, IB）更新或紧急发送“致研究者或医疗专业人员沟通函”等
• 由监管机构添加与安全相关的特殊报告要求
• 针对安全问题的新研究计划等
例如，研究周期内，临床前或临床研究数据提示研究药物有引发“横纹肌溶解”的潜在风险，并因此进行方案更新（包括增加筛选以及访视时的肌酸激酶检查、排除标准中增加对肌酸激酶的限制、对受试者发生肌酸激酶升高或横纹肌溶解的管理等）、研究者手册更新等，均为因该安全性原因采取的措施。建议可以表格的形式进行描述，如下：
<table>
<tr><th>措施描述</th><th>措施发起方</th><th>采取措施的原因</th><th>措施执行详述</th></tr>
<tr><td>更新研究 ××××-101 的研究方案，增加横纹肌溶解相关风险监测</td><td>申办方</td><td>临床前数据提示研究药物有引发“横纹肌溶解”的潜在风险</td><td>增加筛选以及访视时的肌酸激酶检查、排除标准中增加对肌酸激酶的限制、对受试者发生肌酸激酶升高或横纹肌溶解的管理等</td></tr>
</table></td></tr>
<tr><td>4</td><td>安全性参考信息的变更</td><td>临床研发期间，研究者手册为药物主要的安全性参考信息，针对研究者手册或其他参考资料中的安全性部分变更，包括禁忌证、警告、注意事项、严重药物不良反应、特殊关注的不良事件、相互作用等，以及任何重要的非临床研究（例如，致癌性研究）结果等信息的变更，均应包含在该章节中</td></tr>
<tr><td>5</td><td>报告周期内正在进行和已完成的临床试验清单</td><td>可在报告中进行简单描述，并以表格作为附件</td></tr>
<tr><td>6</td><td>估计的累计暴露量</td><td>包含研发项目及上市后的暴露量；对于已经上市药物，临床研究和上市后的受试者 / 患者暴露量应该分别统计</td></tr>
<tr><td>6.1</td><td>研发项目中受试者的累计暴露量</td><td>受试者暴露量对估算不良反应发生率至关重要
临床研究中的受试者暴露量应根据治疗组或剂量、受试者性别、年龄以及其他影响安全分析的因素分别进行分类汇总；通常应以表格的形式进行逐一分析</td></tr>
<tr><td>6.2</td><td>上市后用药经验中的患者暴露量</td><td>对于上市后产品，还应该估算上市后的患者暴露量。如尚未上市，写“无”或“不适用”</td></tr>
<tr><td>7</td><td>行列表和汇总表中的数据</td><td>累计 SAE 汇总表</td></tr>
<tr><td>7.1</td><td>参考信息</td><td>该章节指的是对本报告期内的 SAE 进行预期性判断时所参考的文件，并需要注明文件版本号，通常即为研究者手册及其版本号</td></tr>
<tr><td>7.2</td><td>报告周期内严重不良反应行列表</td><td>严重不良反应是由研究者和（或）申办者任何一方评价为与研究治疗相关的严重不良事件。按照模板制作表格作为附件，并需注明事件的预期性</td></tr>
<tr><td>7.3</td><td>严重不良事件的累计汇总表</td><td>需要列出各治疗组按 SOC 和 PT 汇总的 SAE 数量。该汇总表页作为附件提供</td></tr>
<tr><td>8</td><td>报告周期内临床试验中有意义的发现</td><td>包括有效性和安全性的重要发现</td></tr>
</table>

续表

编号	章节名称	撰写说明
8.1	已完成的临床试验	（1）仅包括在报告周期内完成的临床试验，之前完成的无需再次描述 （2）每项临床研究应逐一撰写，可以使用描述性方式，也可以采用大纲摘要的格式，便于直观描述 （3）应对报告周期内每项研究的重要安全性病例进行逐一描述和分析，重要病例包括死亡病例、严重不良反应（SAR）或 SUSAR 病例以及其他有重要临床有意义的病例；对于研发早期的探索性临床研究，还应根据病例信息对 DLT（Dose Limit Toxicity，剂量限制毒性）事件进行描述和分析
8.2	正在进行的临床试验	包括严重不良反应中的安全性发现、中期分析结果以及由于安全性事件而揭盲的病例信息。对于安全性病例的分析，同已完成临床试验
8.3	长期随访	即使研究结束，但如果获得长期的随访信息，应在该章节进行描述；由于新型治疗药物或治疗方法（如基因疗法、细胞疗法等）长期安全性数据有限，所以该章节也是监管关注的重点
8.4	研究药物的其他治疗应用	包括来自扩展用药项目、同情用药项目以及指定患者用药项目等来源的安全性和有效性数据
8.5	与联合治疗相关的新的安全性数据	适用于研究药物同步开展复方制剂临床研发的情形
9	非干预性研究的安全性发现	观察性研究，流行病学研究，患者注册项目等项目；研究者或其他第三方发起的非干预性研究
10	其他临床试验 / 研究安全性信息	主要指共同研发方开展临床研究数据信息，如果存在共同开发，应提前在双方药物警戒协议中进行明确，并包含其临床研究中的安全性信息
11	上市后的安全性发现	重点关注在报告周期内对产品说明书安全性章节进行修订或其他导致产品安全性信息更新的数据
12	非临床数据	报告周期内临床前数据及毒理学数据更新或新的发现，包括致癌性、生殖毒性、免疫毒性等，同时还应对这些新的发现对受试者或患者安全性可能的影响进行评估
13	文献	报告周期内与本药物相关的文献或报告，需要纳入报告中的文献主要为： （1）报告周期内涉及药物的重要安全性发现 （2）除公开发表的文献外，还应该包括学术会议报道或会议摘要等
14	其他 DSUR	主要包括如下两种情形： （1）同一申办者准备多份 DSUR （2）其他申办者准备的 DSUR
15	缺乏疗效	主要适用于治疗严重或危及生命疾病的研究药物，说明在报告期内是否由于缺乏疗效导致受试者发生严重的危及生命的事件
16	区域特有信息	该章节应根据各国或地区要求准备，并在附件中提供。我国以及美国、欧洲等针对该部分的要求见本节“五、区域特有信息”
17	最新披露的信息	指的是数据锁定至定稿前新发现的重要安全性信息，主要为针对受试者产生影响，需要采取措施的安全性发现
18	整体安全性评估	研究药物报告周期内的数据是否提示新的风险和发现，并对其特征进行描述和分析，确定有无新的重要风险，评估获益-风险是否发生改变
18.1	风险评估	对报告周期内的数据进行分析，评估是否存在对受试者有重大影响的风险，确定是否提示新的安全性发现或既往安全性特征发生改变，包括： （1）系统器官损伤（肝毒性、肾毒性、心血管毒性等） （2）其他重要安全性发现及分析，包括药物相互作用、药物过量、特殊人群用药等 注：该章节重点分析新的发现，对于药物已知的安全性问题（包括已识别的重要风险和潜在重要风险等），如无性质、严重程度或频率的改变，可不展开描述
18.2	获益-风险考量	基于临床和非临床数据的分析，简要说明药物的获益和风险状态，特别是与上一周期相比是否发生改变

续表

编号	章节名称	撰写说明
19	重要风险总结	该章节与第18.1章节的区别为：（1）基于累积数据对药物的安全性进行分析；（2）基于药物已识别的重要风险和潜在的重要风险的分析；药物警戒人员应对每个重要风险进行逐一分析和评估，且每个重要风险的描述应包括3个部分： A. 非临床数据：应对该风险相关的所有非临床数据进行汇总，包括体外试验和动物实验数据（临床前研究部门提供） B. 临床数据：药物警戒人员应制定针对每个风险或信号的数据检索策略，可以使用风险对应的MedDRA SMQ来进行病例检索和抓取，PV人员也可以根据药物安全性特征和风险本身的性质，对检索条件进行设定，并根据检索策略对临床数据进行检索。例如，“肝功能损伤”为研究药物的已识别重要风险，可使用MedDRA SMQ“各种与药物相关的肝病”进行病例检索，并对该风险涉及事件和病例数据进行汇总和分析，包括该风险相关的累积病例数，不良事件类型及发生频次，严重程度、严重性等；从而评价更新的安全性数据是否对药物获益-风险状态产生影响 C. 风险控制计划：针对每个风险，应基于临床前和临床数据的分析评估，制定风险控制计划，包括临床研究方案入排标准、临床研究过程中的监测项目以及监测频次、不良事件管理以及研究者手册（IB）和知情同意书（ICF）更新等方式 例如，肝损伤为研究药物已识别重要风险，临床研究方案的排除标准中增加患者基线期肝功能相关指标（ALT，AST和TBIL等）的检查，并规定对于基线期明显异常的患者不纳入研究；同时还应在临床研究过程中，增加肝功能检查；增加肝功能异常的管理方法，如药物剂量调整以及监测方法等；同时应在研究者手册和患者知情同意书中进行描述说明 该章节汇总所有数据评估药物的安全性特征是否发生改变，每个风险都应包括临床前数据、临床数据以及针对风险采取的措施等信息
20	结论	简要总结药物安全性、有效性特征是否发生变更，以及拟采取的措施
	附件	根据模板准备

五、区域特有的信息

虽然ICH E2F指南已经被大多数国家或区域普遍接受，但不同国家或区域针对区域特有的信息的要求存在差异。我国以及美国和欧盟关于区域特有信息相关要求可参见表8-4。

表8-4　我国、美国和欧洲对DSUR中区域特有信息相关要求

国家/区域	区域特有信息要求
中国	1. 严重不良反应（SAR）累计汇总表 2. 报告周期内境内死亡受试者列表 3. 报告周期内境内因任何不良事件而退出临床试验的受试者列表 4. 报告周期内发生的药物临床试验方案变更或者临床方面的新发现、非临床或者药学的变化或者新发现总结表 5. 下一报告周期内总体研究计划概要 详细撰写要求及模板可参见《研发期间安全性更新报告管理规范（试行）》（国家药品监督管理局药品审评中心）
美国	1. 报告周期内受试者死亡列表，列表中要包含病例编号、治疗组、死亡原因等信息 2. 报告周期内因不良事件退出研究的受试者列表 3. 生产/微生物学的重大变更 4. 对Ⅰ期方案的重大修订 5. 下一年度的总体研究计划概要 6. 针对US IND未解决问题的记录
欧洲	严重不良反应（SAR）累计汇总表 • 从DIBD开始截至DLP的SAR • 列出各治疗组按SOC和PT汇总的SAE数量

值得注意的是，临床研究申请人有责任对临床研究药物进行持续的安全性风险的识别、评估和管

理，从而保障受试者的安全。DSUR 是以描述性报告的形式定期向监管部门进行汇报临床研究中的进展和发现，是临床研究申请人在获得临床研究许可之后，与监管部门的重要沟通途径。因此，不能用 DSUR 报告的撰写来替代信号检测、风险评估或风险管理等制度和流程。

第二节 定期安全性更新报告和定期获益-风险评估报告

药物获得上市许可后，将暴露于更多、更复杂的患者人群，上市后安全性监测以及定期的安全性评估是药品全生命周期管理的必要流程，也是药品上市许可持有人必须要履行的法规要求。与 DSUR 对应，PSUR 或 PBRER 是针对获得上市许可的药物需要准备的安全性总结报告，药品上市许可持有人需要根据法规要求进行报告的准备，并定期向相应监管部门递交。PSUR 或 PBRER 是一份独立文件，包含对上市产品安全相关信息的全面回顾，这种回顾和分析的过程，也是识别药物新的安全性信号、确定获益-风险特征变化、与监管机构进行风险沟通的过程；同时，PSUR/PBRER 中还应对风险管理计划相关措施进行描述，并通过 PSUR/PBRER 监测和定期更新这些措施的完成情况及有效性等。特别是 PBRER，从药物获益-风险的角度对药品进行综合评估。因此，PSUR/PBRER 不仅是一份报告，更是一套重要的药物警戒工具。

一、从 PSUR 到 PBRER

（一）PSUR 的发展和演变

PSUR 的概念最早来自 CIOMS Ⅱ工作组于 1992 年发布的工作报告，报告提出要对上市药物安全性数据进行定期汇总和分析。该提议成为 ICH E2C 工作指南：“临床安全性数据管理：上市药物定期安全性更新报告”制定的基础。1996 年 11 月，ICH 采纳并批准了 ICH E2C 定期安全性更新报告指南［ICH E2 C（R1）指南］，建议将 PSUR 作为已获批药物和生物制品上市后定期安全性报告的通用格式，并对 PSUR 提交格式、内容和时间等要求进行了描述。基于各国在指南早期应用中存在的问题，CIOMS Ⅴ工作组在工作报告“药物警戒当前的挑战：实用方法”中针对 PSUR 内容和编写问题进行了讨论和建议。根据这些讨论和建议，ICH 于 2003 年 2 月批准并最终制定了附录，进一步阐明了 ICH E2 C（R1）指南的细化要求。此后，PSUR 被欧洲国家、日本以及其他越来越多的国家采用，美国也接受 PSUR 可在一定限度内替代其上市产品定期报告，PSUR 逐渐成为上市药物安全性总结的全球标准性报告。

2012 年以来，人们逐渐认识到，当对药物的安全性进行评价时，还应同时考虑药物的获益，进行综合获益-风险（B-R）评估才更有意义。因此，ICH 对 ICH E2 C（R1）指南进行了修订，并于 2012 年 11 月 15 日发布了 ICH E2 C（R2）定期获益-风险评估报告（PBRER）［ICH E2 C（R2）第 4 版指南］。PBRER 从对定期安全性更新的狭义关注转移到更广泛的定期获益-风险（B-R）评价范围内，因此该指南将上市后定期安全性报告的名称由 PSUR 替换为 PBRER，并描述了 PBRER 提交的推荐格式、内容和时间。与 PSUR 一样，PBRER 正逐渐被 ICH 区域以及其他国家监管部门所采纳，但各国关于定期上市后安全性报告的递交要求尚未完全统一。

（二）PSUR 与 PBRER 的关系

PBRER 并非 PSUR 的补充，而是 PSUR 的更新升级，PBRER 将替代 PSUR 作为上市许可持有人定期向监管部门提交的安全性分析评价报告。

PSUR 是以风险为基础的阶段性报告，重点关注的是在规定的报告周期内和患者暴露背景下，对新的安全性信息进行评估，以确定是否应变更安全性参考信息，以确保最佳和安全使用药物，即 PSUR 分析的是某个时间段内新的安全性数据。PBRER 更强调评估药物的总体 B-R（获益-风险）特征，PBRER 中有一个单独章节来评估药物重要的疗效 / 有效性信息；同时，PBRER 安全性数据分析包括报告期内数据和累积安全性数据，最终针对药物所获批适应证和人群进行综合的 B-R 评估。PBRER 中关于 B-R 的分析也为监管部门进行决策（包括是否维持、限制或撤销药物的上市许可）的重要参考。

二、国内外 PSUR 和 PBRER 相关法规要求

（一）我国关于 PSUR 和 PBRER 撰写和递交的要求

2011 年 7 月，我国《药品不良反应报告和监测管理办法》（卫生部令第 81 号）正式发布实施，在我国首次提出定期安全性更新报告（PSUR）的递交要求。2012 年 9 月，我国药品监督管理局（原国家食品药品监督管理局）依据 ICH E2C（R1）制定了《药品定期安全性更新报告撰写规范》，随后发布了“药品定期安全性更新报告（PSUR）的常见问题与回答”系列（1~5，截至 2020 年 9 月），为企业提供详细的技术指导。

2020 年 7 月，国家药品监督管理局宣布，“药品上市许可持有人可以提交 PBRER，也可按照《药品不良反应报告和监测管理办法》（卫生部令第 81 号）和《国家食品药品监督管理局关于印发药品定期安全性更新报告撰写规范的通知》的要求提交报告。”并在随后发布的“药品定期安全性更新报告（PSUR）的常见问题与回答 5”中对 PBRER 的递交时限进行了说明，这也提示我国上市后安全性总结报告撰写要求正在从 PSUR 向 PBRER 过渡，逐渐与 ICH 指南要求接轨统一。

2021 年 5 月 13 日，我国发布《药物警戒质量管理规范》也明确规定 PSUR 的“格式和内容应当符合药品定期安全性更新报告撰写规范的要求”，同时也提到“持有人可以提交定期获益-风险评估报告代替定期安全性更新报告，其撰写格式和递交要求适用国际人用药品注册技术协调会相关指导原则，其他要求同定期安全性更新报告”。

（二）美国关于 PSUR/PBRER 撰写和递交的要求

1. 美国上市后定期不良反应报告

美国联邦法规（21 CFR,314.80 和 21 CFR,600.80）规定，上市许可持有人有责任向 FDA 递交上市后定期不良反应报告（Periodic Adverse Drug Experience Report, PADER），对上市药物不良反应信息进行汇总。为了促进各地区和国家关于上市后定期安全性报告递交的统一，早在 1996 年，FDA 即采纳了 ICH E2C 指南，并于 1997 年 5 月将其作为 FDA 行业指南。

2.PBRER

2016 年 7 月 19 日，FDA 进一步采用了 ICH E2C（R2）定期获益-风险评估报告（PBRER）指南，并将其作为行业指南发布。对于已获得 PSUR 豁免的上市许可持有人，可直接使用 PBRER 替代 PSUR 进行递交。

除了递交 PBRER 外，上市许可持有人还需要递交在报告期间递交的所有 ICSR 的列表、确定已获批美国说明书变更的描述以及 DLP 时生效的美国说明书副本。同时，还必须以电子方式递交报告期间收到的非加速 ICSR，不包括任何先前递交的非快速 ICSR。

（三）欧洲关于 PSUR/PBRER 撰写和递交的要求

早在 2011 年，欧洲药品管理局（EMA）发布的药物警戒质量管理规范（GVP）中就已经开始采用 PBRER 替代 PSUR。随着 ICH E2C（R2）更新的发布，EMA GVP 也于 2013 年底进行更新，采纳了 ICH 指南要求，但同时也包含有 EU 特殊的撰写要求，同时 EMA 法规更新中也指出，对于仿制药、

成熟药品、传统草药类等药品，如无特殊要求，不需要递交 PSUR；而针对某些同一活性成分的产品，EMA 将发布“联合参考日期列表”，MAH 需要根据列表中规定的数据锁定点以及撰写频率进行 PSUR 的准备和递交。详见 EMA GVP Module Ⅶ。

需要注意的是，尽管 EMA 采用了 ICH E2 C（R2）的格式和内容，但为确保与欧盟法规要求一致，仍保留了之前 PSUR 的叫法，即仍将这种包含 B-R 评估的上市后安全性总结报告叫作 PSUR。

三、PSUR 和 PBRER 的撰写原则

目前我国正处于从 PSUR 向 PBRER 的过渡期，上市许可持有人既可依据现行法规和指南进行 PSUR 的撰写和递交，而对于已经开始实施 PBRER 的企业，也可参照 ICH 指南要求进行 PBRER 的准备和递交。

（一）PSUR 撰写基本原则和流程

1. PSUR 撰写原则

自 2012 年我国开始实行 PSUR 撰写和递交以来，监管部门针对如何撰写和递交 PSUR 开展了持续的培训，国内药品生产企业对 PSUR 要求的认识也逐渐成熟并积累了大量的实践经验。我国《药品定期安全性更新报告撰写规范》和“药品定期安全性更新报告（PSUR）的常见问题与回答”中，对 PSUR 撰写的基本原则给予了详细的解释说明，简要概括如下几点：

（1）同一活性成分的药物（中药按同一处方组成的药物），只需要递交一份 PSUR。

（2）PSUR 以首次获得国内注册批准证明文件的时间为数据起点，进行连续递交；国际诞生日（IBD）也可作为数据起点。

（3）递交频次为新药监测期或进口注册 5 年内药品，每年递交一次；其他产品，每 5 年递交一次。

（4）安全性参考信息：一般情况下，应以数据锁定点时处于生效状态的公司核心安全数据（CCDS）作为 PSUR 的安全性参考信息；对于无 CCDS 的产品（如仅在国内上市销售），可用数据锁定点时正在使用的说明书作为安全性参考信息。

2. PSUR 结构及内容

以 ICH E2C（R1）指南为依据，我国 PSUR 撰写规范提示，PSUR 应包含封面、目录和正文三部分内容。

封面包括产品名称、报告类别（定期安全性更新报告），报告次数、报告期，获取药品批准证明文件时间，公司名称、地址、邮编及传真，负责药品安全的部门、负责人及联系方式（包括手机、固定电话、电子邮箱等），报告递交时间，以及隐私保护等相关信息。

PSUR 共包括 10 个模块的内容，应参照撰写指南对各模块结构进行再分级，目录应尽可能详细，建议要包含三级目录。

PSUR 正文应该根据目录和模板逐章撰写，特别是对报告期间发生的新的、严重的不良反应进行重点分析和评估，对于无信息或不适用的章节，也必须进行描述说明；同时还应对安全性风险管理计划以及执行情况进行总结汇报。

3. PSUR 的撰写流程

PSUR 的撰写也需要多部门人员的共同参与，至少应当包括药物警戒部门、医学部门、市场 / 销售部门、注册部门，如果有临床前或临床研究正在开展，还应该包括临床前部门及临床运营部门。需要注意的是，如产品涉及与其他持有人合作开发和（或）合作上市情况，应与合作方签订药物警戒协议，并确保 PSUR 撰写时包含来自合作方的数据。

PSUR 的撰写也应包括撰写前准备、撰写审核和递交存档的步骤。MAH 应建立 PSUR 撰写流程，对各步骤的任务、负责人以及时限进行明确规定（与 DSUR 类似，参见表 8-5），确保报告撰写完整、科学和及时。

表 8-5　PSUR 撰写流程及负责部门举例

步骤	描述及注意事项	负责部门（举例）#
撰写前准备	PSUR 年度撰写计划：确认递交频率、数据锁定设定与法规要求一致	药物警戒部门、注册部门
	PSUR 模板准备：以撰写指南为基础制定	药物警戒部门、医学部门、注册部门
	PSUR 撰写启动会议	药物警戒部门、医学部门、市场 / 销售部门、注册部门及其他（如合作开发 / 上市人员）
	根据会议讨论，准备数据，提供撰写人	
撰写、审核和定稿	初稿撰写，部门内审阅	药物警戒部门
	整合修订，进行跨部门审核	
	整合全部信息，补充“最新披露信息”，完成最终审阅	多部门人员
递交存档	定稿，协调签字和审批	药物警戒部门
	递交，存档	药物警戒部门

此处负责人可根据 MAH 内部人员分工不同而变化。

PSUR 完成撰写后，应通过上市许可持有人直报系统向国家不良反应监测中心递交。

（二）PBRER 区别于 PSUR 的撰写要求

PBRER 的撰写基本原则与 PSUR 相似，包括同一活性成分一份报告的原则、统一数据锁定点的原则等，但 PBRER 在内容结构和评估方法方面增加了新的要求。

1. 获益–风险评估

PBRER 与 PSUR 最重要的区别就是前者要求包括充分的获益数据，同时获益和风险数据均应为累积数据，从而进行获益–风险全面评估。ICH E2C（R2）推荐的 PBRER 撰写模板中，共包含了 19 个模块的内容（不含附录，见表 8–6），其中第 15~18 章包括安全性信号状态、信号和风险、获益数据和获益–风险评估的内容，是 PBRER 较 PSUR 新增的章节。

（1）安全性信号和风险　对报告期内出现的信息以及累积数据进行回顾，并针对如下安全性风险进行确认。

1）报告期内安全性信号汇总及更新：PBRER 附录 C 要求，列出报告周期内新发现的信号，并按照“进行中”和周期内被“关闭”进行列表分析。

2）每个信号和风险的变化：是否发现了新的潜在风险或已确定风险，或报告期内新的信息是否影响已确定风险 / 潜在风险 / 缺失信息的安全性特征，需要逐一针对每个信号和风险的累积数据进行全面分析。

3）针对重要风险或特殊安全性问题的风险控制措施、执行情况以及有效性评估，并分析现有风险管理措施对于管理产品风险是否充分等。

（2）获益数据（疗效和效果数据）　获益信息的范围应包括临床试验和获批适应证的真实世界数据，即应包括从 DIBD 开始截至本周期数据锁定点的全部数据。

如果一个产品同时有多个适应证获批，还应该按照适应证或治疗人群对获益情况进行分别评估。

同时，CCDS 或其他作为安全性参考信息的文件中，除包括安全性信息外，还应该包含所有获批的适应证。

（3）获益–风险评估　获益–风险平衡应针对特定的适应证或人群进行，对于多个适应证的产品，也应该按照适应证分别进行描述，对于同一适应证内不同人群的获益和风险存在显著差异的情况，则应尽可能按人群列出获益–风险评估。

在进行获益–风险评估时，应考虑的因素包括：

1）并非所有获益和风险均对总体获益-风险评估有重要贡献，因此，应说明评估中考虑的关键获益和风险，以整合至获益-风险评价中。

2）需要考虑药品的使用背景和关键获益。包括药品的用途（是治疗、诊断还是预防性用药），所治疗疾病的特点（严重程度、临床结局、现有治疗手段和临床需求等），治疗的人群（相对健康、慢性疾病、罕见疾病），以及治疗的有效率、效果、疗效持续时间等因素。例如，同样的安全性问题，对多种替代疗法治疗急性、非危及生命疾病的药物的获益-风险特征与无替代疗法或替代疗法很少治疗危及生命疾病的药物的获益-风险特征分析完全不同。

3）充分评估关键风险临床重要性，包括毒性性质、严重性、频率、可预测性、可预防性、可逆性、对患者的影响，以及是否来自未许可适应证或人群的临床试验、超说明书用药或误用。

4）获益-风险评估是基于医学和安全的分析评价，通常不将经济学因素纳入分析。

药品的获益-风险评估需要综合考虑多方面的因素，在一定程度上具有不确定性，也难以通过明确的量化或简单的运算得出结论，目前行业内进行获益-风险分析还是以定性分析为主。近年来，EMA等监管机构和行业人员也在进行可量化的获益-风险评估方法的开发和尝试，为未来获益-风险评估和PBRER推行提供更多方法学和工具方面的指导和支持。

2. 临床评价呈现方式

在PBRER撰写中，对产品安全性问题或风险进行评价时，不需要描述每一个病例报告中的详细病例信息，但应针对病例信息进行深入的临床评估和论述。

3. 桥接报告或增补报告

由于PBRER是对累积数据进行的总体评估，适用于PSUR的桥接报告和增补报告均不适用于PBRER。

4. 递交时限

根据报告周期的不同，PBRER的递交有2个时限。

对于周期间隔为1年以及1年以内的报告，递交时限为数据锁定点后70天；对于1年以上的报告，递交时限为数据锁定点后90天。该时限也被我国以及欧洲和美国等国家采纳。

四、PBRER的实施准备

虽然，目前我国仍依据ICH E2C（R1）执行PSUR的撰写和递交，但随着国内行业快速发展以及国际协调统一的需求增加，PBRER被我国采纳并快速推行也是必然的趋势。同时，加快对PBRER要求的掌握，也有助于国内企业在境外（特别是ICH区域）开展业务和合作。因此，建议国内MAH应该提前开展由PSUR向PBRER的过渡，为PBRER的实施做好准备。

（一）制定PBRER模板和撰写流程

PBRER是一份包含疗效、安全性以及患者整体获益的综合性文件，涉及专业更为广泛，专业性要求也更强，因此其撰写需要多部门、多领域的专家共同完成，至少包括临床医学、流行病学、统计学、法规事务以及药物警戒等领域的专家。

PBRER撰写模板应根据ICH E2C（R2）指南制定，同时还应基于模板制定逐个章节的编写指南，特别是对于信号、风险分析以及获益-风险评估等相关模块，应对数据分析呈现形式、数据等内容进行细化，便于分析方法的统一。如有区域特有的撰写要求，还应根据递交国家的特定要求进行模板的调整。目前，我国尚未发布国家特有的撰写要求。

与PSUR一样，PBRER撰写流程也应该制定年度计划，特别是对于同时持有多个上市许可产品的MAH，需要定期回顾撰写计划，确保PBRER撰写周期符合法规要求。PBRER撰写也分为撰写前准备、撰写和审核以及递交和存档的步骤。PBRER撰写流程，应针对每个章节的撰写要求进行说明，并对各章节任务分工、负责人员以及完成时限进行明确界定，为PBRER撰写提供流程支持（具体可参考 PSUR 撰写流程）。

（二）组织 PBRER 撰写培训和沟通

PBRER 撰写准备不限于“模板更新”或流程建立，还应该确保参与 PBRER 准备和撰写的人员均对文件和法规要求有充分的了解，具备相关的医学和法规知识。这些人员不仅限于药物警戒人员，还包括跨部门经过专门培训的医学专家、流行病学专家、统计学专家等，同时也包括管理人员。由于我国 PBRER 推行尚处于起步阶段，相关专业人员的储备少和需求大的冲突在早期阶段会比较突出，所以推行和落实 PBRER 的准备工作，应对 PBRER 编写人员和支持人员进行大量的有效培训，这需要跨职能部门的大合作和管理层人员的充分支持，甚至可能需要企业内部文化的改变，PBRER 的实施也是促进其他职能部门了解药物警戒，并增进沟通和合作的重要机会。EMA GVP 推荐应建立详细的培训计划和培训流程，并根据不同人员在 PBRER 撰写过程中职能的不同，接受针对性的培训，确保撰写人员资质满足撰写要求。

（三）与其他文件的交叉参考与统一

PBRER 的综合性还体现在，其中多个章节与 DSUR、RMP 和其他新药申请需要提交的安全性总结文件互为参考，撰写时需要交叉引用，以确保同一信息在不同文件中的一致性。同时，PBRER 中关于相应内容的更新，可能也会促发其他安全性总结文件的更新。表 8–6 列出了 PBRER 的内容目录与其他文件的交叉引用信息。

表 8–6　PBRER 内容目录及可能与其他文件通用的章节

编号	名称	撰写说明及可能与其他文件交叉的模块
1	介绍	MAH 应在该章节对产品和 PBRER 的情况进行简要介绍，包括如下信息： • 国际诞生日（International Birthdate, IBD）、报告间隔时间、本次报告的期数等 • 药品信息：产品类型、作用机制、适应证、药物配方、剂量和给药途径等说明 • 对正在接受治疗和研究的人群的简要描述 此外，如 PBRER 中存在未包含的任何信息，或该产品本周期内涉及多个 PBRER 时，也应进行简要描述和解释
2	全球上市批准状态	简要描述全球上市状态，信息包括全球首次批准的日期、适应证、获批用药剂量和获得上市许可的国家或地区 交叉参考 E2F，参见表 8–3，2
3	在报告期内因安全性原因而采取的行动	上市后药品因安全性原因采取的措施包括： • 未能获得再注册申请 • 撤销或暂停上市许可 • 由于产品缺陷和质量问题而采取的措施 • 上市许可持有人暂停供应 • 说明书中与安全相关的重大变化，包括限制适用治疗人群 • 向医生或医疗专业人士发布紧急沟通函 • 监管部门提出的安全性监测或额外风险管理活动要求，如要求开展新的上市后研究等 研发阶段药物采取的措施参考 E2F，参见表 8–3，3
4	安全性参考信息的变更	上市后产品的安全性参考信息为核心安全数据（CCDS）或产品说明书（如仅在一个国家获准上市），如 CCDS 或说明书相关章节在报告周期内发生变更，应进行详细描述
5	预估暴露量计算法	结合临床实践设定上市后暴露量计算方法，临床研究和上市后的患者暴露量应该分别计算 该章节与 E2E 和 E2F 文件交叉参考
5.1	临床试验中的累积受试者暴露量	临床研究中的受试者暴露量，参见表 8–3，6.1

续表

<table>
<tr><th>编号</th><th>名称</th><th>撰写说明及可能与其他文件交叉的模块</th></tr>
<tr><td>5.2</td><td>上市后使用中的报告周期内暴露量以及累积暴露量</td><td>上市后使用中的暴露量估算，需要提前收集两方面的信息：
（1）报告周期内，药物的使用情况：主要通过销量来计算
（2）患者日用药量或平均年用药量：可使用 WHO 设定的日剂量（如适用），或根据临床用法用量估算患者暴露量或患者治疗年
需要注意的是，PBRER 撰写一定要明确说明上述两方面的信息，为暴露量的得出提供依据</td></tr>
<tr><td>6</td><td>总结表中的数据</td><td>安全性数据列表，主要以列表形式在附件中呈现</td></tr>
<tr><td>6.1</td><td>参考信息</td><td>用于判断不良事件是否为“已列出”或“未列出”的参考信息，通常为 CCDS 或说明书的【不良反应】章节</td></tr>
<tr><td>6.2</td><td>来自临床试验的严重不良事件累积汇总表</td><td>E2F，参见表 8–3，7.3</td></tr>
<tr><td>6.3</td><td>来自上市后累积和报告周期内数据的汇总表</td><td>以列表的形式分别展示报告周期内以及累积的上市后数据汇总，包括自发报告以及非干预性临床研究中判断与研究治疗有关的不良事件</td></tr>
<tr><td>7</td><td>报告期内来自临床试验的重大发现总结</td><td>临床研究数据，同 E2F，参见表 8–3，8</td></tr>
<tr><td>7.1</td><td>已完成的临床试验</td><td>E2F，参见表 8–3，8.1</td></tr>
<tr><td>7.2</td><td>正在进行的临床试验</td><td>E2F，参见表 8–3，8.2</td></tr>
<tr><td>7.3</td><td>长期随访</td><td>E2F，参见表 8–3，8.3</td></tr>
<tr><td>7.4</td><td>药物的其他治疗用途</td><td>E2F，参见表 8–3，8.4</td></tr>
<tr><td>7.5</td><td>与联合治疗相关的新的安全性数据</td><td>E2F，参见表 8–3，8.5</td></tr>
<tr><td>8</td><td>来自非干预性研究的发现</td><td>E2F，参见表 8–3，9</td></tr>
<tr><td>9</td><td>来自其他临床试验或来源的信息</td><td>• 来自其他临床研究的信息，交叉参考 E2F，见表 8–3，10
• 对于其他来源的信息，主要指本报告周期内的安全性事件或发现，如缺乏疗效、用药错误、妊娠或哺乳期暴露等信息</td></tr>
<tr><td>10</td><td>非临床数据</td><td>E2F，参见表 8–3，12</td></tr>
<tr><td>11</td><td>文献</td><td>E2F，参见表 8–3，13</td></tr>
<tr><td>12</td><td>其他定期报告</td><td>如 DSUR 或企业撰写的其他定期安全性报告</td></tr>
<tr><td>13</td><td>在对照临床试验中缺乏有效性</td><td>E2F，参见表 8–3，15</td></tr>
<tr><td>14</td><td>新出现的信息</td><td>如果本周期 PBRER 的报告覆盖的时间段与 DSUR 相同且提交时限相同，该章节同 E2F，参见表 8–3，17</td></tr>
<tr><td>15</td><td>信号总览：新出现的，正在进行中的或已关闭的</td><td>该章节显示产品上市以来的安全性信号检测发现以及针对信号的处理措施，通常以表格形式进行呈现，如：
<table>
<tr><th>信号名称</th><th>信号状态</th><th>检出时间</th><th>信号来源</th><th>信号评估方法</th><th>处理措施</th></tr>
<tr><td>Steven-Johnson 综合征</td><td>已关闭</td><td>2019 年 9 月 29 日</td><td>自发报告病例</td><td>系统性病例回顾
特定随访调查表格</td><td>更新 RSI；发送紧急致医生沟通函</td></tr>
<tr><td>QTcF 延长</td><td>新信号</td><td>2021 年 9 月 30 日</td><td>动物实验，临床研究</td><td>开展 QTcF 研究</td><td>NA</td></tr>
</table></td></tr>
<tr><td>16</td><td>信号和风险评估</td><td>产品新的信号以及重要风险的全面描述，是 PBRER 的核心章节之一</td></tr>
</table>

续表

编号	名称	撰写说明及可能与其他文件交叉的模块
16.1	安全性问题摘要	安全性问题包括两个部分： （1）正在进行的信号以及新发现的信号，包括上一报告期时尚在检测中的风险信号和本报告期通过信号检测新发现的风险信号，主要来自信号检测发现或者监管部门的要求等 （2）重要风险，包括重要已识别风险和重要潜在风险、重要缺失信息等。信号与重要风险不同（详见第七章），应该分别进行描述和分析。本章节中对报告撰写时的安全性问题进行概述，可以列表的形式呈现
16.2	信号评估	主要说明两个方面的内容：①本周期内是否有新发现的信号；②本报告周期内正在进行的信号（与本表15信号总览对应）和新发现的信号的分析，以及分析结论。针对信号的结论主要分为确认为风险、信号被否定/拒绝以及仍需要继续监测评估，判定为前两者的信号状态将被更新为关闭。该周期内如果有发生信号确认或者信号拒绝，需要在本章节进行详细描述
16.3	风险和新信息的评估	该章节对产品重要风险依次进行分析，评估报告周期内新的信息是否改变产品的风险特征。例如，A产品共有4个重要风险（已识别的和潜在的），分别为肝功能损伤、血细胞较少、肾功能损伤和Q–T间期延长，进行该章节撰写时，应该按照风险依次进行分析。进行风险分析时，如DSUR撰写说明描述，同样针对每个风险制定数据检索条件，使用MedDRA SMQ或预先设定的PT组合来进行数据检索
16.4	风险特征	该章节也需要对产品重要风险进行依次分析，针对每个重要风险（包括重要已识别风险和潜在风险），需要基于以下几个方面对产品安全性特征进行分析： · 产品累积的安全性数据：对安全性数据库中的每个风险相关安全性病例进行系统回顾和评估 · 文献报告：文献中关于该类风险相关的病例报告，以及机制的研究和讨论 · 同类产品的数据 · 临床前的观察等 基于上述信息综合评价各个风险特征，维护或更新药物的风险特征 同时，还应该针对每个风险的特征，评估现有风险管理措施的合理性和有效性、采取的措施
16.5	风险最小化措施的有效性（如果适用）	如有针对某风险的风险最小化措施，并设定检验有效性的方法，应在该章节进行报告
17	获益评估	产品的全面获益评估
17.1	重要的基线有效性/疗效信息	描述截至上个报告周期末或在本周期开始时产品已知的疗效/有效性数据，该数据将作为评估获益的主要依据
17.2	关于有效性/疗效的新确定信息	描述在报告周期内，在获批适应证治疗中，是否有新的疗效/有效性方面的发现，可以包括上市后研究或者文献报告等，如有相关数据，需要在本章节中进行详细描述
17.3	利益的表征	如果第17.2章节中有新的获益发现，本章节应对17.1和17.2的疗效进行整合，并提供产品的获益特征
18	已批准适应证的综合获益-风险分析	评价上市后的临床获益以及风险平衡
18.1	获益-风险背景——医疗需求及重要替代法	应从上市后临床有效性数据，满足临床何种特殊的医疗需求等方面进行汇总说明，充分说明产品的临床获益和价值
18.2	获益-风险分析评估	结合获益和风险情况，评估产品的获益-风险状态
19	结论和行动	E2F主要包括风险特征描述以及风险管理措施
20	PBRER附录	根据正文补充附件

综上可见，PBRER几乎涵盖了上市后药品药物警戒管理的各个方面，既是MAH对上市后药品安全性评估的工具，也是MAH与监管部门进行风险沟通的途径。科学全面的PBRER撰写和分析在药品全生命周期管理中将发挥越来越重要的作用。

第三节　其他安全性总结报告

对于临床研究用药物和获得上市许可的药物，除了法规强制要求定期递交的安全性总结报告外，还需要递交的其他安全性总结报告主要有如下几类：

1. 上市许可申请时提交的文件；
2. 因产品特定安全性问题而进行的非常规安全性总结报告；
3. 各国法规要求定期提交的其他定期安全性总结报告。

这些报告的具体撰写可参照相应指南或与监管部门进行沟通，本节对这几类报告进行简要介绍。

一、上市许可申请时递交的文件

当研究用药物获得充分的疗效和安全性证据时，即可进入到上市许可申请（NDA）阶段，需要将所有累积的非临床和临床数据汇编成申报资料，递交给监管部门。目前，包括我国在内的多数国家，上市许可申请资料均使用通用技术文件（CTD）的标准化格式。其中专门用于安全性分析的文件是CTD 申报资料的重要组成部分，即临床安全性总结（Summary of Clinical Safety, SCS），需要针对所有研究治疗的安全性数据进行系统回顾和分析，确定研究药物的安全性特征，特别是在申报治疗剂量和人群中的安全性特征。

除了 SCS 外，美国申请 NDA 时还需要递交安全性总结报告（Integrated Safety Summary, ISS）和 120 天安全性更新报告。2020 年 12 月，我国药品审评中心发布《抗肿瘤创新药上市申请安全性总结资料准备技术指导原则》，要求肿瘤创新药申请 NDA 时需要提交 ISS，对所有接受研究治疗的受试者的安全性数据进行汇总分析，并作为产品说明书不良反应章节的关键依据。

此外，药物警戒计划中安全性特征描述章节中也需要对产品累积安全性数据进行全面的总结分析，属于安全性总结报告的类型。

二、因产品特定安全性问题而进行的非常规安全性总结报告

产品获准上市后，随着累积安全性数据的增加，如果新的安全性数据促发对产品特定安全性问题的关注，特别是存在可能影响产品获益-风险平衡的风险时，监管机构可以要求 MAH 或者临床研究申办者对产品进行安全性审查（累积或涵盖规定的时间段）。在某些情况下，MAH 或申办者也可主动发起此类安全性审查，作为内部安全性评估活动的正式文件。这种安全性审查需要针对特定风险的汇总数据进行系统评估，分析事件与产品可能的相关性、对患者和公众健康的影响以及进一步的风险最小化行动等。

三、各国法规要求定期递交的其他定期安全性总结报告

根据递交目的或监管部门的不同，可能还存在一些其他定期安全性总结报告的递交要求。在我国，药品申请再注册时需要递交的 5 年安全性总结报告属于该种类型。目前关于该类报告具体撰写要求没有统一的指南规范，需要基于监管机构的沟通来进行撰写。各种形式的安全性总结报告中，安全性的分析评估为报告的核心内容。一般而言，安全性分析报告中应包括的数据如下：

1. 患者暴露情况

如暴露总人数、人群基本特征（性别、年龄、种族等）、药物暴露情况（剂量组、剂量强度等），还应根据分析的目的对人群进行亚组的暴露情况分析。

2. 不良事件 / 不良反应的汇总分析

主要通过 MedDRA 的系统器官分类（SOC）和标准术语（PT）进行展示，描述产品整体安全性特征。

（1）常见不良事件 / 不良反应　例如，发生率＞ 10% 的不良反应（上市前数据）或报告率占比前 20 的不良事件（上市后数据无法计算发生率时），报告撰写人需要根据暴露人数以及产品不良事件分布特征来确定具体的比例或数值。

（2）重度不良事件 / 不良反应　适用于临床研究数据进行 CTCAE 分级的情况，对 CTCAE3 级或以上事件进行分析汇总。

（3）死亡病例　对所有死亡病例进行汇总分析，并汇总因不良反应导致死亡的发生率或报告数。安全性分析中，如果可能，建议对所有死亡病例进行逐一个例分析（详见第七章），综合评估患者基础疾病、医学史、合并用药、医疗操作、流行病学等混杂因素对死亡的影响，综合评估产品致死亡事件的发生风险。

（4）其他严重不良事件 / 不良反应　包括死亡病例以外的严重不良事件的发生率、事件类型等。

（5）导致减量、停药或退出研究的不良事件 / 不良反应。

3. 新的安全性发现

可来自上市许可持有人或研究申办者，也可为监管部门或其他途径的新发现。对于新的安全性信号或发现，需要对信号的识别、分析、验证以及管理等进行详细描述。

4. 特殊关注的事件或重要风险的分析

通过预先制定的检索策略，依次对相关安全性事件或风险进行评估，同时，在安全性参考信息中的用药指导或警告、注意事项或禁忌证等部分，对该类事件还应进行提示。

5. 特殊人群或影响患者安全的其他因素等

报告撰写人应根据法规要求、撰写目的以及产品安全性特点进行报告结构的调整和制定。随着法规和监管要求的不同，各类安全性总结报告的格式和撰写要求会存在差异。但总体而言，所有安全性总结报告均需要对产品的获益-风险状态进行验证，确保患者的获益大于风险。在企业内部，所有的安全性总结报告，都不仅仅是单个部门或单个人员即可完成的工作，需要多部门的合作来共同完成。

因此，制定专门的撰写模板和撰写标准流程，提前明确撰写计划和各部门在文件撰写中的职责和时限，对报告撰写的完成至关重要；同时，产品安全性评估是一个包含药理学、毒理学、临床医学和流行病学等多学科信息的综合评估，安全性总结报告的撰写人员或负责人员应与各部门人员进行充分沟通和讨论，确保报告的科学、完整和准确。

思考题

1. 产品获得上市许可之后，是否即需要开始撰写 PSUR/PBRER 并替代 DSUR？
2. PBRER 和 DSUR（ICH E2F）中的章节内容相同，是否数据也可以直接使用？

第九章

药物警戒体系的质量管理

第一节 质量管理体系概要和法规介绍

我国的《药物警戒质量管理规范》提出：持有人应当制定药物警戒质量目标，建立质量保证系统，对药物警戒体系及活动进行质量管理，不断提升药物警戒体系运行效能，确保药物警戒活动持续符合相关法律法规要求。

质量管理体系建立应基于良好质量管理的原则，预先树立质量方针政策，确定质量目标，明确质量保证系统的结构和流程，定义所需的过程及资源，把质量保证活动加以系统化、标准化及制度化，识别质量目标中的不确定性，设立并应用充分有效的质量控制措施和持续改进方案来确保达成最终目标。

一、行业指南和法规要求

国际标准化组织（ISO）发布的 ISO 9000 系列标准适用于生产型和服务型企业，为质量管理体系（Quality Management System, QMS）提供了基本概念、原则和术语，为各项质量标准和质量体系改进奠定了基础。

目前各国药物监管机构对于质量管理体系的要求大多与国际标准化组织发布的 ISO 9000 及 ISO 9001 标准中关于质量管理规范和质量管理系统的基本原则是一致的。

欧洲药品管理局（EMA）在多项法规中明确要求所有上市许可持有人在公司内部建立质量管理体系，以支持药物警戒活动的执行。因此欧盟的《药物警戒规范指南》第一章节就是药物警戒体系及其质量管理系统，对药物警戒质量管理作了比较详细的指导。

美国 FDA 目前已发布的质量文件大多是基于 ICH 质量指导系列指南，包括 *21 CFR Part 820 Quality System Regulation*、*FDA Guidance for Industry Q9 Quality Risk Management*、*FDA Guidance for Industry Q10 Pharmaceutical Quality System* 等，是药品质量体系的模型，可以在药品生命周期的不同阶段予以实施，其原则也同样适用于药物警戒质量管理。

在 2020 年 1 月 21 日发布的 2020 年第 6 号公告中，国家药品监督管理局推荐申请人按照《ICH Q9: 质量风险管理》《ICH Q10: 药品质量体系》等指导原则及问答文件的要求开展相关业务活动。

2021 年 5 月 13 日我国发布的《药物警戒质量管理规范》，首次明确提出药物警戒质量保证系统的概念和具体要求，并建议定期开展内部审核，以评估药物警戒体系的适宜性、充分性和有效性。目前试行版《药品不良反应报告和监测检查指南》也将逐步随着各项法规及《药物警戒质量管理规范》的推行而进一步更新。

二、质量管理体系相关的概念和定义

（一）ISO 9000 标准中的相关概念和定义

1. 质量（quality）

客体的一组固有特性满足要求的程度。可以概括的理解为“产品或服务符合规定要求或满足需求的程度”。

2. 质量管理（quality manage）

关于质量的管理。质量管理可包括制定质量方针和质量目标，以及通过质量策划、质量保证、质量控制和质量改进实现这些质量目标的过程。

3. 质量方针（quality policy）

关于质量的方针。通常质量方针与组织的总方针相一致，可以与组织的愿景和使命相一致，并为制定质量目标提供框架。

4. 质量目标（quality objective）

与质量有关的目标。质量目标通常依据组织的质量方针制定。通常在组织内的相关职能、层级和过程分别规定质量目标。

5. 质量策划（quality planning）

质量管理的一部分，致力于制定质量目标并规定必要的运行过程和相关资源以实现质量目标。

6. 质量改进（quality improvement）

质量管理的一部分，致力于增强满足质量要求的能力。质量要求可以是有关任何方面的，如有效性、效率或可追溯性。

7. 质量管理体系（quality manage system）

在质量方面指挥和控制组织的管理体系。

（二）ICH Q9

1. 质量

对于一个产品、系统或过程实现需求的内在性质程度。

2. 质量体系

实施质量方针，保证符合质量目标所有方面的总合。

（三）欧盟《药物警戒规范指南》的描述

1. 药物警戒系统的质量

可以定义为该系统的所有特性，这些特性是指系统按照预估的可能性产出与药物警戒目标相关的结果。

2. 质量体系

质量体系是药物警戒系统的组成部分，并有其自己的结构和流程。质量体系应当涵盖药物警戒系统的组织结构、责任、程序、流程和资源，并且应当包括适当的资源管理、合规管理和文档管理。

（四）质量管理体系主要原则

《ISO 9001: 2015质量管理体系要求》的规定：①以客户为关注焦点；②领导的作用；③员工契合；④过程方法；⑤改进；⑥基于事实的决策方法；⑦关系管理。

（五）药品质量体系的要素

《ICH Q10: 药品质量体系》的规定：①工艺性能和产品质量监测系统；②纠正措施和预防措施（CAPA）系统；③变革管理系统；④工艺性能和产品质量的管理评审，适当并按比例将这些元素应用于产品生命周期的不同阶段，识别各个阶段之间的差异和不同的目标。

三、质量保证的过程方法

（一）ISO 9001 策划-实施-检查-改进循环

ISO 9001 策划-实施-检查-改进（plan-do-check-act, PDCA）循环见图 9-1。

1. 策划

根据客户要求和组织方针，为提供结果建立体系目标及其过程，以及所需的资源。

2. 实施

实施策划的安排。

3. 检查

根据方针、目标和要求，对过程、产品和服务进行监督和测量（适用时），并报告结果。

4. 改进（处置）

必要时采取措施，以改进过程绩效。

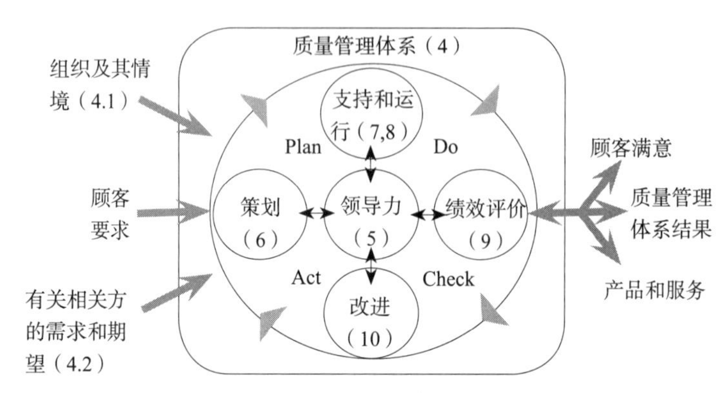

图 9-1 ISO 9001 标准中的 PDCA 循环

PDCA 循环能够应用于所有过程和整个质量管理体系

（二）药物警戒质量周期

基于欧盟《药物警戒规范指南》中定义的药物警戒质量周期，见图 9-2。

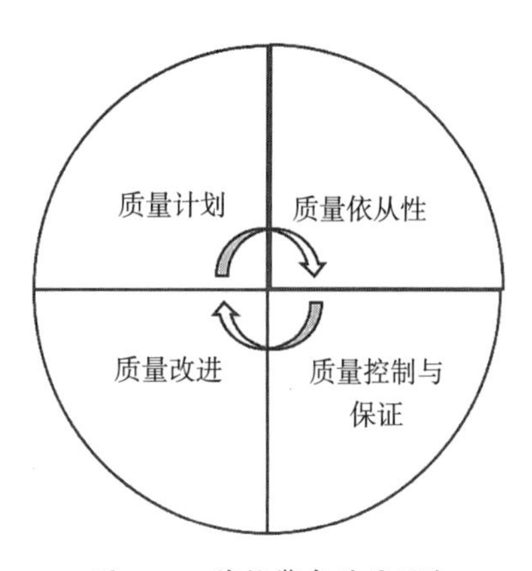

图 9-2 药物警戒质量周期

1. 质量计划

建立药物警戒策略、要求和流程（例如，书面的标准操作规程）。

2. 质量的依从性

按照质量要求完成任务和履行职责。

3. 质量控制与保证

监测和评估药物警戒系统的流程在设立时和执行时的有效性，例如，在（报告处理）过程中的每一个阶段，都应通过内部审核制度验证数据的正确性和完整性，监察和评估报告的质量及合规性。

4. 质量改进

在必要时纠正和改进系统结构和流程。

第二节　药物警戒质量保证系统的建立

药物警戒质量保证系统的重点是质量管控，也是药物警戒体系的组成部分，以确保药品上市许可持有人或临床研究发起人以一个有效的质量管理系统来规范药物警戒活动各个方面的法规遵从性，并及时根据具体的组织变化做出调整。因此，药物警戒质量保证系统应建立在标准化基础上，适应企业的发展规模和阶段，以满足药物警戒体系的需求和法规要求为目标。作为最低限度，药物警戒质量保证系统必须定义组织架构和职责、人员资格和培训、制度和药物警戒关键活动的各项规程、文件、记录和数据管理以及合规管理。

一、构建合理的药物警戒质量保证组织结构

在质量保证系统中领导力起到极其关键的作用，最高领导对建立和维护公司的质量承诺、制定质量方针及有效的质量系统运行负最终责任。领导还需要确定个人与集团的作用、职责、权限，以及与质量保证系统相关的所有部门之间的相互关系。各级领导者应成为组织中的楷模，以领导力推动全体人员的积极参与，达成质量目标。

企业可以根据业务规模和复杂性，适当地与风险管理原则相结合，建立合理的组织结构以承担药物警戒质量保证职责。可能的模式包括如下几项。

（1）由独立的质量单元，如质量管理部门统筹规划并建立企业内的质量管理体系，履行各职能部门的质量管理职责，包括药物警戒质量保证。

（2）在药物警戒职能部门由指定人员或设立专属的质量管理岗位承担药物警戒质量管理。

（3）在各业务职能结构的基础上建立质量保证工作组，以专业工作组而非行政机构的方式在不同职能领域实施质量管理。

质量管理部门或团队着重于：定义企业质量保证系统（QMS）的原则和功能，满足职能部门包括药物警戒质量管理的需求；创建实施指南以保证结果的标准化；提供建议，跟踪进度并验证 QMS 是否能支持职能部门实施各项质量管控的要求；独立的药物警戒审计，包括计划、执行和报告。对药物警戒外包服务商的审计也应包括在职责范围内。

药物警戒质量保证系统在企业的 QMS 的基础上，遵从统一的质量管理原则和标准，如流程文件的层级、文档记录管理的要求、偏差 / 缺陷（NC）上报的标准，以及纠正措施和预防措施（CAPA）管理流程等；在此基础上制定符合药物警戒体系建设要求的质量管理策略和方针，并予以实施。

不论哪种模式，质量管理部门或人员和药物警戒部门或人员之间应具有清晰的责任划分，各司其职并相互配合以履行质量管理的职责。同时质量管理和指定的审计人员应熟悉药物警戒法规要求和业务活动；内部审计人员应保持其独立性，具有公正的态度，秉承诚实、诚信原则，在不明显折损质量的前提下开展活动，审计员不得向他人强加审计事宜的主观判断，保证审计的客观性不受其他因素所影响。

二、制定质量管理手册

药物警戒质量手册是呈现药物警戒原则并总体上描述药物警戒质量方针、策略、目标和过程的工具。质量手册还可以包括药物警戒质量控制指标以体现监测系统的整体性能。

（一）质量方针

质量方针或者质量政策一般由最高领导制定，基于企业的使命、愿景，确保将质量方针和企业战

略方向保持一致，描述企业所需要达到的顾客满意程度和企业成功所需的改进程度及类型，体现对满足适用要求和持续改进质量体系的承诺。

（二）质量目标

质量目标是产品、过程、服务或任何项目必须达到的可被接受的特定质量水平。

我国《药物警戒质量管理规范》对质量管理的基本要求是：不断提升药物警戒体系运行效能，确保药物警戒活动持续符合相关法律法规要求。

因此药物警戒质量目标包括：

1. 确保所有药物警戒活动均以最高的道德标准执行，并遵守法规对 MAH 在药品研制、生产、经营、使用全过程中保障药品安全性的各项要求。

2. 通过向患者、医疗专业人员和公众及时提供有关药品的安全性信息、预防和避免伤害，促进药品的安全合理使用，最终保护患者和公众健康。

（三）质量计划

规定必要的运行过程和相关资源以实现质量目标。包括对资源、培训、体系建立、合规管理、文件管理、记录管理、风险评估、沟通机制及审计执行等方面的规划。

质量计划应和药物警戒系统建设同步，并在计划-实施-检查-改进循环过程中不断检验其完整性和合理性，从而推动持续的质量改进。定期对于药物警戒质量系统的有效性评估也需要进行相应规划。

结合我国《药物警戒质量管理规范》提出的：持有人应当以防控风险为目的，将药物警戒的关键活动纳入质量保证系统中。考虑对以下重点内容的建立有效的质量管控计划：

1. 设置合理的组织机构。
2. 配备满足药物警戒活动所需的人员、设备和资源。
3. 制定符合法律法规要求的管理制度。
4. 制定全面、清晰、可操作的操作规程。
5. 建立有效、畅通的疑似药品不良反应信息收集途径。
6. 开展符合法律法规要求的报告与处置活动。
7. 开展有效的风险信号识别和评估活动。
8. 对已识别的风险采取有效的控制措施。
9. 确保药物警戒相关文件和记录可获取、可查阅、可追溯。

（四）质量文化

质量文化的建立和推行，体现领导层对质量的期望，并激励和认可所有人员在共同的价值观、信任和自由的基础上承责力行。所有质量管理的行为是为了推进系统和整个组织的有效性，而不是成为对个人惩罚的手段，认识到这点才能获得所有人对于质量的不断追求，以及提升全员对药物警戒的重视和配合。

（五）质量控制指标

针对各项关键流程包括系统设置的具体要求设立关键质量控制指标，其达成情况体现了日常药物警戒工作执行能力，为发现体系中潜在的问题提供依据。对质量管理手册定期审阅，结合关键质量控制指标对药物警戒系统潜在风险及其有效性进行判断，识别可能影响达成质量目标的因素，采取预防和应对措施降低风险并持续改进。

第三节　药物警戒关键活动的质量管理

质量保证（QA）和质量控制（QC）是质量管理的两个组成部分，美国质量管理协会（ASQC）的定义为：“QA 是以保证各项质量管理工作实际地、有效地进行与完成为目的的活动体系”。在质量管理体系内，每个过程都通过质量控制步骤进行审查。QC 的最终结果是根据已定义的关键绩效指标进行衡量的。结合药物警戒体系和各项关键活动来落实对药物警戒的质量管理和确保体系的有效运行。

一、组织机构、人员、设备和资源

药品上市许可持有人需要持续关注企业内外部环境的变化，对药物警戒组织的有效性、包括对人员资质和能力、设备和资源、业务可持续性、业务委托的合规性等方面持续评估并加以改善以加强其有效性。

（一）药物警戒组织机构和人员

应充分考虑业务需求和法规要求，设置专门的药物警戒部门，指定药物警戒负责人，确保充足的专职人员或委托机构履行药物警戒职责，具体内容可参考第五章第二节中相关内容。

质量管理关注要点包括：组织架构的设立和维护，对药物警戒负责人等专职人员的资质、职责和岗位描述、与其他业务部门的合作。业务委托的管理将在本节“七、委托业务的质量管理”中详述。

1. 药物警戒部门应设置合理，组织构架应完整，对过程所有者要指定职责、注意正确标注所有岗位和职务并体现在企业的组织构架和药物警戒主文件中，如有人员变动或组织架构变化时应及时更新，标注版本号或变更日期。

2. 与药物警戒业务相关部门也可以在组织构架中标注，同时在药物警戒制度文件中体现这些部门在药物警戒职责中的具体描述。

3. 由管理层定期审核组织架构和岗位职责，如每年一次，确保将相应岗位的工作范围、内容、对任职的资质和能力要求清晰体现；并需要及时根据组织架构或业务内容的变化而调整，如新产品获批上市，需要执行上市后药物警戒管理活动，因此需要调整现有岗位职责或增加岗位。

4. 任职人员能力、背景和经验应符合岗位职责要求。员工应熟悉自己的工作职责要求，并在岗位职责上签字同意；如职责、职务有调整，需要及时体现变更情况。例如，员工的主要职责未变，但从某一个时间点开始承担一部分新业务内容，这部分变化需要及时体现。员工简历应定期更新，如每年一次，以反映员工的最新教育、工作经历和岗位变动情况等。通过绩效评估来确保任职人员履行预期绩效目标。

5. 对组织构架的描述文件、员工简历和岗位职责建议在企业内采用统一模板，并应遵循文档管理规范进行版本控制和存档，由指定负责人签字。

6. 组织架构、药物警戒各岗位职能及业务相关部门的职责描述应和药物警戒主文件的内容保持一致，同步更新。

（二）药物警戒负责人

“药物警戒负责人”不一定等同于药物警戒部门的总负责人，但基于药物警戒负责人的职责“负责药物警戒体系的运行和持续改进，确保药物警戒体系符合相关法律法规和本规范的要求”，担任这一职务的人员通常是药物警戒最高管理团队的一员。

质量管理关注要点包括：职责和岗位描述、权限设定、任命程序、可及性和后备联系人选。以下内容需纳入药物警戒主文件，以定期审阅药物警戒主文件作为质量保证措施。

1. 对药物警戒负责人资质、相关经验的要求和职责范围的设定应符合当前法规要求、并任命符合资质要求的人选。

2. 任命需及时向企业内部、业务相关方和药品监管部门公布，包括任命后30天内在国家药品不良反应监测系统中登记、在药物警戒主文件中记录和描述；同时注意及时更新涉及药物警戒负责人信息的相关文件，如应急流程中的紧急联系人信息。

3. 药物警戒负责人应获得相应权限及足够信息来履行其职责，并在程序文件中体现。例如：审阅药物安全数据库和药物警戒主文件的权限；定期或及时获得产品安全性相关信息；掌握与药物警戒体系相关的内部审计和监管部门的检查计划及执行情况；在重大风险、紧急药品事件以及其他与药物警戒有关的重大事项时可以被及时通知并参与药品安全委员会的风险控制决策。

4. 药物警戒负责人作为药品监管部门及药品不良反应监测机构的联系人，需确保可及性，建立常规和特殊情况联系方式，并及时更新。虽然目前法规没有强制要求药物警戒负责人必须7×24小时及节假期间可及，但具备专用联系电话、由指定代理人后备是相对有效的措施，可保障药物警戒负责人在紧急情况下和监管人员的顺畅沟通。

5. 如设立药物警戒负责人的指定代理人或授权人员，同样建议具备书面任命或授权书，或在管理制度中描述授权范围，如限定地区或分支企业、授权承担特定的业务。尽管目前没有法规对药物警戒负责人的指定代理人提出明确要求，从业务可持续性发展的角度应考虑合理设置。

（三）对药物警戒任职人员的培训

1. 在质量手册中界定对药物警戒人员的培训计划，包括课程内容、完成时限、培训完成情况记录、设置对及时完成培训的完成率要求等。

2. 可根据岗位职责和要求分类设置培训课程和培训计划，如下：

（1）药物警戒核心课程：药物警戒程序性文件、相关法律法规及企业产品的安全性和药品风险信息等。

（2）指定人员的特别培训内容：如针对执行个例不良事件报告的人员必须提供药物警戒数据处理系统的实操培训，并要求受训人员完成模拟案例的录入测试；执行风险监测和评估的人员需要接受医学编码及相关信号检测系统或工具的有关培训，而对于不涉及该工作的人员是非必须培训项。

3. 对不同类型的培训课程设定完成时限，如要求所有药物警戒任职人员需要在入职后的规定时限内完成自学、对于重要的课程可设置定期回顾学习，如年度再培训计划。时限和学习方式应根据企业情况合理设置，以保证任职人员能够及时掌握必要信息和技能。

4. 建立有效维护培训材料的流程，培训课程的内容应及时更新以确保正确性和适宜程度。可以设定适宜的培训考核，并建立信息反馈机制。一方面可检验学员对内容的理解，另一方面可获得对培训材料和培训课程有效性的反馈。

5. 培训记录应完整，包括培训课程名称、完成日期、培训提供者等信息，接受培训的人员应及时签署，保存记录。如果采用电子培训和记录平台，注意及时上传各种培训记录，尤其是外部的相关法规培训。

6. 药物警戒部门管理人员需要定期审核培训计划、培训课程内容及完成情况等。根据这些信息综合分析药物警戒培训的有效性和适宜程度。

7. 质量控制指标包括以下几项：

（1）员工个人培训及时完成率：如年度应达成90%及时完成率（具体根据企业情况设定）。

（2）药物警戒部门的整体培训及时完成率。

（3）培训内容及时更新情况或培训计划定期审核执行情况考察。

（4）培训要求及完成情况和岗位职责符合程度。

（四）对其他人员的药物警戒培训

不仅所有药物警戒专职人员需要及时并持续接受相关专业的流程、技能、知识包括法规要求的培训，还需确保 MAH 的所有员工和相关业务合作方都接受药物警戒相关培训；员工不论在哪个职能部门，均应明白自己在药物警戒活动中职责及其对药物警戒合规的影响。

1. 质量管理要求对培训课程内容、培训开展和实施计划、培训记录、培训完成情况和结果的评估提出具体的要求和制定程序。建议药物警戒部门每年制定一份培训计划，囊括当年需要开展的各种药物警戒相关培训课程和活动、时间计划、针对的培训人群、培训材料、培训记录和存档的规划等。

2. 针对全员进行常规药物安全报告要求的培训是一个持续的过程，需要反复进行。应当有如下机制保证：

（1）新入职的员工应在较短时间内完成上报药品不良反应要求和程序的培训，如入职 1~2 周内完成自学或 1 个月内参加药物警戒部门提供的培训课程。

（2）每半年或每年一次向全员工提供常规不良反应报告要求的再培训等。目前线上培训平台逐渐普及，是非常有效的辅助手段，同时还可以设置简单的测试题目来强化学员对关键信息的记忆。

（3）除了正式的培训，药物警戒部门可以通过一些丰富多样的方式来提醒内部员工对药物安全性报告和药物警戒的关注，如在办公室张贴不良事件报告要求的海报、通过企业内部沟通平台推送不良反应报告要求和联系方式、发表药物警戒科普知识、在每年 9 月 17 日“世界患者安全日”筹备主题活动等。形成良好的企业文化来推动药物警戒的合规性是药物警戒质量管理的核心要素之一。

3. 员工的个人培训计划应根据岗位需求和业务范围来设定，因此与药物警戒工作相关的职务都需要从各自部门的角度、主动纳入相应的药物警戒培训课程。例如，企业热线电话接线人员或前台接待人员，可能会接收到不良反应报告，因此对这些岗位的培训课程中应该包括药品不良反应信息记录、转发及保存等要求的特定培训；又如：医学部人员有较多接触到临床工作者的机会，会被咨询有关产品安全性和药品风险的问题，因此医学部人员学习相关药品的风险信息是非常必要的。

4. 除了企业内部职员，应考虑对业务合作方或外部协议工作人员的药物警戒培训。对这些人员的培训内容、频率、完成时限和培训方式等应有明确的规划。双方都需要留存培训记录除非有明确规定由一方保存。

5. 设置合理的培训完成率，并定期评估完成率，包括针对企业全员工和外部业务合作方的完成情况。绩效目标可以与公司管理层达成一致，并将完成情况呈报至公司管理层。

6. 对培训系统的有效性持续监测，根据培训完成情况或反馈来调整培训策略。例如，培训后的测试题可以检验理解情况，也可以通过数据发现在特定问题上有较高错误率而说明这部分内容的培训需要加强或调整。如在审核的过程中发现，多数员工都无法及时完成培训，需要分析具体原因，如是否设定的完成时限太短或者分配的课程过多导致员工无法在规定时限内及时完成学习，以根据具体原因调整要求。

（五）设备和资源

药物警戒活动涉及不同设施设备包括电子系统的应用，对其设置、部署、验证、安全协议、维护包括数据存储、备份、恢复等都需要有一组管理规程来保障系统设施的功能和用户权限。在药物警戒主文件中根据电子系统不同的应用和功能进行描述，记录其验证、测试及变更等情况。如果需要其他部门，如 IT 部门对这些要求进行支持，应系统性记录信息技术设置和应用过程中的各种情况，使其与药物警戒管理规则保持一致，确保达成药物警戒目标。例如，按照国家药品监督管理局要求，个例安全性报告适用 ICH E2B（R3），因此在规定执行期限前，药物警戒部门可与 IT 部们合作设立符合报告要求的 E2B（R3）信息传输方式进行个例安全性报告，并对报告传输的执行情况持续监测。

对药物警戒应用系统的备份和应急措施应在药物警戒体系可持续发展计划和应急流程中描述，同时考虑对办公室空间和文件存储点的保密性及防火、防水、防虫、防蛀等方面的管理。

二、药物警戒业务持续计划和应急流程

为管控药物警戒体系和药物警戒活动中潜在的风险，应建立体系可持续发展计划，设置应急流程。

1. 界定可能对药物警戒体系造成重大影响的各种风险，定义不同风险级别和对业务的影响程度。

2. 成立应急管理团队，可根据不同风险情况设立一个或多个应急管理团队，有经验的个人或团体可以指引大家在紧急情况下有序应对。

3. 制定业务持续计划和应急流程，包括应急管理团队和关键岗位业务人员的联系方式、药监机构和外部合作方的联系方式和报告系统描述、界定可能受影响的关键业务流程、常用系统和报告模板、规定不同人员的职责和在不同紧急情况下的处理措施，建议根据风险级别设置应急流程触发点。

举例说明：公司网络系统崩溃，无法登录药物警戒数据处理系统和持有人药品不良反应直接报告系统，因此导致产生延误药品监管机构不良反应报告时限的潜在风险。在意外最初发生时无法确定何时能恢复正常运作，因此根据风险级别和预设的触发点：如 8 个小时后仍然无法修复，需要启动最低级别的业务持续计划，由药物警戒部门人员联系药品监管机构主动告知相关情况，与药品监管部门协商采用其他可接受的方式递交药物安全报告。此后如超过 24 小时仍无法恢复正常，风险级别上升，可能需要引入更多相关人员解决问题，风险管理团队应根据业务持续计划及时采取相应措施。

4. 建立岗位备份和候补流程，包括药物警戒负责人和其他药物警戒任职人员。

（1）在程序性文件中应描述在什么情况下药物警戒负责人需要指定代理人后备，如当药物警戒负责人有超过 2 周（按企业情况设定）休假计划或不可及的情况，应由指定代理人接听药物警戒负责人专用联系电话或保持与药监部门的沟通。

（2）药物警戒负责人以书面形式授权，指定一位或多位代理人进行特定业务的后备，提前通知相关人员。

（3）关键业务的人员后备方案和流程，包括备份或候补人选，通常为药物警戒团队内部人员互相后备；后备方案启动条件，如日常外出、短期或较长期休假、交接方式、书面记录等。如药物警戒团队内部无法后备的情况下，需指定其他团队合适的成员作为备份人员，并预先给予培训和相关操作系统的授权。

（4）根据企业不同性质和政策，可制定国定假期业务持续计划，以确保及时完成一些关键业务满足法规需求。例如：为了保证符合临床研究中可疑非预期严重不良反应报告时限，连续超过 3 天的国定假期需要在第 4 天安排关键岗位人员值班完成指定业务。（该建议基于企业需求并非法规要求，可根据企业实况调整）

5. 日常维护药物警戒体系可持续发展计划、应急方案及岗位备份和候补。

（1）定期审阅保持更新，确保联系方式、报告方式、模板和网络平台等信息及时更新。如每月一次审阅及信息变化时及时更新。

（2）建议在固定地点留存一份书面文件，如果出现关键业务人员突发缺岗的情况，这些信息可以方便接替人员联系和处理业务。

（3）定期测试，以确定应急方案的有效性，如每年测试一次药物警戒负责人的联系方式以确保可以接通并按既定流程处理，记录执行情况和完成结果。

（4）记录突发情况和处理过程，并在事后复盘当时的情况，分析关键问题和原因，制定改进计划和持续改进药物警戒体系和系统。

6. 质量控制指标包括内容如下。

（1）是否具备药物警戒体系可持续发展计划和应急流程。

（2）是否及时完成定期审阅并持续更新有关内容，如联系方式的及时更新。

（3）是否及时完成应急方案的测试，并记录结果。

三、药物警戒管理制度、文件和记录管理

国家药品监督管理局2020年第74号公告《药品记录与数据管理要求(试行)》对药品研制、生产、经营、使用活动的记录与数据管理提出了规范化的要求。我国《药物警戒质量管理规范》第七章中对文件、记录与数据管理的要求进行了详细的描述。

(一)标准化流程和作业指导书

标准化流程和作业指导书是过程运行和实施活动的依据，也是质量保证体系的重要元素。本书第五章第三节对药物警戒管理制度和规程文件作了详细描述，在质量保证系统中应考虑以下问题，并结合“文档管理规范”(Good Documentation Practice)来提升对制度和操作规程的质量管理。

1. 是否具备“操作规程的管理制度”并按此要求建立和管理药物警戒规程文件。“操作规程的管理制度”应包括：流程文件的层级规定、建立和更新标准、版本号和命名原则、有效期的规定、不同文件的模板、审阅和审批的流程等。

2. 是否按照“操作规程的管理制度”在规定时限内定期审阅和更新规程文件。规程文件的创建或修改应考虑以下几项。

(1)基础程序的变化(如流程优化或提升效率)。

(2)不断变化的环境和需求(如法规要求的变化)。

(3)降低质量目标的风险(如过期流程的废止)。

3. 现有制度是否能保证依据法规变更或其他变化及时进行审阅并相应更新规程文件。建议企业建立对国内外药物警戒相关法规和指南的监测制度，并及时进行评估和审阅，如新的要求对药物警戒体系和现有流程产生影响，需要据此更新相关系统设置和规程文件。

4. 是否在药物警戒主文件中纳入“规程文件列表”，列出所有相关流程并保持更新该表格。

5. 集团总部和分支机构的药物警戒活动关键流程是否保持一致原则。如果有不一致的情况，应考虑在程序性文件中体现并获得主管人员的审批。

6. 上层制度或规程文件内容更新时是否及时更新相关的下层文件。

7. 其他部门是否产生对药物警戒体系具有影响的操作规程，如何及时获知这些信息。

8. 是否具备流程违背处理原则。如何确保流程违背被观察、记录、分析，并对下一版本程序性文件更新起到帮助作用。

(二)药物警戒文件和记录管理中的常见问题

1. 一般问题

(1)缺乏系统化文档和记录管理方式及操作规程，导致无法遵循统一标准。

(2)信息记录和存储以个人方式为主，导致信息差异或丢失。

(3)缺乏指定审批人对必要文件的审核和签署，产生无效文件。

(4)管理制度和操作规程无版本控制，应用过期文件或模板，导致质量缺陷。

(5)管理制度和操作规程未及时更新，产生合规问题。

(6)文件的存储记录或过期文件的销毁记录不全面，存储地点及存储方式不合规，无法保障记录的存档效期达到法规要求。

(7)采用的电子记录系统或数据处理系统未经验证、数据备份措施不全面。

2. 药物警戒体系主文件问题

(1)缺乏对药物警戒主文件定期审阅和更新的规程文件。

(2)未及时审阅或更新药物警戒主文件，或无法提供定期审阅和更新的依据。

(3)内容不全面或不正确，常见的包括药物警戒质量保证系统相关信息不足，关键业务管理制度

和操作规程不全或未更新，药物警戒负责人或指定代理人的任命及职责不清晰，药物警戒委托业务和受托单位信息的遗漏或缺失、组织架构描述不全面，缺乏药物警戒相关部门的信息，缺少业务可持续计划、对合规监测、质量缺陷和整改措施的记录缺失等。

（4）缺少内审记录，包括对药物警戒系统审计原则的描述、审计计划和审计报告（不需要直接将审计报告附录在药物警戒主文件中，但需注明如何获取审计报告）。

四、药物警戒体系的绩效监测和质量控制

我国《药物警戒质量管理规范》的第九条规定“持有人应当制定并适时更新药物警戒质量控制指标，控制指标应当贯穿到药物警戒的关键活动中，并分解落实到具体部门和人员。”

企业对药物警戒活动的质量和执行情况进行持续监测，定期进行风险审核来评估药物警戒系统的有效性，及时发现和预防可能存在的风险。可以根据业务活动的主要绩效目标，如从法规的合规性要求考虑时限、数量、质量；或从质量风险的角度考虑对流程的依从性等，根据企业具体情况设置明确、可衡量的绩效指标。

（一）药物警戒质量管理系统的有效性审核

由管理层及药物警戒质量负责人定期，如每半年一次或每年一次对药物警戒质量管理计划或质量手册进行审阅，对质量目标和各项评估指标进行审评；定期对标准操作规程、工作指导进行评估；对所有合规、审计和监管机构检查报告进行分析，以评估和分析日常运营及满足合规要求所存在的潜在风险、内审或检查的趋势、可以改进的领域和方向等。对药物警戒体系运行情况的性能指标、考核方法、考核结果等应纳入药物警戒主文件中。

（二）绩效监测和质量审评

在日常的药物警戒活动中分配合规和绩效目标，持续实施绩效监测。并设置不同频率的质量审评会议，如每月或每季度，对一些既定的药物警戒活动的绩效目标达标情况进行评估。审评结果体现在质量管理报告及药物警戒主文件中。

1. 时效的合规性

为确保对药物警戒数据的评估及上报符合法定的时间表，涉及向药品监管部门递交的各项报告应考核时效性。

（1）个例药品不良反应报告　定期评估在法规要求的时间内，向监管部门提交准确的、可验证的严重不良反应和非严重不良反应报告的合规率。以每月及时上报率为质控指标，例如＞98% 的及时上报率。

（2）安全性更新报告及其他报告　包括 DSUR，PSUR/PBRER 以及其他安全性更新和总结报告的准时提交率。例如，要求上报及时率 100%。

（3）其他类型的报告　包括药物警戒年度报告、药物警戒计划等报告的准时提交率。例如，要求上报及时率 100%。

（4）其他安全性信息　包括向临床研究中心、伦理委员会或临床研究机构发送的药品安全性信息：如可疑且非预期严重不良反应（SUSAR），按伦理委员会或临床研究机构的要求或按内部规程考核报告发送率。

2. 药品安全和风险信息的质量

信号检测和分类、确定优先次序、评估、验证、决定和报告等所有主要步骤，都需要进行系统化的记录和跟踪，以体现对药物警戒数据的持续监测和科学性评估，保障药品风险信息的质量、统一性和完整性。质控指标包括：

（1）是否具备信号检测相关的规程文件，并按规程步骤和时限执行　包括信号 / 安全监测计划的

制定、按计划的频率执行药物安全数据审阅和信号检测、及时根据信号优先级进行评估及验证、及时更新相关记录和报告（如信号登记表）等。

（2）对所有文件和信息记录的核查 包括信号 / 安全监测计划、信号评估记录（信号登记表）和报告、信号检测和评估相关会议的会议纪要等，以确认信息来源是否明确和完整；是否包含所有必要信息，无遗漏和隐瞒；相应记录和报告是否齐全、及时更新等。

（3）是否根据信号评估结果采取相应的药物警戒活动或风险控制措施 如更新定期安全性汇总报告、修订公司核心数据表（CCDS）或药品说明书、对药品监管部门或其他监管机构及时进行风险沟通等。

（4）药物警戒信号检测和识别 是基于数据和统计学的算法，同时也依赖于具有专业知识和技能的药物警戒专职人员的人工审评，尽可能从多个角度充分考虑和验证潜在信号和药品之间的关联性，因此无法形成统一的质量评定标准。但对于必要制度和规程的建立及遵从，以及完善的存档和记录仍然是质量考核的重点。

3. 药物警戒主文件和规程文件的制定和维护

考核药物警戒主文件内容完整程度，是否定期审阅和及时完成信息更新。药物警戒关键活动相关的制度和规程文件是否在规定时限内及时更新和发布。

（三）内部审计

内部审计包括对委托业务或第三方的审计，旨在识别药物警戒系统中被忽略的异常的程序和设置。通常以风险为基础的模式制定内部审计划定，定期检阅药物警戒体系的有效性和对质量要求的满足程度。不论内部审计还是药监检查之后需根据偏差管理和持续改进管理流程对检查报告跟进。具体内容见本章第四节。

五、药物警戒体系的持续改进

（一）建立对缺陷 / 偏差 / 不合规问题的管理框架

1. 持续监测和收集各种来源的信息，发现和记录质量体系及药物警戒活动中的缺陷 / 偏差 / 不合规问题（以下简称为“不合规问题”）。内部审计和药监检查中的缺陷和发现项也应该作为不合规问题在合规管理系统中记录和管理。

2. 进行风险评估，对不合规问题分级。确定问题的严重程度并决定是否需要采取紧急纠正措施，是否需要制定纠正和预防措施（CAPA）及采取整改措施。

3. 如需要应采取紧急纠正措施，一方面减轻问题的影响，另一方面纠正 / 遏制该问题。

4. 对不合规问题深入调查、分析根本原因，全面评估范围和影响程度。CAPA 的调查分析应客观，避免把所有问题都归因为个人失误；调查时应还原场景并识别与该问题有关的数据和记录，包括时间、地点、人物、经过、结果五要素，形成书面记录，呈现事件或问题发生的前因后果。可应用适当的根本原因分析调查工具或技术，包括因果图 / 鱼骨图法、5Why 法、流程图法、走访操作者及相关人员法等。

5. 针对根本原因制定适当的、全面的 CAPA。CAPA 计划应符合以下原则：

（1）具体的（Specific）：纠正和预防措施应明确，清晰且有针对性。

（2）可衡量的（Measurable）：使用可量化的数据评估纠正和预防措施的结果。

（3）可实现的（Achievable）：纠正和预防措施应具备实操性、可行性。

（4）相关的（Relative）：纠正和预防措施应符合风险水平。

（5）有时限的（Time-bound）：完成纠正和预防措施的期限应合理。

CAPA 计划应考虑所有可能的方法以解决根本问题，如无法消除根本原因，应列出可以降低风险的解决方案。应针对确认的根本原因，由指定的负责人审核每一项纠正和预防措施的恰当性。

6. 严格按照 CAPA 计划的时限实施和完成纠正和预防措施。CAPA 计划执行过程中的变更和延迟应重新获得指定负责人的批准。

7. 采用趋势分析、定期检查、抽样检查或复核审计等方式来开展对 CAPA 的有效性、合理性及充分性评估和检测。

8. 确认纠正和预防措施全部完成并通过有效性检测后 CAPA 关闭。

（二）职责落实

建立不合规问题上报和管理的规程，对上述流程中的每个步骤设定合理时限，规定不同职责和责任人。

第一个发现不合规问题的人员即是不合规问题上报人，不论问题本身是否和该人员有关。

参与根本原因分析和 CAPA 计划讨论的人员应包括事件中所涉及的所有相关人员。

可以任命合适的人选作为 CAPA 协调人（CAPA lead）引导和推动对不合规问题的调查，评估风险并对不合规问题进行分级，协调有关人员参与 CAPA 计划，对 CAPA 的执行和有效性进行评估和审核等。CAPA 协调人可以是质量管理专职人员，也可以由药物警戒指定人选在涉及药物警戒体系的不合规问题上作为协调人，与质量管理专职人员配合完成以上流程。

按照事件分类归属由指定流程负责人对 CAPA 计划审评和批准。涉及药物警戒体系的不合规问题和 CAPA 应由药物警戒负责人或指定人选进行审批。

各方人员根据不同职责配合完成根本原因调查、参与制定和执行 CAPA。对应的 CAPA 行动负责人应确保及时、正确执行纠正措施或预防措施。

CAPA 协调人和（或）质量管理专职人员对 CAPA 的实施及有效性进行跟踪和评估，并获得药物警戒负责人或质量负责人的批准。

（三）缺陷的分级和风险评估

《药品检查管理办法（试行）》（国药监药管〔2021〕31 号）第二十五条，将缺陷分为严重缺陷、主要缺陷和一般缺陷。从质量管理效率的角度出发，日常工作中加强关注那些产生重大影响的不合规问题，可以更好地保障药物警戒体系的有效性和合规性。可以从这些问题对患者的安全、权利和健康、公众健康、数据的完整性和（或）科学的严谨性、遵循法规要求、产品质量、质量管理体系、对企业的信任度等方面造成影响，以及对是否可能产生新的风险进行评估。如果发现对这些产生重大影响的问题，需要进行深入调查，分析根本原因，并通过有效的纠正预防计划改善和预防问题的再次发生。低于重要性阈值的缺陷或不合规问题应适当地记录以便于分析趋势，防患未然。

（四）CAPA 的报告内容

1. 问题的记录编号。

2. 信息来源、报告人、报告时间。

3. 事件的描述、发生日期及发现日期。

4. 具体内容，包括相关证明性文件或资料等。

5. 问题的分类归属，可以多层级分类，如：Ⅰ级-药物警戒体系相关，Ⅱ级-风险管理报告，个例不良事件报告，药物警戒负责人等；Ⅰ级-质量管理系统相关，Ⅱ级-文件和记录管理、供应商管理等。

6. 对风险程度的评估（严重、主要和一般等）以及受影响的部门 / 领域 / 项目等。

7. 确认是否需要采取紧急纠正措施，如有，记录具体措施和实施时间、负责人。

8. 调查和根本原因判断，记录所有参与调查的人员、讨论或调查时间、调查结果 / 根本原因分析结论。

9. 纠正和预防措施计划，包括具体措施、时限、负责人。

10. 对纠正和预防措施计划实施情况的记录。

11. 对纠正和预防措施的有效性评估和后续计划。

12. 纠正和预防措施关闭日期。

药物警戒负责人以及药物警戒管理层应承担对药物警戒体系的运行和持续改进的责任，需要定期审阅涉及药物警戒体系相关的汇总报告，了解 CAPA 计划和执行情况，并采取相应行动提高整体合规性。

六、委托业务的质量管理

药物警戒业务委托具体要求和流程参考第五章第四节，以下内容具体描述委托方实施质量保证和质量控制。

（一）委托开始前，对委托业务进行风险评估

根据委托业务对患者安全、产品质量、数据完整性或准确性等方面的影响，对其进行不同的分类和分级。结合评估结果对受托方做资质考察和设立不同的质控要求，如综合评估结果达到“高风险”则需要在签署委托协议之前做完整的资质考察，并在合作过程中设置较高的质量抽检比率。见表 9–1。

表 9–1　委托业务的风险评估

业务内容	对患者安全的影响：低 / 中 / 高	对产品质量的影响：低 / 中 / 高	对数据完整性或准确性的影响：低 / 中 / 高	综合评估结果
医学文献检索	低	低	高	中
文献来源的不良反应识别	中	低	高	中
个例药品不良反应报告处理，含数据录入和上报	高	低	高	高
药物警戒文件保存	低	低	中	低

注：评估指标和评分方式可根据实际需求调整。

1. 对患者安全的影响

高：直接对患者或受试者的权利、安全、福祉或尊严产生不利的影响。

中：可能（间接）对患者或受试者的权利、安全、福祉或尊严产生不利影响。

低：对患者或受试者的权利、安全、福祉或尊严的影响微乎其微或没有影响。

2. 对产品质量的影响

高：直接对产品的质量产生不利影响。

中：可能会对产品的质量产生不利影响。

低：对产品的质量和数据完整性的影响微不足道。

3. 对数据完整性或准确性的影响

高：直接对数据的质量和完整性产生不利影响，极大影响数据的科学价值。

中：可能（间接）对数据的质量和完整性产生不利影响，可能影响数据的科学价值。

低：对数据的质量和完整性影响有限，对数据的科学价值没有影响。

（二）设立关键绩效指标（KPI）/ 质量控制指标

根据委托业务内容从时限、数量、质量或流程的依从性等方面设定可衡量的指标，并对不同的指标进行风险分类。例如，时限要求达成及时率为 98%，低于 95% 视为低风险，低于 90% 视为中等风险，低于 85% 为高风险。又如，根据报告中的错误率或失误率高、低、性质严重程度，或对标准流程

的违背次数及其后果的严重性来进行风险分类，从而设置合理的绩效评估指标。

（三）业务委托过程中的质量控制

1. 在一些关键步骤上设立“四眼”或称“双人”检验措施：由一位员工完成特定步骤后交由另一位员工执行质量检验，合格后才能继续后续步骤；例如，在个例不良反应报告流程中，由受托方第一位员工在报告系统中完成信息录入，再由第二位员工或委托方指定人员根据原始记录和不良反应报告要求进行复核，确认报告录入的正确性，医学编码、医学判断或医学描述的准确性等方面均无误后再进行递交。

2. 根据委托业务的风险评估结果，以适合的频率对数据进行核实或实施质量抽查以达到质量管控的目的。例如，在个例不良反应报告的业务委托中，早期实施 100% 质量检查，当连续一段时间达到所设定的 KPI 之后，可以降低抽查比率；但如果在过程中发现出现定义为“中风险”的问题，需提高抽查比例直至恢复到期望的 KPI；如出现“高风险”时重新实施 100% 质量检查，连续 2 次出现“高风险”则需要分析根本原因和制定质量改进措施等。

（四）审计和检查

审计和检查是管理委托业务质量的重要手段。可根据绩效评估的结果发现潜在风险因素，对受托方开展系统性或基于风险的委托方审计。

委托业务中常见审计问题包括以下几项：

1. 委托协议不规范或内容不完整。
2. 服务开始时间早于协议签署日期。
3. 保密协议缺失或不完整。
4. 培训记录缺失或服务开始时间早于关键培训完成时间。
5. 工作制度不全面或工作流程缺失。
6. 信息交换方式无法保障需保密的文件或信息安全传输。
7. 文档或记录保存不当或丢失。

（五）对质量问题的整改

对发现的不合规问题，应要求受托方及时分析根本原因、提供纠正和预防措施计划，并如期落实整改措施。委托方可以在后续实施整改措施有效性的追踪评估。

（六）及时有效地沟通和培训

对受托方进行培训和及时有效的沟通是提升质量的有力措施。药物警戒部门在业务委托前应规划提供哪些相关培训，在业务合作开始前即完成关键培训内容，且在业务过程中持续进行培训，考核培训的完成度以及对关键内容的理解度也是重要的质量保证措施。在日常合作中药物警戒部门作为委托方应该保持对委托业务的进展、执行过程中出现的问题及时掌握，定期进行信息交换，确保双方对正确有效执行委托业务的理解一致。

第四节　药物警戒内部审计

我国《药物警戒质量管理规范》规定“持有人应当定期开展内部审核（以下简称“内审”），审核各项制度、规程及其执行情况，评估药物警戒体系的适宜性、充分性、有效性。当药物警戒体系出现重大变化时，应当及时开展内审”。本节主要围绕 MAH 对药物警戒体系定期开展基于风险的内部审查审计，及其流程和要求来进行讨论。

一、药物警戒审计的目的和基于风险的审计策略

内部审计是药物警戒体系中对合规管理和绩效监测的一种重要手段，药物警戒审计活动是通过对客观证据的检查评价，来验证包括质量体系在内的药物警戒系统实施和运作的适当性和有效性，以识别对药物警戒系统构成风险的异常程序、配置或不适当的操作行为，为持续改进药物警戒质量提供有效的事实依据。

基于风险的审计方法应涵盖药物警戒系统所有部分的组织管理、风险管控和内部控制，是经过审计策略规划，对一定期限内如何实施审计活动、侧重的审计领域、主题、风险评估、方法和理论有明确的章程。不仅针对药物警戒系统的流程、设置、质量体系，也包括与其他有关部门的相互交流和沟通，以及委派给附属机构或第三方业务伙伴的药物警戒活动范围。

1. 各种风险因素是制定审计策略和安排审计计划的重要考量点，包括但不限于以下情况：

（1）法律、法规和法规指南的变更，尤其是新的或修订的法规要求对现有流程和药物警戒活动需做出相应变更的情况。

（2）上市许可持有人的性质变化可能导致药物警戒系统随之发生重大变更，如重组、合并、上市许可证转让等情况。

（3）人员或组织变化，尤其是关键管理职能或药物警戒重大人事变动，如频繁人员流失或长期空岗；特定支持职能部门的变化可能影响药物警戒活动的情况，如负责维护药物警戒数据库的信息技术支持部门。

（4）以往的内部审计、药监检查结果或各项合规报告提示的潜在风险或程序性漏洞。

（5）药物警戒系统的变动，如引入新的药物警戒数据库或系统重大升级变更。

（6）产品相关变化，如首个产品上市；产品销售量上升导致超额的工作量；或上市药品有具体的风险最小化措施或额外监测要求等其他特定安全性条件。

（7）存在业务委托由附属机构或第三方承担药物警戒职责，基于由附属机构或受托方开展的药物警戒活动的性质和重要性。

除了根据风险级别制定审计计划，还需要考虑多方面因素，如审计周期和再审计（复查）的需求。

2. 需要保障审计员的独立性及审计的客观性不受其他因素所影响，建议审计人员是不承担药物警戒具体业务职责的独立审计员。同时审计员也不得向他人强加审计事宜的主观判断。

3. 设立审计标准和审计程序，以公正严明的评估被审计方对药物警戒活动的执行和控制。药物警戒背景下的审计标准应体现法规和指南对药物警戒系统及其质量体系的要求。

4. 对风险水平分级或阈值的定义和描述应包括在审计标准或审计程序内。

二、审计计划、执行和报告流程

（一）制定审计计划

基于审计策略和风险评估的结果，由审计部门或审计人员提前制定审计计划，包括以下几项：

1. 审计的对象，包括附属机构或被委托执行药物警戒活动的第三方；时间和周期；执行方式，如现场审计或远程审计，以及仅审查药物警戒文件的书面检查方式。

2. 审计员的信息。

3. 审计的范围和目标，如药物警戒整体系统审计（常见），或针对特定的风险因素或程序，如对药物警戒协议的审计，或对药物警戒数据库的审计等。

4. 确定的审计项目应符合审计策略和审计方法，对审计标准有所记录和体现。

（二）提前通知

按照审计流程，提前通知被审计方或药物警戒部门负责人，根据审计方式和范围要求被审计方：

1. 确认审计时间、周期、执行方式以及对后勤相关安排，如现场审计的会议场所安排，远程审计的通信系统的安排，或文件传输或接收方式等。

2. 约定和提供参与审计的人员名单，包括涉及的非药物警戒部门人员、附属机构或第三方人员。如现场审计涉及访谈环节应事先确认受访人员和访问时间。

3. 提供指定的文件以供审计员事先查阅，或提供对审计预问卷的答复。可能包括但不限于：相关法规和指南（不限于药物警戒范围，可包括药品注册和管理相关的所有法规）、部门标准操作规程或操作指南、委托或合作协议、药物警戒关键业务活动的各项记录等。

（三）开展审计

根据审计行程计划开展审计：

1. 开场环节包括双方人员的相互介绍和认识，对本次审计目的、范围、行程和审计团队或人员的总体介绍。

2. 在审计过程中，审计员可对药物警戒体系和各项关键活动的执行步骤提出问题、对相关人员进行访谈、参观和检查现场、观察具体操作的演示、核查各种记录和回复。被审计方应积极配合，及时回复所有问题，提供审计人员要求的各种记录。记录提供的文件信息和答复内容。

3. 在结束前的总结环节中审计员初步分享审计过程中发现的问题，并告知后续包括正式反馈审计报告和疑问澄清的流程、时限等。

（四）审计报告与持续改进

审计报告应阐明所发现的问题、问题判定的依据，如违背相应法规要求或指南的具体信息、流程不合规的具体情况。审计证据由审计记录、审计说明或其他与审计标准相关且可证实的信息组成。审计结果的判断应符合其相应风险水平并分级，以表明对药物警戒系统或流程的影响程度和风险值。

审计员将影响重大、需要采取紧急纠正措施的关键问题及时反馈至管理层和药物警戒部门负责人。

被审计方按照本章第三节中的“药物警戒体系的持续改进”、及时对所有审计结果进行根本原因分析和影响分析，制定并采取有效的纠正和预防措施。对严重和主要缺陷的纠正和预防措施应优先考虑。

药物警戒质量负责人和管理人员应系统性监测纠正和预防措施的实施情况，评估行动或措施的有效性，直至审计问题被解决。

第五节　药品监管部门的检查

根据我国新修订的《药品管理法》，药品上市许可持有人对药品研制、生产、经营、使用全过程中药品的安全性、有效性和质量可控性承担全面的责任。基于药物警戒活动对患者安全和对公众健康的重要性，药品监管部门需要定期或不定期的组织药物警戒检查，以确定上市许可持有人药物警戒履职合规情况，帮助持有人提升药物警戒工作水平和能力。由省级及以上药品监督管理部门组织实施。

一、检查依据

2021 年 5 月 28 日，国家药品监督管理局印发《药品检查管理办法（试行）》的通知（国药监药管〔2021〕31 号）规范药品检查行为，适用于药品监管部门对中华人民共和国境内上市药品的生产、经营、使用环节实施的检查、调查、取证、处置等行为。

近期，国家药品监督管理局制定的《药物警戒检查指导原则》正在征求意见。指导原则发布后，将作为我国药物警戒检查的主要依据。

二、检查类型

（一）常规检查

常规检查是基于风险评估、按照计划开展的符合性检查，通常为系统性检查。主要目的为：确定药品上市许可持有人包括其代理机构具备符合法律法规所要求的药物警戒组织机构、人员、制度、体系和设施，及检查持有人药物警戒系统运作情况，确定是否符合药品上市许可持有人的药物警戒义务。一些特别关注事项（例如，由评估者提出的关注）也可以被包括在常规检查的范围内。

常规检查通常会提前正式通知受检企业相关检查事宜，并提出需要准备的文件资料和提交时限。按现有法规指南一般会提前 2 个月通知受检企业。

（二）有因检查

有因检查是对持有人可能存在的药物警戒具体问题或者投诉举报等开展的针对性检查，关注特定的药物警戒流程，针对可疑的不合规或调查已识别的合规问题，及对具体药品潜在的安全性风险，对药品上市许可持有人包括其代理机构开展针对性检查，以确认生产企业是否存在违反相关法规的行为。

有因检查可能事先不告知，药品监管部门可采取飞行检查的方式，临时通知受检企业并直接实施现场检查。药品上市许可持有人及其附属机构、代理机构都应该随时做好接受检查的准备。

启动有因检查的原因除参照《药品检查管理办法（试行）》第四十三条所列情形外，还会重点考虑以下因素，其中一个触发因素可能导致全面系统性检查：

1. 产品的获益-风险平衡发生变化，或药品安全性出现问题时：药品上市许可持有人未能及时识别和发现，或未向药品监管部门及公众及时沟通相关风险，包括产品撤市或暂停生产、销售时未提前告知。

2. 个例药品不良反应报告或定期安全性报告责任未履行：迟报、瞒报、漏报、报告质量差、报告信息不准确或不完整等。

3. 未遵从法规履行承诺或未完成药品监管部门的要求：未按要求开展药品上市后安全性研究；未按要求制定并实施药物警戒计划；未按要求提供资料，或提供的数据信息不符合要求。

4. 药品不良反应监测提示药品可能存在质量安全风险。

5. 其他涉及药物警戒合规性无法满足的情况：延迟实施或没有充分实施整改措施；其他检查（GXPs）发现的药物警戒相关问题或不合规情况；收到投诉意见等。

三、检查方式

检查方式分为现场检查和远程检查。

无论是常规检查或有因检查，如果药品监管部门采用现场检查的形式，受检持有人应尽可能保障检查人员能在药物警戒活动实施或参与实施的地点开展检查，以确保如实展示药物警戒系统和药物警戒部门履行职责的能力。

如果药品上市许可持有人及其附属机构、代理机构执行药物警戒职责的程序或主要程序不在我国境内时，应事先设置好适合的迎检方式，如在获得药品监管部门或检查人员认可的情况下采用互联网和电话等远程连线方式进行。

如需提供书面材料，受检持有人需考虑适合的材料递交方式以保障信息保密性和递交的时限性，并对所有递交的材料有留存记录。药品上市许可持有人应同时准备接受进一步现场核查的可能性。

四、检查计划

为了维持在较高水平上保护公众健康，同时充分利用监管资源，药品监管部门制订药物警戒检查计划时通常经过系统性考虑并基于风险评估的基础上。目前，我国《药物警戒检查指导原则》尚未正式发布，本书列出了欧盟《药物警戒规范指南》风险及检查关注的重点，药品上市许可持有人可参考。

（一）检查相关因素

1. 既往药物警戒检查或其他类型的药品监管检查（GCP、GMP、GLP 和 GDP）的合规记录、违规问题。

2. 之前检查建议的再次检查日期。

（二）产品相关因素

1. 需要额外药物警戒活动或风险最小化措施的产品，或批准上市时有附加安全性条件的产品，例如，要求开展上市后安全性研究或指定进行额外的监测。

2. 销量大的产品，或在市场上的替代品有限的产品。

（三）上市许可持有人相关因素

1. 上市许可持有人从未接受过药物警戒检查，或未接受过药物警戒相关培训。

2. 上市许可持有人上市品种众多且销售量大。

3. 上市许可持有人之前在国内无上市许可，首次在我国境内获得药品批准。

4. 上市许可持有人组织结构变更，例如，合并和收购。

（四）药物警戒系统相关因素

1. 上市许可持有人委托药物警戒活动（药物警戒负责人的职责、报告安全性数据等）和（或）雇用多家公司执行药物警戒活动。

2. 上次检查后，变换过药物警戒负责人。

3. 药物警戒数据库的变更，可能包括数据库本身或相关数据库、数据库验证状态以及传输或迁移数据相关信息的变更。

4. 与药物警戒服务供应商签订的合同变更或药物警戒实施区域发生变更。

5. 授权或转移药物警戒系统主文件管理。

药品监管部门可要求上市许可持有人提供这些信息用于基于风险评估的检查计划。

五、检查执行

（一）检查组开展现场检查的常规流程

1. 检查组通知持有人相关检查事宜和需提前提交的资料。

2. 检查组召开启动（首次）会议，并开展检查。

3. 检查组对现场检查情况进行分析汇总，客观、公平、公正地对检查中发现的缺陷进行分级，并召开末次会议，向被检查单位通报现场检查情况。

4. 检查组发出检查报告。缺陷项目和处理建议应当以书面形式体现，并经检查组成员和被检查单位负责人签字确认，由双方各执一份。

5. 要求持有人按期完成整改计划和整改报告。

6. 药品监管部门或检查机构可根据现场检查情况，对持有人整改报告进行审核，出具审核意见，得出审核结论，必要时可对其整改情况再次启动检查，确保持有人的整改及预防措施有效落实。

7. 药品监管部门根据检查结果，采取必要的监管措施。

（二）持有人迎检流程

上市许可持有人接收到药物警戒检查通知，应发起迎检流程，做好充分应检的准备。

1. 通知上级领导及管理层人员，告知检查相关信息和要求，确定基本迎检计划，包括指定迎检负责人员和其他配合人员；定期或及时向管理人员更新迎检的进展以保证管理层对整个过程的掌握和了解；必要时邀请管理层对检查给予特定的支持。

2. 指定迎检负责人根据检查通知，核实相关要求，如有疑问应尽快向检查组或检查人员提出以澄清。整个检查过程中需保持与检查人员开放、透明且平和的沟通，避免质疑和冲突。

3. 准备后勤安排，包括以下几项：

（1）检查点设置，如会议室预定，建议安排一间（或据要求）独立、不易受到干扰的房间作为主要检查室，方便检查员进行文件审阅及访谈；预定相对较大或合适的会议室以便于召开首次和结束会议时可容纳所有相关人员。

（2）准备好必要的设施设备，如电话、网络设置等安排。可与检查组确认所需的资料及设备支持，以提前做好准备。

（3）根据检查人员行程，预定好迎检人员在检查人员到访时的指引和陪伴，避免误将检查人员拒之门外，或在无人陪同的情况下在企业内部任意活动。在检查内容包括对药物警戒相关工作场所的环境或设施设备进行检查的情况下，如文件储存场所，应事先确定合理的路线，并由指定人员陪同。

4. 企业内部沟通和确定参检人员：药物警戒检查涉及的范围或程序往往不仅限于药物警戒部门，因此需要提前在企业内部充分沟通，确保企业负责人及相关人员（包括管理层、业务相关部门或附属机构、委托机构等）熟知检查的时间、行程和要求以获得相应的支持。根据检查范围和要求确定必要的参检人员的名单和具体职责。如检查中要求对销售业务人员进行访谈以确认第一手信息接收人如何报告药品不良反应报告，需按要求预先确认受访的销售人员名单、具体访谈的时间和访谈的方式，如面谈或电话访谈等。

5. 根据检查通知，如需提交预检文件或答复预检问卷表，应组织相应部门和人员妥善准备，在截止日期之前按指定方式提交给检查组，并确认签收情况。所有提交的文件应经过双人复核，保留复印文件或电子文件备份，以便后续查阅相关信息。

6. 根据预检文件清单或检查通知的具体要求，以及既往检查的记录，包括检查发现的问题和后续纠正和预防措施，可以提前进行自查和自评，以识别可能需要提前准备的内容或潜在的风险点。如一些资料的保存地点并不在同一个区域，但根据自评这些文件需要取回备用，应考虑如何提前备好或随时可以快速取回的方式方法。无论自查发现什么潜在的风险点，保持所有信息和记录的真实性，避免刻意改动、编造或伪造数据。

7. 在正式的检查前如能对参检人员进行技巧培训，如面对面访谈的技巧，或安排一次演习，可提升所有参检人员对整体流程的熟悉程度、降低面对药品监管机构人员检查的紧张程度，对顺利完成检查有一定帮助。

8. 提前准备企业总体介绍资料，以在开场的启动会议中由持有人的主要管理人员或指定人员对持有人基本情况（包括组织架构、人员配置、产品信息和运营基本情况等），以及药物警戒体系、组织构架、人员配置、主要流程和跨部门合作等进行介绍。

9. 检查过程中积极配合检查组，及时提供所要求的各种文件资料或证据，如无法立即提供可与检查组协商补充递交时限。所有呈现的文件资料均应考虑合理的隐私保护和商业机密的保护，在与检查组达成一致的情况下对相关内容采取保护机制。如前文所述，所有递交的文件应经过双人复核，保留复印文件或电子文件备份，以便后续查阅相关信息。

10. 检查过程中，常有面对面访谈的环节，为确保完整和正确理解检查组的问题及要求，可以和检查组协商，除主要受访者以外，另行安排记录员协助做好记录。记录员应对讨论的话题有所理解，具备抓住双方谈话中的关键信息的能力，如实而精准的记录，以便在后期回顾时能还原现场的情况。

11. 总结会议上，检查组应就本次检查基本情况、发现的问题及缺陷、后续整改要求及药品监管部门可能采取的措施等向受检企业进行反馈。如受检企业对现场检查发现的问题有异议，可以当场适当进行解释和说明。检查组应对有异议的问题进行必要的核实。

12. 现场检查工作结束前，受检持有人与检查组确认检查结果并由企业负责人签字确认。双方各执一份。

13. 持有人应按文档管理流程妥善存档和保管检查报告。

总的来说，上市许可持有人均应接受药物警戒检查，并需时刻做好接受检查的充分准备，包括接受药物警戒工作人员的办公场所可能成为被检查的场所；向检查人员开放药物警戒系统主文件的权限或提供任何被要求用于检查准备的信息、文件；确保药物警戒人员或与药物警戒业务相关的人员能够参与检查或澄清问题；理解并解决检查中发现的问题。

六、持续改进

持有人应研读检查报告内容，各相关部门进行有效沟通、协商并制定整改计划，恰当设置严重和主要缺陷的优先程度，确保纠正和预防措施计划正确、及时地实施。

（一）整改计划和整改报告

持有人应按药物警戒质量体系的缺陷或不合规问题处理及纠正和预防措施流程、针对发现的问题及时制定有效的整改计划并实施，整改过程中与药品监管部门或检查机构保持沟通以达成一致，正式的整改报告在通过企业内部管理层的审阅和批示后在规定时限内报送检查机构。

持有人应在向检查机构报送整改报告的同时，内部备份一套完整的纸质整改报告，并按文件记录管理规程妥善保存，以利于持有人持续性开展药物警戒活动。持有人针对此次检查的整改措施全部完成后，可以向药品监管部门或检查机构报告。

（二）整改执行及有效性验证

持有人在整改计划的基础上定期向药品监管部门汇报纠正和预防措施的进展和完成情况。管理层级人员应按职责对整改措施的有效性进行评估，具体可参见本章第二节。

（三）持续整改

持有人完成迎检工作和整改报告后，应不定期开展自检、内审，发现问题及时整改，不断提升药物警戒体系运行效能，确保药物警戒活动持续符合相关法律法规要求。

思考题

1. 药物警戒质量管理体系应包括哪些主要因素？
2. 对缺陷或不合规问题的管理包括哪些步骤？

第十章

药物流行病学在药物警戒中的应用

随着新药不断问世，药物不良反应也相继出现，尤其是20世纪60年代发生的震惊世界的“反应停事件”，更是促进了人们对药物上市后的安全性、有效性的关注。由于研究的视角从临床试验拓展到广大的用药人群，药物流行病学（pharmacoepidemiology）这门应用科学于20世纪80年代应运而生。近年来，药物流行病学研究的领域不断扩大，从最初的不良反应监测扩大到不良事件监测，进一步发展到药物警戒和风险管理；从强调药物利用（drug utility）扩大到研究有益的药物效应，以及药物疗效的卫生经济学评价、生命质量评价等。与此同时，为了应对大数据和人工智能的兴起，药物流行病学的新理论和新方法也不断涌现，为21世纪的药物警戒活动提供了有力的方法学保障。本章旨在介绍药物流行病学在药物警戒中的应用。

第一节　药物流行病学基本原理

一、药物流行病学主要采用流行病学的原理和方法

药物流行病学是应用流行病学的原理和方法，研究人群中药物的利用及其效应的一门应用科学。因此，药物流行病学所应用的理论主要是流行病学关于疾病分布的理论、多病因论和因果关系推断的原则。

药品不良反应（adverse drug reaction, ADR）在临床上呈现的是一些症状、体征、综合征或疾病，在没有进行因果关系评价前统称为不良事件（adverse drug event, ADE），这些事件的发生可能归于药物本身的药理作用，即ADR，也可能是药物使用不当或质量问题所致。即使是ADR，也不是所有使用者都发生，还与个体的易感性有关系。因此，确定ADE的原因离不开流行病学病因论，尤其多病因论的指导。流行病学是从群体水平探讨疾病病因的，药物流行病学对ADE和ADR的研究亦是如此。ADE在群体中的分布差异是发现安全性信号、形成病因假设的基础。然而，仅仅通过ADR监测，收集、分析与药物有关的发病和死亡的自发报告，很难确定因果关系，需要进一步设立对照组，比较药物暴露人群是否比未暴露人群更容易发生不良结局来评价因果关系。因此，从假设的提出到最后论证的各个阶段，都离不开流行病学的各种研究方法（图10–1），尤其在上市后监测和重大药害事件的调查中，可以灵活运用多种流行病学研究方法确定药物与不良事件的关系。

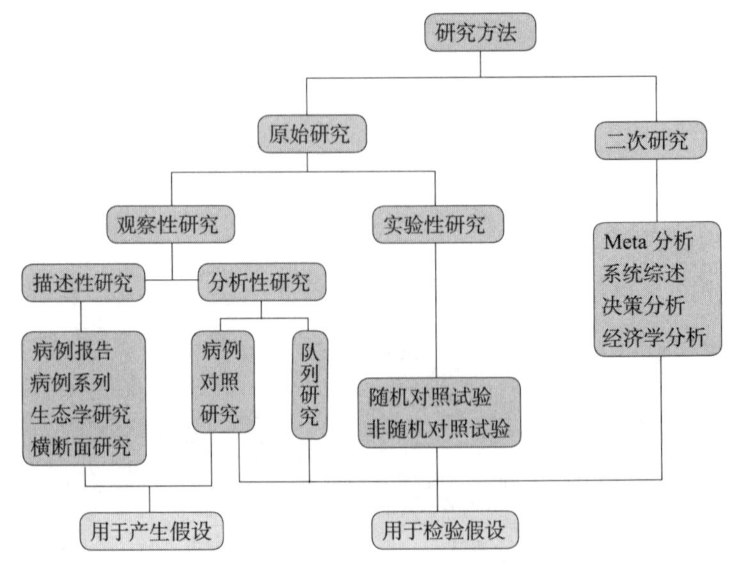

图10–1　流行病学常用的研究方法（按设计类型分类）

需要注意的是，不同的研究方法在因果关系论证上的能力不同，描述性研究是药物上市后研究的起点，也是药物上市后研究的主要方法之一，主要用于产生安全性信号。它通过描述与药物有关的事件在人群、时间和地区的频率分布特征、变动趋势，以及对比提供药物相关事件发生和变动原因的线索，为进一步的分析性研究打下基础。分析性研究因为有预先设立的对比组，通过比较研究组与对照组之间在各种分布上的差异，可以筛选与检验安全性信号。实验性研究尤其随机对照试验是评价药物疗效的金标准，但从伦理学的角度考虑，通常不能专门用于安全性信号的确证。二次研究，如系统综述和（或）Meta 分析通过整合安全性证据，可以进一步回答因果推断原则中关联是否具有普遍性的问题。

流行病学采用的 Mill 准则和 Hill 标准是推断因果关联的重要路径，同样是药物流行病学研究中不良反应因果关系评价的准则。主要包括：用药与不良反应的出现有无合理的时间关系、联系是否具有普遍性、联系的特异性、联系强度，以及是否其他原因或混杂因素。

二、药物流行病学与药物警戒

近年来国际上药品不良反应监测的范围已经从一般的化学药品扩展到传统药物、草药、血液制品、生物制品、医疗器械及疫苗。药物安全性工作已不拘泥于药品不良反应报告制度所要求的监测上市药品不良事件的早期信号，还涉及临床可能发生的任何药源性损害，如假劣药物的使用、用药错误、缺乏药物疗效、无科学依据地扩大药物的适应证、药物的急性和慢性中毒病例、药物相关死亡率的评估、药物滥用和误用所致的潜在安全性问题等，因此，“药物警戒”的提出可以视为药物流行病学的理论和实践的一次发展。

药品不良反应监测是药物警戒的重要内容和基础工作，但不是药物警戒的全部。药物警戒还包含上市后药品的再评价和药品不良反应的预警。更广义地讲，药物在临床前的研制阶段，以及在临床试验阶段都应纳入药物警戒的范畴，即药物警戒涵盖了药物从研发直到上市使用的全生命周期，其关键的活动包括监测、识别、评估和控制药品的安全风险。无论是被动监测还是主动监测、信号的识别和确认、获益-风险的权衡、风险控制及其措施的评价，都离不开流行病学研究设计和统计学分析。因此，药物流行病学是开展药物警戒科学研究的方法学基础。

三、循证医学与药物警戒

所谓安全的药品是人们认为其对人体损害的风险程度在可接受的水平，是一种“可接受”的有临床疗效的药品，安全是权衡药品获益-风险的结果。近年来许多大样本的临床随机对照试验和上市后药物流行病学研究发现，一些理论或凭经验认为有效的治疗方法实际无效或弊大于利，如雌激素替代疗法与绝经后妇女的心血管病，利多卡因与心肌梗死后各类室性心律失常；另一些似乎无效的治疗却被证实利大于害，如链激酶治疗急性心肌梗死、阿司匹林预防心血管病。这些实例表明，实践经验和理论推理是不完全可靠的。医学干预都应接受严格的临床评价，我们应有意识地、积极地和系统地采取措施，淘汰医学实践中无效的干预措施，并防止新的无效措施引入医学实践，即所有医学实践的决策都应基于严格的研究证据之上。这正是 20 世纪 90 年代以来迅速发展的循证医学的核心理念。药物治疗作为医学干预最重要的手段，尤其需要循证。因此，循证医学的理念、证据整合的方法、循证决策的原则等，也是药物警戒科学决策的基础。

第二节　产生安全性信号的方法

安全性信号是指关于一种不良事件与某一药品间可能存在的因果关系的报道信息，据此可以形成假说，以供进一步研究，并使药品不良反应得到早期警告。因此，产生信号或信号检测是不良反应监测工作的一项基本任务，也是药物警戒工作的核心内容。我国《药物警戒质量管理规范》（GVP）指出，上市许可持有人根据自身情况及产品特点选择适当、科学、有效的信号检测方法，可以是个例药品不良反应报告审阅、病例系列评价、病例报告汇总分析等人工检测方法，也可以是数据挖掘等计算机辅助检测方法。

一、病例报告和病例系列

药品上市后发生罕见的不良反应的初次报道多来自医生的病例报告（case report），因此病例报告对发现这些可疑的药品不良反应具有重要的信号作用。但病例报告没有对照组，不能用于确定因果关系；而且一旦对某种药物的怀疑信息被公布，常会引起医生和患者的过度报告，导致偏性结论。例如，荷兰的一项研究表明，非镇静类抗组胺药可能引起心律不齐，这在 1998 年以前的药品不良反应自发报告系统中就有报告，但服药与心律不齐之间的关系在统计学上无显著意义。然而，1998 年荷兰政府公布该药可能有不良反应后，报告率明显上升，1998 年后二者的关联在统计学上有显著意义，即使调整年龄、性别、报告者、报告年和合并用药等混杂因素后，这种危险性仍存在（表 10-1）。该结果提示，1998 年之后升高的危险性至少部分归因于报告偏倚。

表 10-1　1998 年药品调整行动前后非镇静类抗组胺药与心律不齐的 Logistic 回归分析

	粗 OR（95% CI）	调整 OR（95% CI）
合计	2.10（1.53，2.89）	2.05（1.45，2.89）
1998 年之前	1.36（0.86，2.15）	1.37（0.85，2.23）
1998 年之后	3.83（2.41，6.09）	4.19（2.49，7.05）

［ML De Bruin, EP van Puijenbroek, ACG Egberts, et al. Non-sedating antihistamine drugs and cardiac arrhythmias-biased risk estimates from spontaneous reporting systems? Br J Chin Pharmacol, 2002, 53（4）: 370-374.］

病例系列研究（case series）是通过收集所有单一暴露因素的病例，对其临床结局进行评价的描述性研究方法。这些病例通常来自同一所医院或接受相同的治疗。药品上市后，通过病例系列可以定量研究某种不良反应 / 事件的发生率；还可以发现某些特殊的不良反应。但这种方法同样没有对照组，无法排除背景事件率的影响，因果关系论证的力度较弱。

二、生态学研究

药品不良反应调查中，生态学研究主要是描述某种疾病和具有某些特征者，如服用某种药物者，在不同人群、时间和地区中所占的比例，并从这两类群体数据中分析某种疾病是否与服用某种药物有关，为进一步确定不良反应的原因提供研究线索。

生态学研究又可以分为生态比较研究和生态趋势研究两种类型。生态比较研究：例如，产棉区男性患不育症的频率明显高于非产棉区，提示棉花生产与不育症的发生有关；进一步又发现棉籽油的消耗量与不育症的发生率成正比，提示棉籽中的某些成分与之有关，这些生态比较研究为确定棉酚在男性不育症发生中的病因作用提供了线索。生态趋势研究，如反应停与短肢畸形婴儿的关系的研究（图 10-2），可见反应停从上市，销售量达到高峰，直到从市场上撤除，两年中的销售曲线与短肢畸形发病及其消长情况相一致，并且二者刚好相隔一个孕期，因此提示反应停可能是导致短肢畸形的原因。

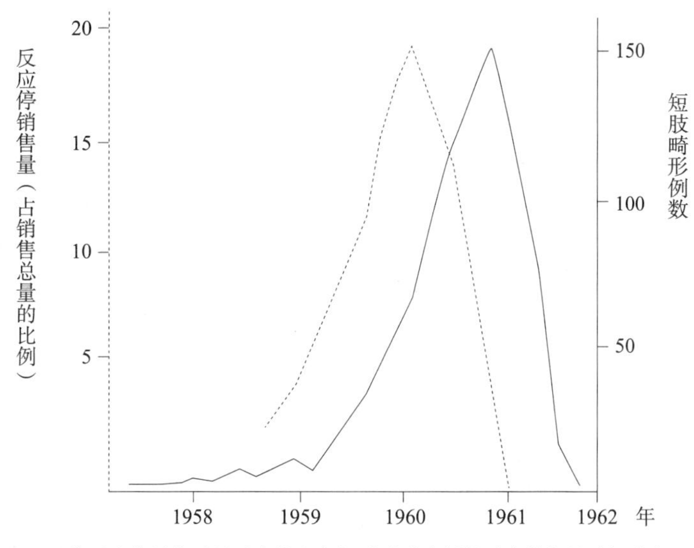

西德反应停销售总量（虚线）与短肢畸形病例数（实线）的时间分布

图 10-2 反应停与短肢畸形的生态趋势研究

生态学研究只是分析群体的平均药物暴露水平与人群总的发病率、死亡率之间的关系，并不了解每个个体的药物暴露与疾病状况，也无法控制可能的混杂因素；因此，这种方法只是粗线条的描述性研究，在结果解说时必须慎重。生态学上，某疾病与药物暴露的分布一致可能是该药物与疾病之间确有联系，但也可能在个体水平上二者毫无联系。例如，美国在 20 世纪 70 年代早期，随着口服避孕药的使用增加，同期育龄妇女中冠心病的死亡率下降，生态学分析提示口服避孕药与致死性冠心病之间有负相关。但大量以个体资料为基础的分析性研究否定了这个结论。由此可见，生态学研究只是为病因分析提供线索，因果关系的确定必须采用分析性研究和实验性研究的方法。

三、数据库挖掘和药品不良反应信号的探索与分析

数据库挖掘（data mining）就是在医药卫生相关的数据库中，应用一些传统的流行病学和统计学知识，描述、分析在一定时间内，用药人群中可疑药物使用和不良事件发生的情况，进而探索两者之间可能存在的关联。

（一）药品不良反应监测数据库的挖掘和分析

目前药品不良反应监测数据库不良反应信号检测主要基于比值失衡测量法（measures of disproportionality）。该方法建立在经典的 2 × 2 四格表的基础上（表 10-2），基本思想是估计自发报告中实际出现的与某种药物有关的不良反应数据量与预期数量或与其他药物引发的其他不良反应数量的比值。如果测量的比值非常大，大到一定的程度（“失衡”）时，则可疑药物和可疑不良反应之间很可能存在某种联系，而并非是由于机会因素或者数据库“嘈杂背景”所造成的。目前，该方法已经被广泛采用。

表 10-2 比值失衡测量法的四格表

	可疑事件	所有其他事件
可疑药物	A	B
所有其他药物	C	D

（二）处方数据库的挖掘和分析

处方数据库也是可以充分挖掘和分析的资源。处方序列分析（prescription sequence analysis, PSA）是一种依据可靠、完整的药品处方记录来检测药品不良反应的研究方法。当某些药物的不良反应本身是其他药物使用的指征时，患者的药品处方记录会显示出某种特定的药物使用先后序列（顺序），因此，在大量的处方记录数据库中就会表现特定的频率分布。例如，通过对加拿大不列颠哥伦比亚省居民 2000~2008 年期间 420 万药品处方记录的分析发现，治疗腿抽筋的奎宁以更高比例出现在利尿剂、他汀类药物和吸入性长效 β_2 受体抑制剂（LABA）的处方之后，由此提示这 3 类药可能具有引起腿抽筋的不良反应。

目前应用更多的是在 PSA 基础上发展起来的处方序列对称分析（prescription sequence symmetry analysis, PSSA）。PSSA 分析的基础仍然是药物与不良反应的时序关系。然而，在现有的电子病历数据库和医疗保险数据库中，往往没有针对药品不良反应的记录，或存在记录缺失、不规范等现象。为了解决这个问题，可以使用能够特异性治疗某种不良反应的药物的处方记录作为替代结局，来代替不良反应的发生。便于区别，将欲研究的暴露药物称为指示药（index drug/exposure drug），用作替代不良反应结局的药物称为标签药（marker drug/proxy drug）。这种替代做法在医疗保险数据库中尤其有效，因为医疗保险数据对药物的处方有非常详尽的记录。例如，医疗保险数据库中并没有转氨酶、胆红素等肝功能检测的具体信息，此时可以用保肝药作为标签药代替肝损不良反应。当然，若原始数据中包含准确的不良反应诊断信息，也可以直接采用诊断信息作为结局。下面以他汀类药物与肝损伤的研究为例来说明 PSSA 的分析思路。

在使用了他汀类药物（指示药 A）并且发生了肝损伤（可用保肝药作为标签药 B 代替）的患者中，假设药物与不良反应不相关，他汀类药物首次处方在肝损伤首次发生（保肝药首次处方）之前的患者（A → B 组，相关组）与他汀类首次处方在肝损伤首次发生（B 药首次处方）之后的患者（B → A 组，非相关组）应该呈现一种对称的分布，见图 10–3；假设他汀类药物会导致肝损伤，那么使用他汀类药物之后发生了肝损伤的这部分患者可能会随之被处方保肝药来治疗该不良反应。可以预见，保肝药首次处方晚于他汀类药物的概率会更高，因此，相关组的患者人数将多于非相关组，而产生一个不对称的分布，见图 10–4。

用相关组的患者人数除以非相关组的患者人数，得到序列比（sequence ratio, SR），是处方序列分析的统计效应值，用来衡量时序不对称性的大小。通常，SR 置信区间的下限大于 1 被认为指示药有引起不良反应的统计学相关性。

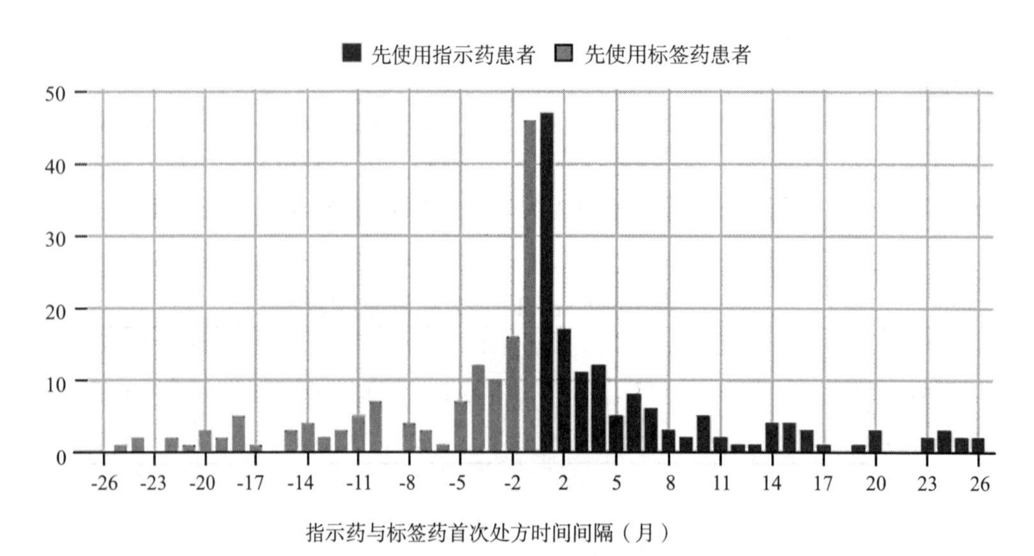

图 10–3 指示药他汀类药物与肝损伤不良反应无关情况下的对称分布示意图

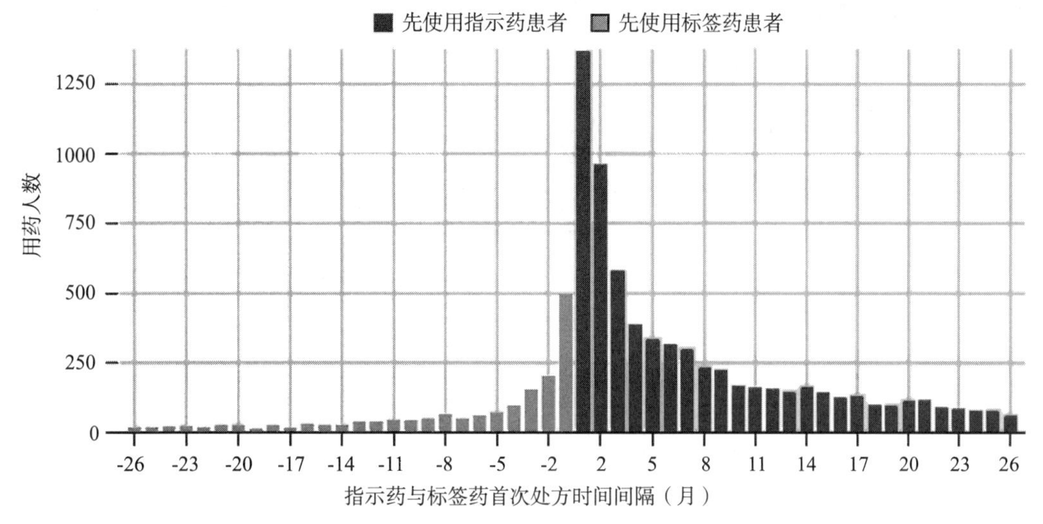

图 10-4　指示药他汀类药物导致肝损伤不良反应情况下的不对称分布示意图

第三节　检验安全性信号的方法

基于安全性信号只能形成病因假设，药品与不良事件之间是否存在因果关系还需要进一步研究，药物流行病学中事先设立对照组的分析性研究可以用于检验病因假设，这一类方法在上市后药品安全性研究中有较多的应用。

一、队列研究

（一）队列研究的定义和用途

队列研究 (cohort study) 是将人群按是否暴露于某可疑因素及其暴露程度分为不同的亚组，追踪其各自的结局，比较不同亚组之间结局频率的差异，从而判定暴露因子与结局之间有无因果关联及关联大小的一种观察性研究方法（图 10-5）。在药物流行病学研究中，可追踪观察服药组与未服药组某种疾病（即不良反应）的发生情况，以判断药物与不良反应之间的关联，如反应停与短肢畸形、左旋咪唑与脑炎综合征等的关联就是通过队列研究确证的。

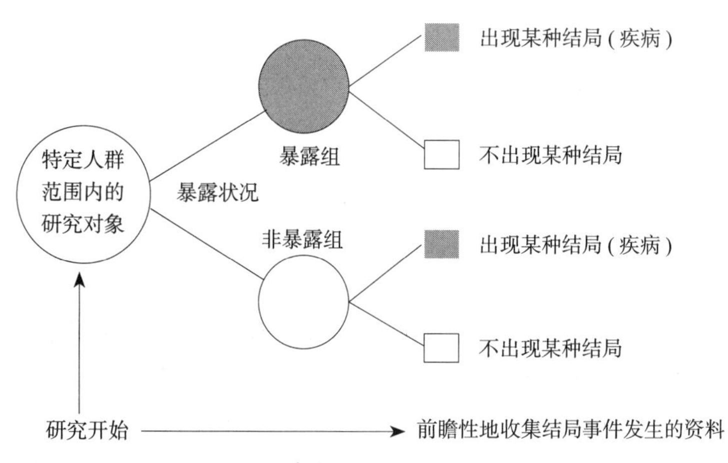

图 10-5　前瞻性队列研究原理模式图

队列研究可以是前瞻性的，也可以是回顾性的。因此相应有历史性队列和双向性队列（图 10-6）。

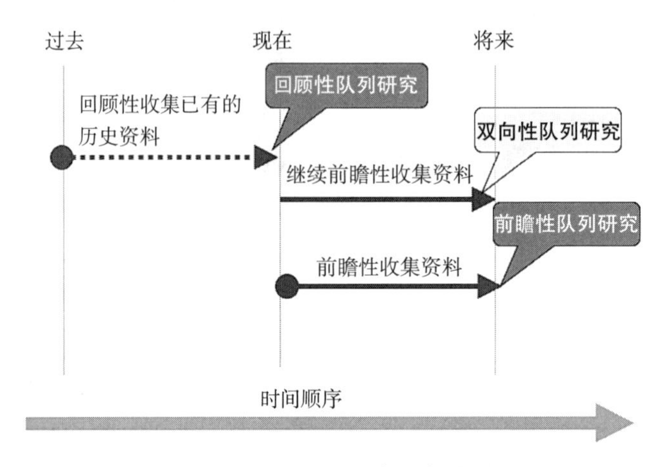

图 10-6 队列研究的类型

前瞻性队列研究是根据研究对象目前是否服药分为两组，随访观察一段时间获得不良结局的发生情况并加以比较。例如，对口服避孕药和使用其他避孕措施的两组育龄妇女进行随访，观察静脉血栓的发病率。但对于不常见的药物暴露或罕见、迟发的不良反应，因其需要很长时间、观察很大的人群才能获得结局资料，前瞻性方法不是很适用。此外，如果已经高度怀疑某种药物可能有害，为了研究还使用前瞻性队列研究，就违背了伦理学原则。回顾性队列研究是根据已掌握的历史记录确定研究对象是否服药，并从历史资料中获得不良结局的发生情况，则服药与不良结局虽然跨越时期较长，但资料搜集与分析却可在较短时期内完成，而且没有伦理学问题，因此比较适用于药品不良反应研究。需要注意的是服药与不良结局的历史资料必须完整、可靠。随着基于大数据的药物上市后主动监测不断完善，队列研究会在药品不良反应研究中发挥日益重要的作用。即使这样，大多数研究通常还是需要通过调查补充一些数据库中没有的资料，并对来自各种数据库的信息的真实性加以评价。

队列研究是在知道结局之前确定药物暴露与非暴露组，不仅可以计算出与药物相关事件的发生率，直接估计相对危险度，与病例对照研究相比，还减少了信息偏倚的发生，因此，提供的因果证据更有说服力。

（二）队列研究实例

1. 研究背景

目前已有大量临床试验结果表明他汀类药物能有效降低低密度脂蛋白胆固醇水平，并能够有效减少临床心血管疾病事件发生，在具有心血管疾病风险的人群中能有降低心脏病引起的死亡率和全因死亡率，且有较好的安全性。但是近年来有多项临床研究结果显示他汀类药物可能会增加新发糖尿病的风险，这些研究间的结果存在一定差异，而目前在中国大陆地区他汀类药物与新发糖尿病的关联研究尚未见报道。

2. 研究目的

本研究以区域医疗大数据为基础通过建立回顾性队列分析他汀类药物与新发糖尿病（2 型糖尿病，T2DM）的关联性。

3. 研究方法

采用回顾性队列研究，将 2010 年 1 月 1 日至 2016 年 8 月 31 日在鄞州区域平台的高血压患者纳入队列，要求患者年龄 30~90 岁且无 2 型糖尿病。从区域平台上的电子医疗记录中收集暴露因素、结局和潜在混杂因素（如年龄、性别、体重指标、共病、生活方式特征和基线抗高血压药物使用等信息），并通过倾向评分法将不服用他汀类药物的研究对象与之进行 1：1 匹配，构建 cox 比例风险模型比较两组新发糖尿病的风险，进一步估计调整混杂因素后他汀类药物与新发糖尿病的关联强度。

4. 研究结果

在67993名纳入队列的高血压患者中，21551例首次使用他汀类药物、46442例未使用他汀类药物（省略纳入排除流程图）。不调整混杂因素时，服用他汀类药物组T2DM事件的发生率高于未服用组［分别为25.6/（1000人·年）和14.19/（1000人·年）］；在倾向性评分1：1匹配（两组各19818例）后，他汀类药物的使用与T2DM风险显著增加相关（校正后的危险比：1.54；95%可信区间：1.41~1.67）。亚组分析也显示类似的发现（表10-3）。

表10-3　服用他汀类药物与T2DM的关联分析

分组	患者数	结局数	总人年	发病率/（1000人·年）	调整HR (95%)
用药180天后NOD					
未用他汀	46442	1884	132767.5	14.19	1.55（1.44~1.66）
服用他汀	21551	1537	59848.48	25.68	
未用他汀（匹配）	19818	917	56445.33	16.25	1.54（1.41~1.67）
服用他汀（匹配）	19818	1334	55237.63	24.15	
全部NOD					
未用他汀	46442	2216	132767.5	16.69	1.75（1.64~1.87）
服用他汀	21551	1956	59848.48	32.68	
未用他汀（匹配）	19818	1079	56445.33	19.06	1.65（1.53~1.78）
服用他汀（匹配）	19818	1729	55237.63	3131	

NOD：新发糖尿病；HR：比例风险。

二、病例对照研究

（一）病例对照研究的定义和用途

病例对照研究(case-control study)是指以现在患有某病的患者为一组（称为病例组），以未患该病但其他条件与患者雷同的人为另一组（称为对照组），通过询问、体检、化验或复查病史，搜集既往各种可疑致病因素的暴露史，测量并比较两组对各种因素的暴露比例，经统计学检验若判为有意义，则可认为因素与疾病间存在统计学关联，在估计各种偏倚对研究结果的影响之后，再借助病因推断技术，推断出危险因素，从而达到探索和检验病因假说的目的。其原理模式见图10-7。

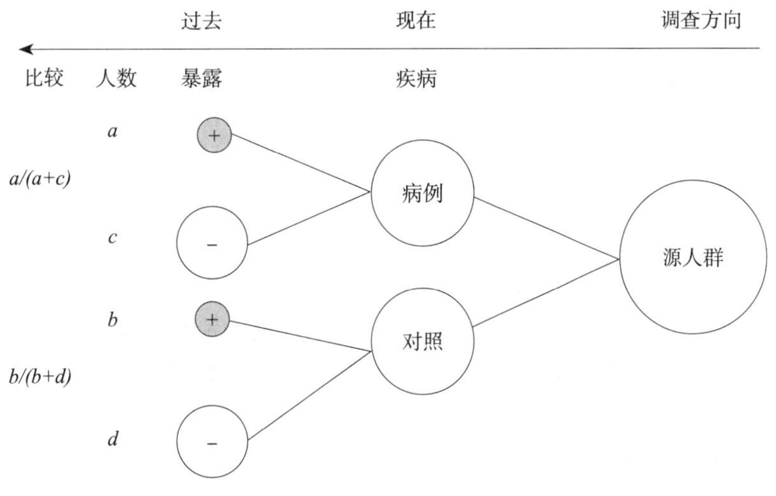

图10-7　病例对照研究的原理模式图

例如，为了检验短肢畸形与母亲孕期服用反应停有无联系，调查50个短肢畸形患儿的母亲，同时以90个正常出生儿的母亲为对照，调查她们孕期反应停服用情况，结果见表10–4。

表10–4 反应停与短肢畸形的病例对照研究

服用反应停	病例组母亲	对照组母亲
有	12（*a*）	2（*b*）
无	38（*c*）	88（*d*）
	50（*a*+*c*）	90（*b*+*d*）

如果病例组的暴露比例 $a/(a+c)$ 显著大于对照组的暴露比例 $b/(b+d)$，本例即是如此（通过比较12/50与2/90，得出 $P<0.01$），可以认为母亲孕期服用反应停与出生儿发生短肢畸形统计学上有关联，进一步再进行因果关系的推断。

药品不良反应研究由于病例数较少，且经常面临要求迅速得出结论的情况，因此病例对照研究特别适用。如孕妇服用反应停与婴儿短肢畸形、早产儿吸入高浓度氧与晶体后纤维组织增生症、经期使用月经棉与中毒性休克综合征、口服避孕药与心肌梗塞、母亲早孕期服用雌激素与少女阴道腺癌、苯丙醇胺与出血性脑卒中等，均是应用病例对照研究的范例。

（二）病例对照研究实例

1. 研究背景

美国Vincent纪念医院的Herbst医生在1966~1969年期间接诊7例15~22岁的阴道腺癌患者后，并不是限于常规的临床诊治，而是产生了高度警觉，因为阴道癌在女性生殖系统肿瘤中仅占2%，且主要发生在50岁以后，通常属于鳞状上皮细胞型。而腺癌又只占阴道癌的5%~10%。他查阅1930~1965年间Massachusetts总医院和Pondville州立肿瘤医院的病历后发现，68例阴道癌中只有2例为阴道腺癌。如此罕见的少女阴道腺癌集中出现，使Herbst这位妇产科医生怀着极大的兴趣开始了对病因的探究。Herbst最初的假设是患者可能存在反复的阴道刺激导致肿瘤的发生。因此，首先从7例患者的共同点出发寻找线索，发现7例患者都没有使用阴道局部刺激物、阴道冲洗或阴道塞的历史。除1例发病后结婚外，均否认有性交史。病例发病前均未使用过避孕药。在描述性研究未获阳性发现的情况下，Herbst认为应当详细了解这些病例从胚胎期至发病前的情况，以及她们的母亲在妊娠期的情况，如怀孕时出血史、流产史等，由此，将病因假设扩展到患者的胚胎期暴露。

2. 研究目的

概括和检验母亲孕期各种暴露因素与少女阴道腺癌关系的病因假设。

3. 研究方法

采用1∶4匹配的病例对照研究。除了前述的7个病例之外，将1969年波士顿另一所医院的一名20岁女性阴道透明细胞癌患者也包括在内。这样，共收集到8个病例，每个病例匹配4个未患阴道腺癌的患者作为对照。对照候选人为出生时与病例在同等级病房，出生时间前后不超过5天的女性，优先选择与病例出生时间最接近者为对照。由经过培训的调查员，使用统一的调查表，对病例、对照以及她们的母亲进行访问调查。

4. 研究结果

对诸多调查因素的比较表明，多数在两组间无明显统计学差别。但有3个因素有统计学意义，即母亲怀孕期间使用过己烯雌酚激素治疗（$P<0.001$）、母亲以前的流产史（$P<0.01$）和此次怀孕时的阴道出血史（$P<0.05$）。而三者的关系是，因为有后两个因素才使用己烯雌酚治疗。因此，通过8个病例与32个对照的病例对照研究，Herbst肯定了之前的假设，认为母亲在妊娠早期服用己烯雌酚使她们在子宫中的女儿以后发生阴道腺癌的危险性增加（表10–5）。

表 10-5　阴道腺癌病例与对照的母亲主要暴露因素比较

病例号	母亲年龄		母亲吸烟		此次怀孕出血		以往流产史		此次怀孕时使用过雌激素		母亲哺乳		此次怀孕时照射过 X 线	
	病例	四个对照平均	病例	对照	病例	对照	病例	对照	病例	对照	病例	对照	病例	对照
1	25	32	有	2/4	否	0/4	有	1/4	有	0/4	否	0/4	否	1/4
2	30	30	有	3/4	否	0/4	有	1/4	有	0/4	否	1/4	否	0/4
3	22	31	有	1/4	有	0/4	否	1/4	有	0/4	有	0/4	否	0/4
4	33	30	有	3/4	有	0/4	有	0/4	有	0/4	有	2/4	否	0/4
5	22	27	有	3/4	否	1/4	否	1/4	否	0/4	否	0/4	否	0/4
6	21	29	有	3/4	有	0/4	有	0/4	有	0/4	否	0/4	否	1/4
7	30	27	否	3/4	有	0/4	有	1/4	有	0/4	有	0/4	否	1/4
8	26	28	有	3/4	有	0/4	有	0/4	有	0/4	否	0/4	有	1/4
合计			7/8	21/32	3/8	1/32	6/8	5/32	7/8	0/32	3/8	3/32	1/8	4/32
平均	26.1	29.3												
χ^2	自由度为 1[①]		0.53		4.52		7.16		23.22		2.35		0	
P			0.50		<0.05		<0.01		<0.00001		0.20			
	（不显著[②]）		（不显著）								（不显著）		（不显著）	
OR			5.7		8.0		10.5		28.0		10.0		3.0	

注：①用 Pike 与 Morrow 的配对对照 χ^2 检验公式。②配对 t 检验，$S_{\bar{x}}$=1.7 岁。

（三）注意事项

在药品不良反应的病例对照研究中，病例、对照的选择，药物暴露信息的真实性，以及偏倚的控制是关键环节。

1. 病例和对照的选择

病例的选择要排除已知病因者。如研究药物性肝损伤时，所选肝炎病例必须排除已知的各种病毒性肝炎和寄生虫引起的肝损害。否则，病例中可能混入非患者或不同型别的患者，从而影响研究结果的真实性。要尽可能使用新发病例，保证回忆信息的准确。但由于药品不良反应的发生率一般都很低，若选新发病例可能需要多年才能收集足够数量的病例，因此现患病例相对可能更适用，此时不能单纯依靠患者的回忆，应当尽量查找客观的用药记录，如病历资料等，以获得准确的药物暴露和混杂因素的信息。

选择对照时要注意排除潜在用药者。如研究水杨酸制剂和 Reye 综合征（一种儿童期急性脑病合并以肝脏为主的内脏脂肪变性为特征的综合征）的关系，应当排除因类风湿关节炎或其他风湿性疾病而入院的儿童，因为这些儿童使用阿司匹林的机会增加。为了增加研究的把握度，可以增加对照人数，如采用 1∶2~1∶4 的研究。一般而言，应当将已知的危险因素进行匹配，但要避免匹配过头。

2. 偏倚的控制

药物流行病学观察性研究中最常遇到的偏倚之一是"适应证混杂"（confounding by indication）。适应证混杂是指具有一定健康问题的人往往更易于接受某种药物从而造成偏倚。例如，在一项回顾性队列研究中，分析抗病毒药物达菲与乐瑞沙相比，是否增加了流感患者猝死的风险。虽然研究发现使用达菲可诱发突然恶化导致死亡，但两组用药途径不同，暴露组达菲是口服使用，而对照组乐瑞沙则经口吸入给药。根据说明书，乐瑞沙不推荐用于有呼吸道疾病或潜在呼吸道疾病（如哮喘、慢性阻塞性肺疾病）患者的治疗。因此达菲组的高死亡可能与该组患者基础病情，尤其呼吸系统问题更严重有关。

对暴露和结局的测量偏倚也是常存在的问题。在设计阶段认真仔细、在分析时采用合适的分析技术可以在一定程度减少测量造成的偏倚。由于许多药物的依从性并不好，与测量偏倚相关的另一个问题是处方剂量或记录的剂量与实际消耗的剂量可能不同。此时如果要得出什么剂量范围更适于患者的结论，对于特定剂量水平的推论可能会发生错误。可以采用不同来源的数据，在分析阶段对测量偏倚进行较正。

三、衍生的研究方法

药物流行病学研究中传统的研究方法有时无法解决面临的实际问题，如数据的缺失或不完整，由此推动了药物流行病学方法的发展。例如，针对实际研究中只能获得病例组混杂因素的资料，而无法得到对照组混杂资料的情况下，1991 年 Maclure 提出评价药物急性不良事件危险性时，选择病例源人群时最好的对照来源是病例自身，因而提出病例交叉设计（case-crossover design）。该方法的基本原理：如果暴露与某急性事件有关，则在事件发生前较短的一段时间（危险期）内，暴露的发生应比事件发生前较远的一段时间（对照期）内更频繁或强度更大。病例交叉设计的研究对象包含病例和对照两部分，但两部分的信息均来自于同一个体。其中，“病例部分”被定义为危险期，该期是疾病或事件发生前的一段时间；“对照部分”为对照期，该期是指危险期外特定的一段时间。研究就是对个体危险期和对照期内的暴露信息（如服药、运动等）进行比较。例如，据报道某种药物可以引发猝死，如果该报道正确，则应该可以观察到服用此药物后一段时间内猝死人数增多，或者说在猝死前几天或几周内应有服药增多的现象。这种对研究对象的自身暴露情况做出比较的自身对照方法，尤其适合估计短暂药物效应相关的急性不良事件危险性。

病例交叉设计仅适用于效应短暂的问题的研究，不适用于随时间的推移暴露可能会变化的情况。例如，随时间的推移，药物的使用可能会“自然增加”。药物使用的“自然增加”不仅与研究的事件相关，而且与医疗措施改变、对药物益处的认识加深、对使用该药物信心增加、适应证扩大、患者对药物依赖增加以及市场的推广等均有关。这样，药物使用的自然变化趋势会混合到由病例交叉分析所得的 OR 值中。另设一组对照，对照组中每个研究对象也观测两次，则可以消除该影响。1995 年 Suissa 提出的病例–时间–对照设计（case-time-control study），可解决随病情的改变暴露随时间改变的问题。表 10–6 总结了可用于药品安全性信号检验的各种衍生研究设计。

表 10–6 可用于药品安全性信号检验的各种衍生研究设计

<table>
<tr><th>对比组</th><th>研究设计（提出时间）</th><th>基本思路</th><th>适用条件</th><th>统计分析</th></tr>
<tr><td>暴露 & 非暴露</td><td>队列研究（19 世纪）
cohort study</td><td><table><tr><td></td><td>发生结局</td><td>未发生结局</td></tr><tr><td>暴露组</td><td>A</td><td>B</td></tr><tr><td>对照组</td><td>C</td><td>D</td></tr></table>Risk ratios，e.g. relative rate（RR）：
$\frac{A/(A+B)}{C/(C+D)}=\frac{Incidence_{exposed}}{Incidence_{unexposed}}$</td><td>不适用于罕见结局</td><td>Cox 回归</td></tr>
<tr><td>病例 & 对照</td><td>病例–对照研究（20 世纪）
case-control study，CCS</td><td><table><tr><td></td><td>病例组</td><td>对照组</td></tr><tr><td>暴露</td><td>A</td><td>B</td></tr><tr><td>非暴露</td><td>C</td><td>D</td></tr></table>Odds ratios（$OR_{Case-control}$）：$\frac{A/C}{B/D}=\frac{AD}{BC}$</td><td>不适用于罕见暴露</td><td>Logistic 回归（匹配时，采用条件 Logistic 回归）</td></tr>
</table>

续表

<table>
<tr><th>对比组</th><th>研究设计（提出时间）</th><th>基本思路</th><th>适用条件</th><th>统计分析</th></tr>
<tr><td>仅病例</td><td>自身对照病例系列（1995 年）
self-controlled case series，SCCS</td><td>Risk ratios，e.g. relative rate（RR）：$\frac{\text{Incidence}_{\text{risk period}}}{\text{Incidence}_{\text{control period}}}$</td><td>暴露：瞬时效应
结局：急性事件
结局不影响暴露</td><td>条件 Poisson 回归</td></tr>
<tr><td></td><td>病例交叉研究（1991 年）
case-crossover study，CCO</td><td><table><tr><td colspan="2"></td><td colspan="2">对照期</td></tr><tr><td colspan="2"></td><td>暴露</td><td>非暴露</td></tr><tr><td rowspan="2">风险期</td><td>暴露</td><td>A</td><td>B</td></tr><tr><td>非暴露</td><td>C</td><td>D</td></tr></table>Odds ratios（$OR_{\text{Case-crossover}}$）：$\frac{A/C}{B/D}=\frac{AD}{BC}$</td><td>暴露：瞬时效应
结局：急性事件
混杂：无随时间变化的混杂</td><td>条件 Logistic 回归</td></tr>
<tr><td></td><td>病例-时间-对照研究（1995 年）
case-time-control，CTC</td><td>在 CCO 基础上，选择未发生所关注结局事件的个体作对照
Ratio of Odds=$\frac{OR_{\text{Case-crossover}}}{OR_{\text{Case-control}}}$</td><td>暴露：瞬时或慢性效应
结局：急性事件</td><td>条件 Logistic 回归</td></tr>
<tr><td></td><td>病例-病例-时间-对照研究（2011 年）
case-case-time-control，CCTC</td><td>在 CCO 基础上，选择未来发生所关注结局事件的个体作对照
Ratio of Odds=$\frac{OR_{\text{Case-crossover (Case)}}}{OR_{\text{Case-control (Future Case)}}}$</td><td>暴露：瞬时或慢性效应
结局：急性事件</td><td>条件 Logistic 回归</td></tr>
<tr><td>仅暴露</td><td>风险期设计（2001 年）
risk-interval design，RI</td><td>Risk ratios，e.g. relative rate（RR）：$\frac{\text{Incidence}_{\text{risk period}}}{\text{Incidence}_{\text{control period}}}$</td><td>暴露：瞬时效应
结局：急性事件</td><td>条件 Poisson 回归</td></tr>
</table>

四、研究设计方法的选择

利用大数据开展主动监测时，数据库中的药品与不良事件会形成很多组合，如何根据不同的情境组合，选择恰当的研究设计，进行快速的、批量化的分析是必须事先考虑的问题。

2012 年，美国“哨点计划”（Mini-sentinel）工作组基于研究目的、暴露特征、结局特征、暴露与结局关联特征四组主要指标细化出 11 个条目，经专家讨论根据每个条目不同选项的组合，将药品安全问题归纳为 64 种情境，见表 10–7）。

基于此情境分类，工作组又于 2013 年开发出一款基于 Excel 宏程序的快速分析工具 PROMPTS（Prospective Routine Observational Monitoring Program Tools），并在之后以 SAS Macro 模块的形式嵌入分布式数据的分析模板中，从而极大方便了 FDA 利用电子医疗数据主动监测上市后药品的潜在不良反应。以评价利伐沙班（rivaroxaban）与华法林（warfarin）增加缺血性脑卒中、颅内出血和消化道出血风险的研究为例，研究者只需结合自身专业知识，明确用药为瞬时暴露、其作用风险立即出现、作用风险窗持续较长、不良反应为突发事件、个体内混杂因素不可忽略后，PROMPTS 即可确定最优研究设计为队列研究，并自动开展后续分析。然而，目前该工具具有需要完善之处：① PROMPTS 仅考虑队列研究和 SCCS 两种研究设计，并未纳入 RI、CCO 及其衍生类型等，因而不能有效处理结局事件影响暴露频率的情境，如华法林导致出血后，本身会降低华法林的暴露；②对两种研究设计均适用的情境，并未给出进一步的具体推荐。事实上，两种研究设计对于数据的需求差别很大，但目前相关研究证据的不足制约了对应环节的流程细化。

表10-7 美国Mini-sentinel方法学组归纳的64类药品-不良事件情境组合

暴露持续性	暴露与关注结局事件的关联特点				关注结局事件	
	暴露风险窗出现时间	暴露风险窗持续时间	混杂的大小			
			个体内	个体间	突发急性	潜伏慢性
瞬时（例如，疫苗接种，首次使用某种药物，包括间断药物使用）	立即	短	可忽略	可忽略	自身对照（或队列）	队列（或自身对照）
				需要关注	自身对照（或队列）	自身对照或队列
			需要关注	可忽略	队列	队列
				需要关注	队列（或自身对照）	队列
		长	可忽略	可忽略	队列（或自身对照）	队列
				需要关注	自身对照或队列	自身对照或队列
			需要关注	可忽略	队列	队列
				需要关注	队列	队列
	延迟	短	可忽略	可忽略	队列（或自身对照）	队列
				需要关注	自身对照或队列	自身对照或队列
			需要关注	可忽略	队列	队列
				需要关注	队列	队列
		长	可忽略	可忽略	队列	队列
				需要关注	自身对照或队列	自身对照或队列
			需要关注	可忽略	队列	队列
				需要关注	队列	队列
持续（例如，慢性药物使用、植入物的连续暴露等）	立即	短	可忽略	可忽略	队列（或自身对照）	队列
				需要关注	自身对照或队列	队列（或自身对照）
			需要关注	可忽略	队列	队列
				需要关注	队列	队列
		长	可忽略	可忽略	队列	队列
				需要关注	队列（或自身对照）	队列
			需要关注	可忽略	队列	队列
				需要关注	队列	队列
	延迟	短	可忽略	可忽略	队列（或自身对照）	队列
				需要关注	队列（或自身对照）	队列
			需要关注	可忽略	队列	队列
				需要关注	队列	队列
		长	可忽略	可忽略	队列	队列
				需要关注	队列	队列
			需要关注	可忽略	队列	队列
				需要关注	队列	队列

注：①某些特征属性的确定相对主观（如立即或延迟出现），不同的研究情形可以酌情设定；②仅一种研究类型时，代表强烈推荐；有两种研究类型时，括号外的为推荐，括号内的为酌情考虑，若无括号区分则两种方法相当，需权衡混杂与错分的影响。

第四节 整合安全性证据的方法

随着循证医学的兴起，如何系统地总结既往的研究成果，为循证决策提供高质量的证据日益受到重视，系统综述（systematic review）和Meta分析（Meta-analysis）已被公认为客观评价和合成针对某一特定问题的研究证据的最佳手段，通常被视为最高级别的证据。过去20年间这种合成证据的方法在医学研究领域得到了广泛的应用，尤其对药物疗效或安全性存在质疑，又缺乏大样本的研究时，系统综述，尤其是Meta分析更能起到增强统计学检验效能的作用。例如，治疗糖尿病的药物罗格列酮（rosiglitazone）可能增加心脏病发病率和相关疾病死亡率的风险就来自一项Meta分析。

作为对既往研究结果的回顾，系统综述和Meta分析实际是一种观察性研究，它不仅不能排除原始研究中存在的偏倚，当原始研究质量不高时，合并的结果会遭受“垃圾进、垃圾出”的质疑；而且在文献查找、选择、资料提取和统计分析过程中，如果处理不当，还会引入新的偏倚，导致合并后的结果歪曲真实的情况。因此，必须科学设计和严格实施系统综述和Meta分析，其中有几个环节尤其要注意：①研究选题要有比较重要的临床意义，而且目前没有肯定一致的结论；②要多途径、多渠道、最大限度地收集相关文献；③要根据研究目的确定文献的入选和排除标准；④复习每个研究并进行质量评估；⑤重视异质性检验，不盲目追求统计学合并；⑥尽可能做敏感性分析和亚组分析；⑦努力识别和减少证据合并过程中的偏倚；⑧采用标准规范的格式撰写总结报告；⑨重视Meta分析过程的质量控制。

除常规的系统综述和Meta分析之外，近年来还出现了其他一些合成证据的方法，可以根据研究目的和潜在拥有的文献资料灵活选用。

1. 累积Meta分析

传统的Meta分析是对原始研究文献的一次性合并，但累积Meta分析是按原始研究发表的时间顺序及时进行的重复的Meta分析，即每当一项新的研究得以鉴定，则进行一次新的资料分析，并按一定的顺序排列累积的结果，用图表示，从而反映研究结果的动态变化趋势，而且可以评价各研究对综合结果的影响。这种方法的特殊功能在于，当研究某一疗法有效或有害的趋势时，可以指出在某一选定水准下，疗效或安全性具有统计学显著性水平的最初时间，为开展新的研究和制定相关政策提供方向和科学依据。如环氧化酶抑制药罗非昔布（rofecoxib）因心血管不良作用在2004年9月被撤市，但对30个RCT的累积Meta分析显示，早在2000年12月就可以看出该药的使用与心血管危险增加有关，到2001年6月已经达到统计学显著性水平，几乎可以提早3年半发现问题。

2. 个体患者资料的Meta分析

传统的Meta分析主要基于文献中的总结性资料，是对文献的统计合成。虽然Meta分析者对其中的某些亚组特别感兴趣，但经常遇到的问题是很难在原文中找到相应的数据。因此从每个研究的设计组织者处获取补充资料的要求日益增多。一些国际性协作组织的成员已经开始分享各自的研究数据，从而使个体患者的资料得以充分利用，由此形成了单个病例资料的Meta分析，又叫“pooling分析”，即对原始研究数据的合成分析。例如，阿司匹林在心血管疾病一级和二级预防中的应用：有关随机试验个体患者资料的Meta分析是对6个一级预防试验和16个二级预防试验中的个体资料进行汇总，对比长期使用阿司匹林与安慰剂对严重血管事件（心肌梗死、脑卒中或血管性死亡）的预防作用。这种分析方法可以充分利用原始数据进行生存分析，根据患者基线特征的不同开展亚组分析，还可以仔细分析并调整混杂因素的影响。

2. 网络Meta分析

经典的Meta分析都是收集头对头（head-to-head）的两种处理的相关研究，结果给出A与B何者较优的结论。当某种疾病有多种治疗药物可供选择时，如临床用于治疗糖尿病的药物有几十种之多，何者为优，是医生、患者和决策者都十分关心的问题。而通过一个随机对照试验（RCT）对这些药物的疗效进行对比几乎是不可能的，原因如下：①这样的试验研究相当庞大，耗时费力，也难以找到足够的资金支持；②由于药品生产者之间的竞争关系，使得试验难以实施。这种情况下，使用间接对比的证据进行汇总分析的网络 Meta 分析（network meta-analysis）应运而生。

例如，进行一个系统评价，目的是比较两种干预措施 A 与 B 的效果，却发现目前的 RCT 没有两者的直接比较研究，却都有同安慰剂或另一种干预措施 C 的比较（即 A 与 C 和 B 与 C），则可以用 C 作为公共比较组，借助间接比较方法得出 A 相对于 B 的效果，或者虽然有直接比较的研究证据，但这些研究数量较少或质量较低，此时也可以用间接比较的证据进行补充。此类方法就是网络 Meta 分析，又叫多种治疗比较的 Meta 分析。多种干预措施比较既可以同时比较多种干预措施，也可以合并直接比较和间接比较证据。

第五节　药物流行病学研究中的偏倚

药物流行病学研究主要采用流行病学的研究方法，同样也存在流行病学的三大偏倚。了解和控制偏倚是应用药物流行病学开展上市后研究的必修课。

一、选择偏倚

选择偏倚（selection bias）是指由于入选研究和未入选研究的对象特征差异而导致研究结果偏离真实情况所产生的偏倚。研究对象除了治疗措施以外其他特征的迥异使得不同治疗组人群缺乏可比性，其既可能发生在研究初始阶段（如研究对象有选择性地进入不同治疗组），又可能发生在研究实施或随访阶段（如研究对象有选择性的失访）。药物流行病学常见的选择偏倚有：转介偏倚（referral bias），自我选择偏倚（self-selection bias），渠道偏倚（channeling bias），新发-现患病例偏倚（incidence-prevalence bias），存活者治疗偏倚（survivor treatment bias, survival bias），易感者损耗偏倚（depletion of susceptibles bias），检出症候偏倚（detection signal bias, protopathic bias）等。

1. 渠道偏倚

通常情况下，患者在就医的时候会自然地选择到某些特定的医院或门诊就医，或者医生会有选择性地开药给某些特定患者。例如，病情严重的患者倾向于到知名的大医院就医；在某新药刚上市时候，往往病情更严重或者经其他现有药品治疗效果不好的患者会首先使用该新药；有时由于对新药的安全性有顾虑，也可能有些医生会倾向于给体质好的患者开具新药，而避开体质差或具有合并症的患者；另外，很多新药在刚上市时往往价格比较贵，未进入医保报销目录，故医生可能开具新药给家庭经济条件好、具有支付能力的患者，这些患者相对于农村偏远地区、经济条件欠佳的患者来说可能病情较轻，因其不会等到病重才就医。总之，由于种种就医、诊疗等原因导致不同医院患者或不同药品服用者的病情或个体特征不尽相同，由此引起的偏倚称为渠道偏倚。

2. 存活者治疗偏倚

对于病死率高的疾病，生存时间长者才有机会接受后期治疗，而接受后期治疗之前即死亡的患者自然会被默认为未接受治疗。例如，一个艾滋病患者队列，在研究之初所有患者都没有接受过抗病毒治疗。一年后某新药上市，存活者开始逐步接受该新药治疗，而已死亡者则被看作未治疗者。如果比较治疗者和未治疗者的生存期，则会发现治疗者的生存期明显长于未治疗者（即使该新药无效），因为治疗者是可以存活到接受后期治疗阶段的患者，其特征与无法生存到接受后期治疗阶段的“未治疗”患者自然有所不同。

3. 易感者损耗偏倚

在设计、实施药品服用者队列研究时，对药品不能耐受者随着时间的推移逐渐退出队列（有时在研究开始之前即会通过设立研究对象入排标准，将易发生药品不良反应者排除；然而有时则由于患者自身原因选择退出，往往最不耐受者最先退出，而其他较不耐受者会逐渐退出），从而结果为仍然留在队列中的患者对该药品会相对更耐受。如果上述现象在药物流行病学研究设计和数据分析中不能被正确处理，则会出现偏倚。该现象也是药品不良反应风险函数与药品暴露史及暴露时间密切相关的重要原因之一。

二、信息偏倚

信息偏倚（information bias）是指在进行信息收集过程中所产生的系统误差，从而导致研究结果与真实结果不符。信息偏倚可来自研究对象，也可来自研究者本身，或来自所使用的测量仪器、设备和方法，可出现在资料收集、整理、分析的许多环节。如调查表格设计不科学、诊断标准不明确、调查员询问时存在暗示、被调查者存在记忆偏差（尤其是在受病情影响的情况下）、历史资料记录有误或不全等。药物流行病学研究中常见的信息偏倚主要包括错分偏倚和非死亡时间偏倚（immortal time bias）。采用队列研究设计时，所研究队列在特定期间内观察对象未见死亡或未出现结局事件，这段随访期间称为非死亡时间。当在进入队列和首次出现暴露之间的“非死亡时间”内，观察对象被错误地分类或简单地被排除，且未能在统计学分析中进行恰当处理，则会发生非死亡时间偏倚，因为在“非死亡时间”内这些观察对象并非真正的“非死亡”。在药物流行病学研究中，这种情况非常普遍。在建立队列时，不管是以日历时间作为截点，还是以结局事件作为截点，都可能存在“非死亡时间”的问题，需要妥善处理以防止产生偏倚。图 10-8 为将“非死亡时间”错分或排除而产生偏倚的情况。

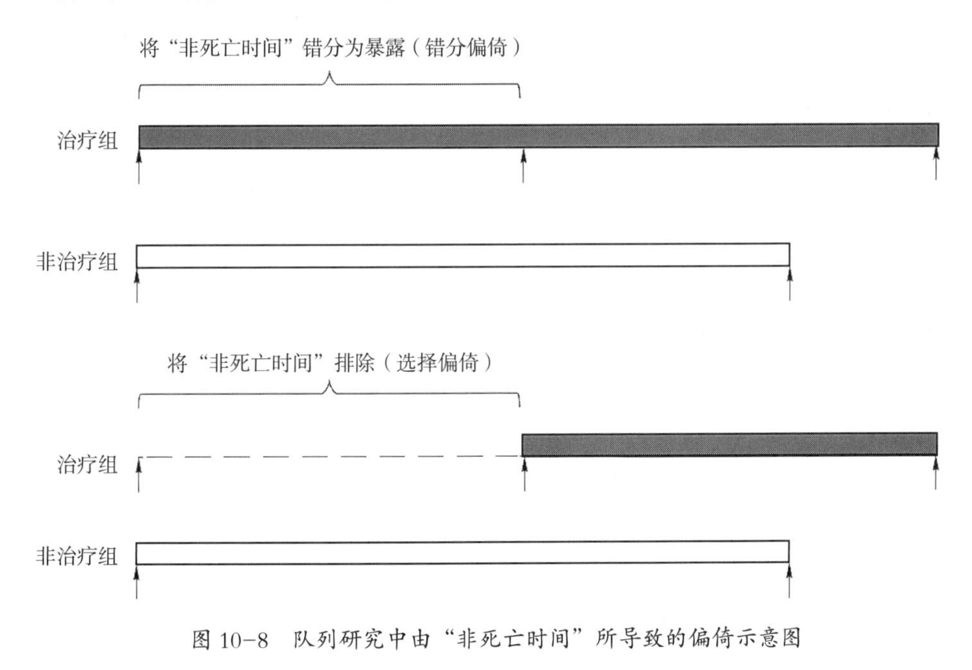

图 10-8　队列研究中由“非死亡时间”所导致的偏倚示意图

三、混杂偏倚

混杂偏倚（confounding bias）是指由于一个或多个外来因素的存在，歪曲了（掩盖、夸大或缩小）研究因素与研究结局之间的关联，称之为混杂偏倚，或简称混杂。引起混杂的因素称为混杂因素（confounder）。除了传统流行病学中常见的混杂因素（如年龄、性别、教育程度、吸烟、饮酒等）以外，药物流行病学研究中比较常见的是适应证混杂（confounding by indication）、合并用药混杂（confounding by comedication）。

1. 适应证混杂

适应证混杂即具有某些适应证或医学问题的患者更容易服用某种药品，从而容易对该药品的评价产生混杂作用。例如，在使用观察性队列研究评价华法林是否可以降低血栓发生风险时，发现华法林服用者发生血栓的风险高于未服用者，此显然与研究者对于华法林可降低血栓发生风险的预期相反。究其原因，是由于医生更倾向于开具处方给具有潜在血栓风险的患者；而未服用该药品者本身发生血栓的风险则比较低，因此这种情况即形成了适应证混杂。

2. 合并用药混杂

在临床上经常存在合并用药的情况，这些合并用药会给所研究药品的评价带来混杂作用。如果需要准确评价所研究药品的效果，则必须剥离其他药品所产生的影响。另外，很多患者存在合并症或实验室检查异常等情况，既可影响药品使用，又与疾病结局密切相关，同样存在混杂作用，所以也需要在药物流行病学研究中予以关注。

此外，在医生日常医疗行为中，存在诸多与开具处方有关的各种因素，这些因素不仅直接影响医生是否开具某种药品，同时又可能直接或间接与研究结局有关；这些因素均可能在药物流行病学研究中产生混杂作用。对于这种与处方选择性有关的混杂，根据其来源大致可分为三类：来源于患者、来源于医生、来源于医疗体制。总之，混杂偏倚存在于所有药物流行病学研究中。而现实中，由于潜在的混杂因素未经测量或测量不准确的情况很难避免（尤其是在数据库研究中），故要完全控制混杂因素几乎不可能。

第六节　药物流行病学的研究设计原则

近年来大量开展的药物流行病学研究，尤其是关于上市后药品不良反应或效益的调查研究，如口服雌激素类避孕药是否引起静脉血栓、长期应用降压药钙通道拮抗剂是否促进冠心病患者的死亡及增加癌症的发病率、雌激素替代疗法是否具有预防老年性痴呆的作用等，经常出现一些矛盾的研究结果，加之不够充分和全面的报道，曾引起社会轰动效应和医学界的广泛争论。究其原因主要是调查研究人员对流行病学原则的掌握不够，尤其对药物流行病学研究的一些特殊性认识不够，从而在研究设计、方法选择、资料来源、对药物暴露和结局指标的定义、混杂因素的处理、资料分析及结果解说等方面处理不当所致。因此，进行研究设计时，参考中国药学会出台的团体标准《中国药物流行病学研究方法学指南》（T/CPHARMA 002–2019），并充分注意药物流行病学研究的特殊性是十分必要的。

一、研究设计是研究成败的关键

一般情况下，研究设计遵循如下原则：①首先要明确本次研究的目的和研究推论的总体人群；②根据研究目的进一步选择正确的研究方法，并明确各种方法论证因果关系的强度；③在研究设计过程中要始终坚持代表性、可靠性、可比性、显著性原则，即研究对象能够代表一般人群，采用的各种诊断、测量方法应当准确、可靠，对比组之间除研究因素外其他方面应当可比，还必须保证足够的样本量；④最终设计方案一经确定，中途不得任意改变。

在研究设计时候，需要明确哪些研究人群可以最有效地帮助研究人员回答研究问题，并确定科学可行的入选与排除标准。在评价某药品治疗效果和安全性时，往往需要招募新近使用该药品的患者，而不是已经治疗一段时间的患者（这些人员很可能是更耐受者、存活者、多重用药者），以避免遗漏研究开始之前由于在药品服用之初无法耐受药品而放弃治疗甚至死亡者。另外，使用新近用药者设计还可以从研究一开始即追踪记录某些重要的协变量（例如，合并症、合并用药等情况），从而了解其从治疗之初如何影响治疗效果及临床结局。同样，如果在研究中招募新发病例而不是现患病例，可以避免遗漏那些在发病后很快死亡或病情很轻无需来医院就诊的患者（以医院就诊患者作为观察对象的研究），从而对疾病风险进行更准确的估计。

另外，除了在研究设计阶段需要考虑研究对象入选问题之外，在研究实施阶段，还要考虑无应答问题和研究对象的失访问题。研究中应尽量减少无应答情况的发生，通过各种途径加强研究对象对研究意义的了解，减少对研究对象所带来的不便。对于无应答者，应了解其无应答理由，并尽可能获取其基本信息，以便对其所带来的影响进行评估或校正。同样也应当尽量减少队列研究中的失访情况，任何失访总有其原因，决不能轻易假设其失访是随机的。如果失访与研究因素或研究结局有关，则必然会对研究结果产生偏倚。尤其是在失访超过一定比例的情况下，研究人员则更需要评价分析失访是否可能引起偏倚，以便及时采取措施。

在某种程度上，选择合适的对照人群甚至更为重要。对照组与研究组的可比性（两组人群基本特征、病情特点、研究步骤等）在很大程度上决定了研究结果的准确性。在研究设计中，需要明确入选和排除标准，而且各比较组间应同等严格执行入排标准。然而由于药物流行病学研究的观察性本质特点，要实现较好的可比性往往比较困难，这也是很多研究中都存在渠道偏倚和适应证混杂的原因。对于研究短暂暴露且即时效应的情况，可以采用自身对照，如病例交叉研究、病例-时间-对照研究等，以避免个体之间差异所引起的混杂。

二、明确定义药物暴露

药物流行病学研究的暴露因素是药物，而药物的使用常随时间改变，其不像年龄、性别、产次等人口学变量可以清楚地定义，因此对所研究的药物必须按服用时间、剂量和疗程给予明确的规定，应尽可能地定量，这样能够进行定量的分析。根据不同情况可采用日剂量、处方药总剂量等。由于药物的有些效应只在暴露于药物足够长的时间后才能被观察到，对疗程的考虑也非常重要，以便于对不同研究的比较和因果关系的推断。

此外，对照药物的选择也非常重要。在开展药物流行病学研究时，一般不选择未治疗者作为对照（即空白对照）。因未治疗者往往有其未接受治疗的原因，因此其个体特征与接受治疗者有所不同。一般来说，一个理想的对照药物需要满足以下条件：①相同的适应证；②相似的禁忌证；③相同的治疗方式；④相似的不良反应。

三、明确定义异常结局

药物流行病学经常以疾病作为研究的结局，因此，首先要明确定义疾病发生的时间，只有肯定是服药后发生的疾病才能作为不良反应研究的结局；研究结局的时间窗口也要考虑。例如，在开始服用某种药物的前 4 周内及 10 周后通常不会出现副反应，则对副反应的研究应集中在治疗的 4~10 周，增加无关的观察时间可能降低药物真正的作用。还要进一步排除研究对象中明显由其他原因引起的病例，如研究药物引起的肝损害，应排除急性肝炎患者；此外，还要考虑疾病的严重程度。例如，研究某些降压药物是否容易引发急性心肌梗死时，应当分析研究对象患高血压的严重程度，因为严重的高血压本身也是发生急性心肌梗死的危险因素之一。

四、注意控制偏倚和混杂

药物暴露与不良反应之间的关系经常受年龄、性别、其他疾病和合并用药等因素的影响，有时甚至歪曲了真实的关系，因此药物流行病学调查研究中必须对这类混杂因素进行分析和控制。对偏倚进行妥善处理也是药物流行病学研究的一个重要部分。

五、正确使用统计分析方法

流行病学中常用的数据分析方法包括分层分析、多因素回归分析等。但有些电子医疗数据库研究中会存在很多混杂因素，均需要在评价分析时进行控制。此时如果仍采用传统的多因素协变量分析，则会存在很大的局限性。而作为综合变量（summary variable）的倾向评分（propensity score, PS）和疾病风险评分（disease risk scores, DRS）等方法则具有很多优势，但这些统计方法对数据有一定的要求，如果选用的统计方法不恰当或对变量的定义、分组不正确，可能得出错误的结论。

六、谨慎解说研究结果

药物流行病学研究，尤其是观察性研究中不可避免会存在一些偏倚，因此这些研究中发现的药品不良反应或有益作用必须遵循因果关系推断的原则合理地解说，以免引起公众不必要的混乱。如 2000 年 10 月发生的 PPA 事件，从保障用药者绝对安全的角度，将感冒药 PPA 从市场上暂停流通乃至撤出是可行的，但仅通过一个病例对照研究（苯丙醇胺与出血性脑卒中关联的流行病学调查报告）就对感冒药 PPA 下结论还为时过早，应当作进一步的研究。

第十一章

药物警戒计算机系统

药物警戒计算机系统（以下简称“药物警戒系统”）是药品上市许可持有人（以下简称“持有人”）、监管部门和其他相关机构为履行法律任务和责任而使用的一种系统，用于监测药品的安全性并评估获益–风险。合格的系统应确保持有人和监管部门有效、高质量和合规地开展其药物警戒活动。

药物警戒系统的整体质量目标是：①遵守药物警戒法律法规和相关规范要求；②防止在授权规定条款外使用药品，或因职业要求接触药物而对人体造成不良反应的危害；③促进药品的安全和有效使用，特别是及时向患者、医疗卫生专业人员和公众提供有关药品安全的信息；④促进患者和公众健康，提高患者的整体生活质量。

为确保实现上述目标，应遵循以下原则指导药物警戒计算机系统的整个生命周期的设计、实施和运作：①应满足患者、医疗卫生专业人员和公众对药品安全的需求。②高级管理层应在实施质量制度方面发挥领导作用，并鼓励和要求所有相关人员为建设和维护高质量系统而努力。③组织内所有人员应根据任务所有权和职责，在不同程度上参与和支持药物警戒系统建设与完善。④组织内所有人员都应在系统的整个生命周期内参与持续的质量改进。⑤资源和任务应以结构和流程的方式进行组织，从而支持积极主动的、掌控风险的、持续和综合的药物警戒行为。⑥即使在药物警戒系统外包的情况下，确保系统合规性和有效性的责任仍由持有人承担。

药物警戒系统从起步至今，借力于突飞猛进的计算机技术和网络技术，已经不只是一个收集和报告不良事件以保护患者和公众健康的数据库，它还融入了人工智能技术和复杂的数学算法，具有信号探测和数据挖掘的功能，这将有助于决策和获益–风险管理。

在选择和建立药物警戒系统时需要注意的是，一个可靠的药物警戒系统不仅要具有满足药物警戒业务需求的功能，其还必须是一个经过验证的系统，能满足 GxP 要求并遵守国家 / 地区的法律和药品监管法规。

第一节　系统进化与未来

药物警戒系统的发展已经历漫长的过程。它以“记录系统”开始，演化成“互动系统”，现在正向“智能系统”发展。

一、早期系统

早期的药物警戒系统是一些非常基础的不良反应报告和药物警戒软件，主要是由持有人或监管部门内部自主开发的，最初开始于 20 世纪 80 年代或 90 年代。20 世纪末至 21 世纪初，一些商业软件开始出现。此期间，无论是商业软件还是内部开发的软件，均只是一个基本数据收集和记录系统，意味着这些系统主要只是为了收集和存储个例不良反应报告（ICSR）案例数据。早期系统只具有非常基本的功能，主要功能是允许用户将这些案例输入数据库并进行查看。其中一些系统可能具有有限的报告功能，允许用户打印一些监管报告，如 CIOMS、MedWatch 等。由于当时的技术限制，这些系统通常是本地系统或具有非常有限的网络能力。它们也主要是基于客户端的系统。同一跨国公司在不同国家的药物警戒系统彼此也无法相互通信或交换数据。

例如，一家跨国公司在不同国家的药物警戒部门有不同的药物警戒系统，它们彼此完全独立，每个系统只负责提交报告给本国监管部门，各系统无法互通，系统之间的任何数据交换都必须依靠传真或邮件进行。

二、当代体系

从 21 世纪第一个十年的中期开始，药物警戒系统开始扩展，从仅有的案例处理和存储能力扩展到为最终用户提供与这些数据互动的能力，在数据健全的数据仓库系统的帮助下，可以生成复杂的报告。信号管理软件允许整合信号并对其进行检测，使用户能够接收这些数据并按其认为适当的方式进行组织。互动系统可提高效率、降低成本。由于互联网的飞速发展，今天的药物警戒系统大多是全球性的系统。它可以接受全球用户的登陆使用，并允许用户通过系统内的工作流程进行全天时不间断协作，同时用同一个系统向世界各国的监管机构报告。这种能力使全球制药公司在处理报告时能够充分利用时区差异而显著提高合规率。例如，亚洲时区的用户在下班前把报告输入系统，欧洲时区的用户正好接手进行审核评估，然后在下班前传给美洲时区的同事完成批准和上报给所有的监管机构。这样的过程在以前可能需要某个国家的专业人员几天才能完成，现在通过全球系统可以在一个工作日内完成。

21 世纪初 ICH 发布了 E2B 标准（R2），FDA、EMA 和 PDMA 等监管部门迅速采用了 E2B 标准并逐步将其作为个例报告上报的唯一标准，这使得药物警戒业务和药物警戒系统发生了革命性的变化。随着各持有人迅速满足这些法规要求，E2B 功能、电子报告和网关成为系统不可或缺的一部分。详见本章第四节中有关 E2B 系统的介绍。

随着药物警戒系统变得越来越复杂，制药公司自主开发的系统越来越多地被各种商业系统所取代。

三、未来趋势

（一）智能文档、直接数据源

为了节省成本并减少人为错误，公司更愿意通过技术手段直接从案例报告源输入数据，而不是手动输入数据。下面是一些示例：

1. 使用 E2B 格式从其他数据库导入不良事件数据，如临床试验数据库、许可合作伙伴数据库等。
2. 使用光学字符识别（OCR）软件从不良事件报告的图像中提取信息，如传真、电子邮件附件等。
3. 使用机器人自动化输入数据。
4. 使用手机或平板电脑等移动设备远程和分散地捕获数据。

（二）人工智能

通过使用人工智能和机器学习技术，越来越复杂的任务正在被自动化完成。

通过机器学习，系统可以对报告进行审查和分类，对严重和非严重报告进行分类，甚至可以通过工作流程处理非严重报告或其他类型的报告，而无需进行人工干预。

对于非严重报告或一些简单报告，系统可以编写标准的文字叙述。

许多监管部门要求叙述和其他信息以母语形式提供。以人工智能为基础的翻译软件可在此方面发挥重要作用。

（三）云技术

为了降低 IT 成本并提高药物警戒数据的安全性，越来越多的制药公司转向第三方来托管其药物警戒系统。被托管的系统一般都是以云技术为基础，这使得药物警戒系统能够利用最先进的 IT 技术，如计算能力、安全性、可扩展性以及系统可用性和可恢复性。

（四）信号检测和风险管理

随着报告量和公司持有的数据量的增加，检测信号和挖掘信息成为药物警戒最新的前沿领域。优秀的软件具有更好的计算能力、更丰富的分析工具和更动态的可视化功能，这将有助于这一前沿领域的开发，并帮助掘取信息的“金矿”。

第二节 系统架构和组件

一、系统架构

典型的药物警戒系统通常采用三体架构或三层面系统模式，包括功能流程处理（应用处理层）、数据存储和处理（数据层）、系统进入和用户界面（显示层），见图 11-1。它们分别作为独立模块在单独的平台上开发和维护，这为开发团队提供了极大的自由：①各模块可以根据功能要求，最大程度的利用各自平台的优越性；②当某个技术进步时，可独立更新或替换应用程序的特定部分，而不会影响整个产品。例如，目前一个很流行的商业药物警戒系统，开始时，它的显示层是一个基于客户端服务器的系统。GUI（显示层）是一个可执行软件，安装在用户的计算机上。它的应用处理层是基于微软的服务器，而数据层则使用 ORACLE/UNIX。后来，它的显示层升级到基于网页浏览器（Web）的 GUI，但它的应用层和数据层多年没有变化。再后来，它的数据层升级了，但是应用层和显示层没有变化。

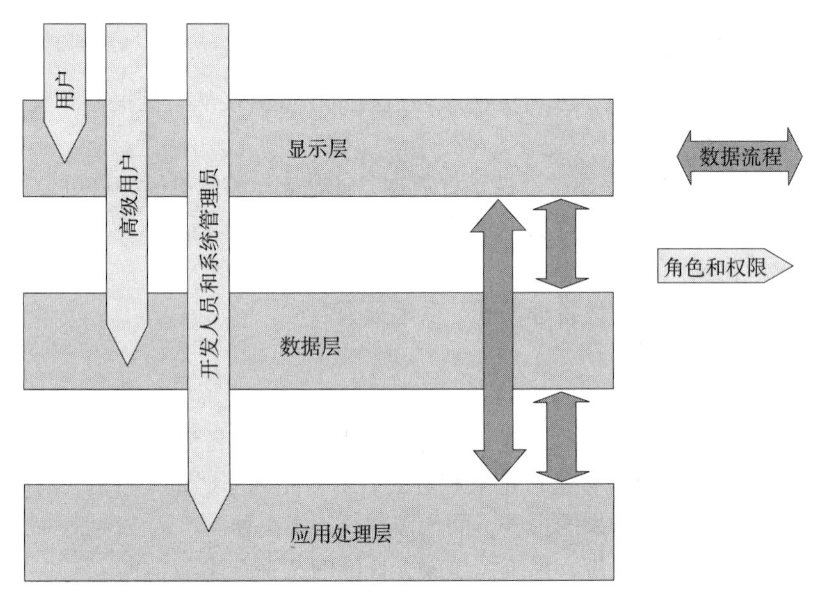

图 11-1 典型的药物警戒系统

（一）显示层：用户界面

显示层或用户界面是最终用户与系统互动的地方。用户通过用户界面上的各种形式输入、审查和处理数据。在这里，用户还可以执行各种任务，如打印报表和分发个例不良反应报告，或配置系统。如今，几乎所有的药物警戒系统都使用网页作为用户界面，用户可以使用网页浏览器操作系统。由于网页页面显示和可用性通常受用户使用的浏览器以及浏览器配置的影响，因此公司通常把标准浏览器设置于终端服务器中，用户通过终端服务器中的浏览器进入系统。这样，公司就可以确保所有使用人都使用标准配置浏览器。由于终端服务器环境把用户的计算机仅仅当成显示终端，因此该设置还最大限度地减少了网络能力对远程用户的影响，从而大大提高系统反应速度，尤其对散落在世界各地的远程用户，终端服务器中的优越性更加明显。

（二）应用处理层：中层服务器

应用处理层是系统的核心部分。它执行详细处理和控制应用程序的功能，通常使用编程语言进行编码。这一层通常也被称为应用程序逻辑层。这些流程控制着应用程序的业务逻辑，并且向数据层发出指令。大多数处理工作发生在应用程序逻辑层面，多个客户端可以经过用户界面同时向应用处理层发出各种操作指令，因此应用程序逻辑层必须同时处理多个业务流程。由于药物警戒系统的关键性和大量数据处理，应用处理功能一般由服务器承担，为确保系统的性能和稳定可靠性，一般会有多个服务器同时运作处理各种指令，同时服务器设置在负载平衡环境中，这样才可保证个别服务器故障时不影响系统的运作。

应用处理层与数据层随时随刻保持互动。

（三）数据层：数据库

数据库是存储所有实际报告数据并发生所有数据转换的地方。数据管理系统可确保所有基本数据操作，如更新、存储、选择、整合、处理、数据审核以及确保数据的完整性。此外，它还保护数据安全和稳定性。目前甲骨文（Oracle）是主要的数据库软件，但越来越多的公司正在切换到 Postgres，其为一个自由开源的数据库。

二、组件模块

如本章前面所述，药物警戒系统变得越来越复杂和强大，一个完善的药物警戒系统通常应包括以下模块：摄入模块、数据处理和审查模块、监管报告（包括 E2B）模块、数据仓库和报表模块、信号探测模块等（图 11-2）。

需要说明，这种模块区分更多的是逻辑上区分而未必是实际的分离，并非所有以下模块都是独立系统，但其中有些模块可能是独立系统。

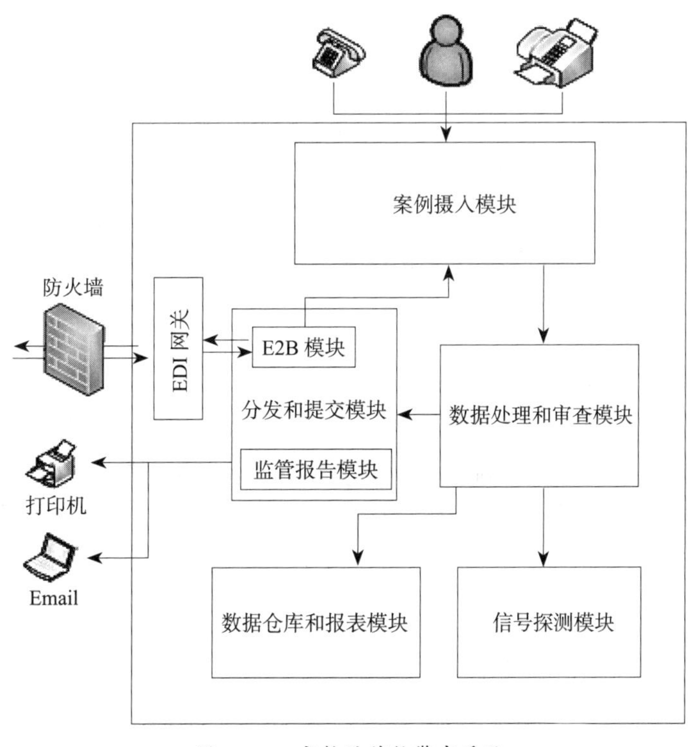

图 11-2 完整的药物警戒系统

（一）摄入模块

此模块允许通过各种方式将报告数据录入系统。目前手动数据输入仍然是将不良事件数据录入系统的首要方式，但随着技术的进步，其他方法正变得越来越重要和有优势。以下是将案例数据录入系统的一些新方法：

1. 使用 E2B 格式导入数据：E2B 标准的开发及其逆向性允许以电子方式交换不良事件数据。这避免了双重数据输入，从而显著提高了效率，减少了数据输入错误。

2. 使用手机、平板电脑等移动设备直接收集数据，可加快数据处理，并有助于合规性。

（二）数据处理和审查模块

此模块是药物警戒系统的关键部分，允许用户执行药物警戒的核心任务，通常有各种工作流，允许用户执行信息摄入、检查数据质量、医学编码、医学审查和评估等任务。

（三）监管报告（包括 E2B）模块

此模块负责持有人的监管报告义务。它不仅可以生成单个个例不良反应报告，如 CIOMS、MedWatch 和各种监管机构要求的其他报告。还可以生成各种行列表报表和汇总报表，以及分析报告（如 PSUR）。除了生成报告外，此模块还提供通过电子邮件或其他方式分发或提交报告的功能。

由于许多监管机构和药企都广泛要求使用 E2B 报告，因此此模块中还增加了 E2B 报告功能。它可以生成必要的 E2B XML 文件，并随时更新上报记录，以便业务人员及时掌控个例报告提交进度和合规情况。此功能对于确保持有人遵守不良事件报告义务至关重要。详见本章第四节。

（四）数据仓库和报表模块

数据仓库旨在通过允许不同级别的数据整合、分析和报告来支持业务决策。它被认为是业务智能的核心组成部分。由于企业对于为合规性和分析目的提供复杂报告的需求不断增加，因此，药物警戒系统通常包括数据仓库和报告模块。因为数据仓库通常要生成很复杂的报告，涉及繁琐的数据整合和计算，如果数据仓库与负责数据处理的其他药物警戒系统模块共享同一个数据库，数据仓库的运行会影响其他模块的正常运作，从而影响有关人员对系统的使用。为了避免这种冲突，数据仓库通常有自己的数据库，通过提取、转换和加载过程（ETL），从负责收集报告的数据库中提取不良事件数据，然后根据业务逻辑组织并转换为数据仓库，以便进行分析。如前所述，目前药物警戒系统是一个支持业务人员与数据互动的系统。数据仓库及其生成各种复杂报告的能力是支持用户参与此项操作的关键组件。

（五）信号探测模块

信号探测软件是一种可个性化的计算机系统，它可以快速计算监管机构广泛使用的关键统计指标，应用智能分层来检查数据库并检测超出配置阈值的参数。它可以执行信号检测、信号验证和信号优化。药物警戒中的信号探测涉及研究分析不良反应数据中的规律和动向，特别是新信息是否影响相关药品的有效性和安全性及其风险评估。一般信号检测数据主要依据自发报告，但当前的趋势是包括其他的信息来源（如科学文献），用于评估某一产品的获益-风险平衡。这需要一个有效的药物警戒系统，其不仅能够有效地收集药物安全信息，还能主动的生成风险管理策略，其方法用于识别、分析、评估、沟通和降低风险，以及针对潜在严重问题有完整的升级上报计划。当前信号探测软件已经成为一个完善的药物警戒系统家庭的新成员。

提示：由于某些模块是独立的，如信号探测模块或者数据仓库模块，因此在构建一个完整的药物警戒系统时，不必要求所有模块有来自同一软件供应商，它可以来自不同的软件供应商，以获得最佳功能的组合。例如，FDA 中的不良事件报告系统和信号检测系统是由两个不同的供应商提供。

第三节　系统功能和特性

一、主要功能

药物警戒系统的核心部分是收集、处理和提交不良事件。由于大多数监管机构正在使用或打算使用 E2B R3 作为报告标准，因此，药物警戒系统最低限度应该能够收集 R3 标准中包含的所有数据元素，包括标准元素和区域元素，并能生成合规的 E2B 文件。为了达到数据分析和信号检测目的，公司通常收集与不良事件相关的其他信息。这些信息因公司而异。

不同药物警戒系统的用户界面、系统设计甚至所采用的技术都可能大不相同，但是为了允许用户执行必要的药物警戒任务，以履行报告不良事件的法律义务，所有药物警戒系统都必须具有以下几类功能。

（一）从多种来源获取各种格式的数据

不良事件报告的第一步是收集事件。个例报告可以有许多不同的来源和不同的格式，通过电子邮件发送的不良事件报告或传真扫描图像仍然占很大部分，但其他来源也正变得越来越重要。在这些新来源中，如果条件允许，E2B 数据交换是首选方法，它可以在药企、监管机构和其他相关机构的安全信息的系统之间准确有效地交换不良事件数据。随着手机、平板等移动设备的日益普及，让报告者通过移动设备报告不良事件成为药物警戒系统的热门功能。

当报告量非常大甚至每天有数千个报告时，应该考虑采用一个能够自动输入数据的系统，例如 E2B 导入、远程数据捕获或使用 OCR 来读取图像。如果每天只有几个报告或数十个报告，则可以继续依赖传统手动数据输入。

（二）数据输入 / 更新 / 删除

数据输入、更新和删除是药物警戒系统的最基本、最核心的功能，也是用户在系统上使用最多的操作。

如上所述，由于报告将采用 E2B 标准，因此系统数据处理过程必须与 E2B 标准（数据元素和编码系统）相匹配。一个好的系统通常会有方便用户比照 E2B 标准的功能。例如，在屏幕上的字段旁边配有 E2B 元素编号，可使得用户很容易参照对比。

（三）MedDRA 编码

MedDRA 词典是 E2B 中的标准医学词典。药物警戒系统应携带或能直接访问定期更新的 MedDRA 词典。药物警戒系统应该有自动编码和手动编码的功能。自动编码功能可以对比较标准的医学名词、事件、症状等自动编码，对于报告中不标准的用词，可以使用人工手动编码。

（四）评审和质量控制

有效的个例报告有最低数据要求。E2B 标准也对报告内容的质量有基本要求。药物警戒系统应该能够检测、控制数据质量，自动向用户指出数据错误或矛盾之处并强制用户予以改正，从而确保数据符合报告目的的标准。

公司需要对不良事件进行医学评估，包括事件相关性和严重性的评估。所以系统还应具有可方便用户对报告进行医疗审查和评估的功能。

（五）可个性化的工作流程

每个公司或监管部门都有自己的工作流程来收集、核实和审查不良事件。药物警戒部门可以通过系统流程设计来保证不良反应监控的运作符合规范。系统的用户界面设计通常与工作流程紧密结合，相辅相成。

成熟的药物警戒系统应有能力允许用户根据公司的标准运作指南，在系统中设计和生成不同的报告审评和上报流程。

图 11–3 是工作流程和相关用户界面的示例。系统应允许公司根据自身需要来配置工作流程和用户界面。

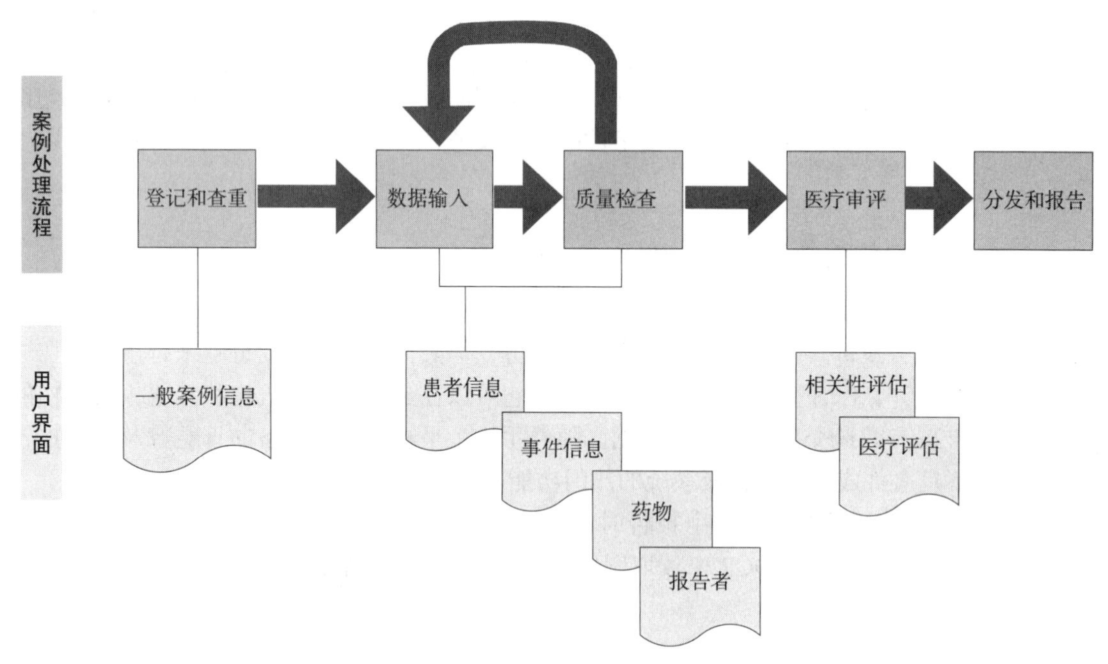

图 11–3 工作流程和用户界面

（六）分发和提交

所有持有人都有法律义务向当地监管部门报告不良事件。药物警戒系统应当能够产生和分发所有必要的监管报告，如当地监管部门所需的 CIOMS、MedWatch 等。随着 E2B 提交日益成为报告的标准，药物警戒系统需要能够创建和以电子方式提交 R2 和 R3 格式的 E2B 文件。

（七）数据查询和检索

药物警戒工作要求用户充分利用数据，并通过数据与其他用户充分交流。用户希望能够从不同角度和不同的整合级别查看和融合数据。这要求药物警戒系统能够有效地进行复杂的查询和数据检索。能够快速处理复杂数据查询并生成多种单项和综合指标的数据仓库，是一个完善的药物警戒系统的重要组成部分。

（八）信号检测和风险管理

药物警戒工作早已不是简单的收集和记录不良反应报告，它应当是风险管理和决策的一部分。所以高效的药物警戒系统不仅要能有效地收集和报告不良事件，还应当为风险管理提供技术和数据支持，包括根据大量报告产生、识别、分析、评估信号，同时能分析风险并为减轻风险提供参考方案。

许多人期望信号检测系统具有能够自行检测和生成各种风险信号的功能。这是一种误解。信号检测系统需要靠用户提供算法和逻辑，定义信号阈值等参数。这需要不同领域的专家、医生、统计人员等在组织内进行密切的合作。只有建立明确定义的模型，信号分流系统才能提供有意义且可取的信号。检测系统为用户建模提供了可能，并且能根据模型产生相应的信号和预测。

提示：由于 E2B 标准，尤其是 E2B R3 标准在不良反应监控中的重要性，是否拥有完善的 E2B 功能是衡量一个药物警戒系统的重要标准。

二、主要特性

无论药物警戒系统具有哪些功能，也无论使用哪种技术，它都必须满足当地法律和 GVP 的一些基本要求。

（一）系统安全性：用户账户控制和基于责任的使用权限

由于存储在药物警戒系统中的数据非常敏感，系统应从使用规则和技术上对系统访问进行严格控制。只有经过培训且具有相应责任的用户才能授权使用该系统，并且只有经过授权的用户可以进入系统。系统应要求每个用户都有独立的用户账户并且必须输入密码才能登陆系统，如果重复尝试登陆失败，用户账户将被锁定以防止黑客攻击。系统应该能够跟踪和记录所有登陆活动，如用户 ID 和登陆时间以便后来查询。

（二）可追溯性：审计跟踪

审计跟踪是药物警戒系统必不可少的功能。所有更改（包括系统配置和数据修改）都应清楚地记录在审计跟踪中。审计跟踪信息至少应包含用户进行的操作，如新增、修改或删除数据等，以及这些操作发生的准确时间、用户 ID 和更改前后的值。

审计跟踪也是系统验证的一个重要部分。监管机构的检查通常从检查审计跟踪开始，所以拥有完善的审计跟踪功能是一个系统合规的必要条件。

（三）保护隐私：隐去与个人隐私有关的数据

保护患者隐私是许多国家 / 地区法律的要求。药物警戒系统需要能够使用加密或数据乱码技术在数据库级别保护数据隐私，并且通过编辑或屏蔽屏幕显示信息来保护用户界面。例如，如果法律要求患者姓名只能向具有特殊权限的用户显示，则患者姓名应在普通显示屏上屏蔽，只能显示类似“xxx”或“***”的内容。此外，相关的信息也应在数据库里变成乱码或加密。这意味着，如果有人有权访问数据库，患者姓名也不会透露。

（四）系统稳定性：数据备份和系统恢复

由于 ICSR 报告时间和要求的规定，系统的高稳定性和数据的连续性是保证持有人合规的必要条件。因此，必须定期进行数据系统备份。此外，系统的配置必须有重复（redundancy），这种重复通常是以建立两套完全一样的系统来实现的。这两套系统一主一辅，一般会分属于不同的区域网络，安置于不同的地理位置。这样，当主系统因各种原因无法工作时，辅系统可以不受影响而能及时投入使用，从而保证药物警戒工作的连续性。

（五）合规性

药物警戒是一项受政府部门高度监管的行业。所有系统都应能够满足当地有关部门对不良反应报告的法规和要求，例如，我国监管部门要求所有我国国内病例都包括我国患者的民族，这个要求是我国监管部门独有的，也只适应于我国的患者，则系统应有能力收集和显示我国患者的民族数据。它还应该能够在E2B文件中包括民族信息，并提交给我国监管部门。

第四节 E2B标准和EDI网关

E2B是ICH发布的不良事件报告电子版标准。自2001年首次正式发布以来，它已成为世界上主要监管机构，如FDA（上市后）、EMA、PMDA，接收不良事件报告的唯一标准，进而被各大跨国制药公司广泛采用。它对世界药物警戒行业产生了革命性的影响，彻底改变了跨国药企报告不良事件的业务规范，使得E2B功能成为药物警戒系统必不可少的组成部分，而与之密切相关的电子数据交换（EDI）网关系统（GATEWAY）也成为药物警戒系统的重要延伸。

E2B系统和EDI网关是完全不同的，且它们之间有根本区别。E2B不是系统，而是定义应如何报告ICSR的标准。能够处理E2B文件的系统，包括导入、导出和解析E2B文件，可称为带有E2B功能的药物警戒系统。EDI网关不是药物警戒系统，而是一个能够通过互联网以电子方式安全地传输数据的计算机系统。

E2B文件由药物警戒系统生成和处理，并由EDI系统传输。

一、什么是E2B

E2B是电子个例安全报告（ICSR）的国际标准。在国际人用药品注册技术协调会（ICH）的《有效性准则》的E2B部分给出了完整的定义。这也是E2B这个名字的来源。

总体来说，E2B准则定义了数据属性和一些业务规则，亦即定义数据元素的标准及为达到有效传输个例安全报告所需的元素之间的关系；E2B文件是根据文档类型定义（DTD, R2）或参考信息模型（RIM）生成的XML文件，这种文件拥有良好和完善的结构；E2B为数据解析和电子传输设定了指导方针，但与传输方法无关；E2B不是计算机系统，不是网关或网页门户。

二、E2B R2和E2B R3

2001年，ICH通过了第一个E2B正式版本，即E2B标准修订版2（R2）。2003年，欧盟首次要求所有药企必须以E2B文件向EMA报告不良反应。不久之后，美国FDA和日本PMDA也开始接受E2B的个例不良反应报告。多年来，其他监管机构，如加拿大卫生部（HALTH CANADA）和瑞士治疗产品管理局（Swiss Agency for Therapeutic Products）等，也加入了要求E2B报告的队伍。2018年，我国国家药品监督管理局药品审评中心（CDE）的临床试验不良事件报告开始采用E2B R2标准。由于监管部门的要求，E2B功能成为药物警戒系统必须具有的功能。

E2B R2的采用已证明可显著提高不良事件的报告效率和质量，并促使整个药物警戒行业实现标准化。但E2B R2从一开始就表现出许多不足。在它出版后不久，ICH专家工作组开始研究修订版E2B R3（修订版3）。2011年，E2B R3发布。

E2B R3与E2B R2相比具有以下主要优点：

国际标准：E2B（R3）不是由ICH单独开发的，而是ICH、国际标准组织（ISO）、HL7 International和欧洲标准化委员会（CEN）以及其他一些国际标准组织之间首次合作开发的技术标准。

互操作性（interoperability）：E2B R3是基于HL7参考信息模型（RIM），而不仅仅是药物警戒系统，这使得广泛的医疗系统都能够和它进行信息共享。例如，E2B R2文件只能在药企和监管机构的药物警戒系统之间共享，医院或保险公司等其他与医疗有关的机构并不能接受E2B R2文件。使用E2B R3之后，这种跨行业之间的信息共享成为可能。因此，E2B R3有助于更好地保护患者和消费者的健康。

为满足具体国家和区域的法规和要求提供了更大的灵活性：允许用母语进行叙述；允许利用区域数据要素报告国家 / 地区要求的特定信息。

增强隐私保护能力：有更多的方式来表达无数据（null）。

采用更多的术语和码表：IDMP、UCUM、ISO 代码等。

改善一些数据元素的精度：有些对不良反应的描述从报告级调到了事件级。例如，严重性特征、事件发生国家 / 地区、事件医学确认等在 E2B R2 都只记述整个报告，在 E2B R3 中，每个事件都有相关描述。

目前，整个药物警戒行业正处于从 E2B R2 向 E2B R3 过渡的阶段。有些监管机构已经要求或开始接受 E2B R3 报告，如 PMDA 和 EMA，有的正在升级系统（如 FDA）或开始筹备工作（如 HEALTH CANADA）。我国国家药品监督管理局药品评价中心也积极升级系统，并已发布指南，要求所有药企于 2022 年 6 月开始按国家公布的 E2B R3 指南上报 ICSR。为满足各国监管机构的要求，各大跨国药企都在紧锣密鼓地升级各自的药物警戒系统。由于不同监管机构达到 E2B R3 处理能力的时间不同，升级后的药物警戒系统都必须有同时处理和生成 E2B R2 和 E2B R3 文件的能力，并能把它们互换。

三、电子提交和确认

E2B 最重要的特点之一是定义了个例不良反应报告电子交换的准则。E2B 标准允许 ISCR 文件作为单个文件或包含有多个个例不良反应报告的批处理文件进行传输。要成功传输 E2B 文件，所有 E2B 文件都应具有标准的 ICH 个例不良反应报告批处理传输标识（batch wrapper）和 ICH 个例不良反应报告消息头（message wrapper）。此外，在首次创建报告时，每个报告都被赋予一个称作 Company_Num 的代码，此代码是本报告全球范围内独一无二的标识。无论报告传输多少次，或创建多少后续版本，这个独一无二的标识永远不会改变，这大大提高了追踪和识别独特报告的可能性。

此外，ICH E2B 准则要求接收方在接收文件时向个例不良反应报告文件的发送方提供回执。回执有肯定和否定两种，具体取决于个例不良反应报告文件的内容和质量。该准则还定义了指示“良好”E2B 文件（肯定的回执，positive acknowledgement）或“问题”E2B 文件（否定的回执，negative acknowledgement）的代码。此外，如果回执是否定的，准则还定义了不同类型的错误的代码，如格式错误、缺少必要内容等。回执使发送方和接收方能及时了解 ICSR 传送成功与否，并及时做出必要的调整。例如，当持有人从监管机构收到针对一个报告发来的否定回执时，持有人可以根据回执中的信息及时修正个例不良反应报告，并重新提交 E2B 文件。这极大提高了持有人的报告递交合规率。

四、电子数据交换（EDI）网关

电子数据交换是计算机到计算机的文件传输，无需人工干预。它取代了常规邮件、传真或电子邮件。电子数据交换网关是一种软件，允许双方安全地通过互联网进行电子数据交换。从技术上讲，它不是药物警戒系统的一部分，在没有 EDI 网关的情况下向监管机构提交 E2B 文件是可能的。几乎所有的监管部门都会提供一个门户，允许没有网关软件的公司将 E2B 文件上传到监管机构。如果小型或中型制药公司没有很多报告要提交，利用门户上传 E2B 文件可能是提交 E2B 报告的更经济的方式。对于拥有大量报告并须向多个监管机构提交的跨国药企来说，EDI 网关绝对是及时、高效地提交个例不良反应报告的必不可少的软件系统。如果通过 EDI 交换 / 提交 E2B 文件，要求双方（发送方和接收方）拥有兼容的 EDI 网关系统。

EDI 网关通常与药物警戒系统紧密相联，整合成一体。这种整合使得药物警戒系统生成的 E2B 文件能自动经过 EDI 网关发送，而无需任何人工的介入。EDI 网关能够使用各种电子交流协议（protocols）来传输文件，但目前 AS2 是最常用的协议，它是基于 HTTPS 的一种安全协议。当 E2B 文件到达 EDI 网关时，网关软件将使用共享的加密证书加密文件，并基于 E2B 文件传输标识符中的信息发送到指定的接收方。接收 E2B 文件后，接收方的 EDI 网关将首先会验证发送方，然后解密文件。如果成功，接收方的 EDI 系统将为发送方提供回执，确认收件成功。这个回执叫作消息传递通知（MDN）。MDN 不是文件内容的验证，它只是接收文件的证明。解密 E2B 文件后，该文件将被传送到接收方的药物警戒系统并上传到药物警戒数据库。药物警戒系统将检查文件的内容，如果文件通过检查，系统会给出一个肯定回执，如果文件不能通过检查或上传失败，则发出否定回执。这个回执通常称为 ACKNOWLEDGEMENT 或 ACK。回执将通过网关传回发送方，并上传到发送方的药物警戒系统进行记录保存。这个记录是证明持有人合规的最有力的凭证。这就是一个通过网关传送 E2B 文件的整个流程。一般整个流程只要几秒到几分钟（除非一个 E2B 文件中包含多个 ICSR），因此网关传送 E2B 文件是极为快速有效的报告方式。

发送方只有收到肯定回执，才表示E2B文件传输成功，如果收到否定回执，则要对数据进行更正，然后重新发送文件（图 11–4）。

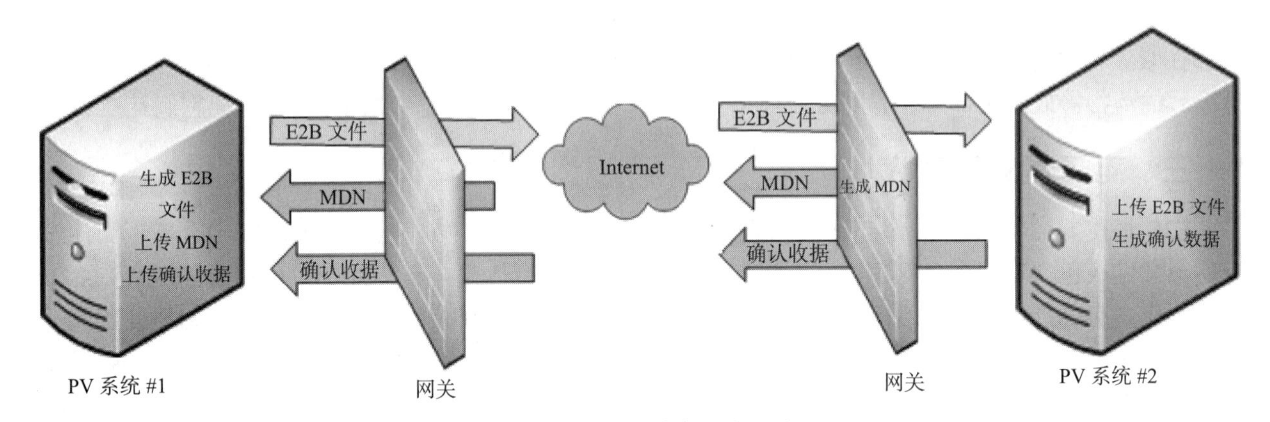

图 11–4　E2B 文件交换流程图

总之，通过 EDI 网关传输成功的 E2B 文件包括通过药物警戒系统创建 E2B 文件，通过 EDI 网关发送 E2B 文件，通过网关和药物警戒系统生成、传送和上传 MDN 和 ACK。利用网关来交换电子版的不良事件报告（E2B），对药物警戒业务和药物警戒系统产生了深远影响。

五、E2B/EDI 系统的效益及其对药物警戒业务的影响

（一）E2B 标准可保证更好的数据互操作性和可追溯性

E2B 标准独立于特定的药物警戒系统。因此，E2B 数据可以很容易地从一个药物警戒系统传输到另一个药物警戒系统，甚至其他医疗机构的数据系统。这样不良反应数据可以很容易地在各个医疗保健有关的机构实现共享。例如，个例不良反应报告可以从诊所传到持有人，再到监管机构和其他医院，由于使用全球唯一标识符 Company_Num，无论报告传输多少次和经过多少系统，都可以进行追踪。

（二）E2B/EDI 系统可显著提高不良反应报告的效率以及合规率

当个例不良反应报告可以通过 E2B 文件直接从一个药物警戒系统传输到另一个药物警戒系统时，避免了重复数据输入及其产生的人为错误。

通过药物警戒系统和 EDI 网关的一体结构，E2B 文件的生成和报告可以全天时自动完成。通过实时收到的数据传输的回执及时对任何数据错误进行反馈，进而可以及时采取纠正措施。由于 E2B 传送能产生 MDN 和回执，可提供 ICSR 上报证明和上报的时间，作为合规的证据，对审计和检查至关重要。

（三）数据标准化可帮助及早发现药物警戒管理问题，提高患者用药安全

通过电子提交可以很容易地检测和计算逾期提交的报告。如果逾期报告频繁发生，可能表示持有人药物警戒部门存在管理问题，则可能触发监管机构进行检查。

数据标准化也使得高质量的数据挖掘和信号探测成为可能，由此诞生了药物警戒数据仓库系统和信号探测系统。这些系统可以识别高风险药物，帮助采取主动行动，如召回药物、附加标签和警告等，提高患者用药安全。

第五节　系统验证

一、什么是系统验证和系统为什么需要验证

FDA 认为软件验证是“通过检查和提供客观证据来确认软件符合规范需求和预期用途，并且保证软件可以始终如一地满足用户的要求”。

换句话说，计算机化系统验证（CSV）是个文档化过程，这个过程是确保计算机系统完全可以始终如一、重复不断和满足标准地执行所有设计的功能。软件的验证要求有证据证明所有用户要求都得到正确的实现，同时软件系统的所有功能都必须能追溯到用户的要求。系统验证的最后结论高度依赖于在软件开发生命周期的每个阶段执行的全面软件测试、检查、分析和其他验证任务，与验证任务同样重要的是要把整个验证过程全部记录存档。

如果系统未得到验证，则其性能和功能将不可信，这样的系统是不可靠的。如果系统不可靠，那么系统中的数据就不可靠。

系统验证过程从系统建议 / 需求定义开始，一直持续到系统退出使用，并根据法规保留电子记录。系统验证确保系统的所有部分的功能都能追溯并达到预期的设计要求。验证活动主要是在系统开发生命周期的每个阶段执行的全面测试和排查，并详细记载所有的测试和排查活动及其结果。

验证计算机系统的准确性和可靠性，以及识别无效或更改记录的能力是电子记录合规性的关键要求。作为 GxP 合规性的一部分，FDA 和 EMA 都有明确而严格的条例来规范药物警戒计算机系统的合规性，详情可以参阅 FDA Title 21 CFR Part 11 Section 11.1（a）和欧盟药品管理规则（第 4 卷）中人类和兽医药品生产 GxP，附件 11：计算机化系统。2021 年 5 月 13 日，我国发布的《药物警戒质量管理规范》对药物警戒电子记录系统的管理也提出了相关要求。

许多其他国家的监管机构也有类似的法规作为 GxP 法规的一部分。

二、如何验证系统

计算机系统验证（有时称为计算机验证或 CSV）是记录计算机系统是否满足预定设计要求的过程，这个过程不仅测试系统，而且所有测试都要完整地记录在案。完善的文档记录是成功进行系统验证的关键。从系统验证的角度来看，无论发生什么，无论做了什么测试工作，如果没有记录，它从来没有发生过，这个系统也就不可靠。系统验证是一个非常复杂、耗时且非常费力的过程，它需要业务职能领域和 IT 领域的人员之间的密切合作，还要求高级管理层给予充分的支持和鼓励，因此将从这几个方面描述验证。

一个已验证的系统应在整个系统生命周期内保持其已验证状态。系统生命周期（SLC）由许多明确定义和不同的工作阶段组成，它通常包括规划、分析、开发、实施、维护、退役几个阶段，在不同的工作阶段，系统工程师和系统开发人员与业务职能领域人员紧密合作，完成规划、设计、构建、测

试和交付信息系统等不同工作。这些工作不仅要严格根据事先的设计准确完成，而且需要通过验证文档记录下来以备查询。

一个完善的具备系统验证能力的计算机系统应至少包括 3 个环境：测试 / 开发环境、验证环境和生产环境。有时测试 / 开发环境是分开的，有时还有训练环境。系统生命周期不同阶段的任务是要在不同的环境中执行的（图 11–5）。

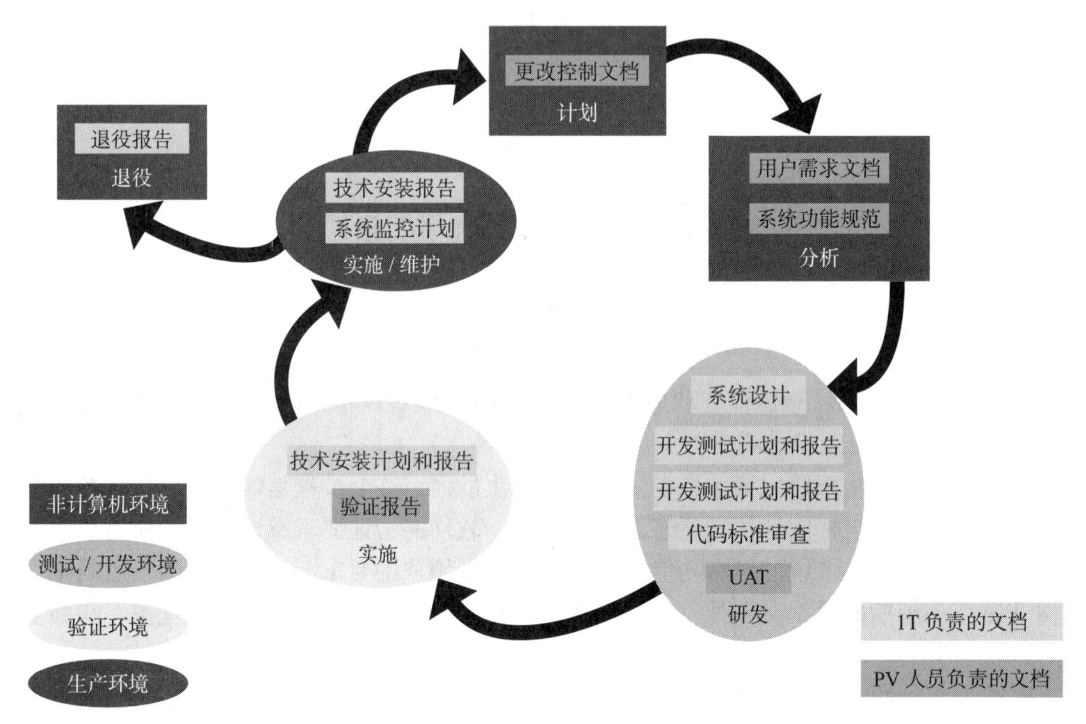

图 11–5　系统生命周期与系统验证流程图

系统生命周期的各个阶段：

1. 规划阶段

规划阶段是任何新系统初始化或对现有已验证系统提出任何更改 / 升级。对于经过验证的药物警戒系统，任何更改都应从更改控制管理开始，该管理是一个识别、记录和授权对系统更改的过程。更改控制文档必须由指定的验证管理经理授权。系统的更改可以是业务原因，如增加新功能或更正系统错误；也可以是技术原因，如采用新的软件技术。更改控制管理文件需记录系统更改的原因和参与系统变化升级涉及的人员的责任分工，同时还要列出系统更改过程中必须完成的文档。

2. 分析阶段

在分析阶段，收集、访问和记录用户要求。用户需求文档（URD）是所有验证文档中最关键的文档，用于描述用户期望从系统获得的功能。它必须非常详细和精确，不能模棱两可或含糊不清。需求中的每个项目都应是可衡量和可测试的。例如，要求系统“反应良好”是不够的，因为“良好”是主观的，难以量化，因此，URD 应该要求“登录到系统需要不到 5 秒的时间”，这个要求是完全可测量的，可以进行测试。创建用户需求文档要求是业务人员的责任。

业务人员还要制定系统功能规范文档，详细列出系统必须有的各种功能。有时，系统功能规范可以是用户需求文档的一部分。

3. 开发阶段

开发阶段是 IT 人员根据用户要求文档设计和开发系统（或系统更改）。除了开发和测试药物警戒软件外，IT 人员还需要生成一套与开发和测试相关的验证文档，包括系统设计、开发测试计划和报告以及代码标准审查。

开发完成后，用户将根据基于用户需求文档生成的非常详细的测试计划对系统进行验收测试（UAT）。如果某些测试失败，IT 人员将重新开发和更正错误，然后重复进行这些测试，直到所有的测试都通过，或者用户决定放弃对该功能的要求。

软件开发和 UAT 发生在测试和开发环境中。

4. 实施阶段

当系统通过 UAT 时，它可以移到受控环境进行实施。受控环境包括验证环境和生产环境。在这些环境中，系统的设置是不能轻易改变的。验证环境和生产环境应具有相同的设置，唯一的区别是数据。生产环境有真实数据，验证环境有虚拟数据。用户在验证环境中使用虚拟的数据再次按照 UAT 测试计划执行验证。这次每项测试的成功或失败都必须详细记录在案。只有用户完成并记录了所有的测试项目后，系统验证才算完成，一个系统只有在通过验证后，才能被部署到生产环境。

由于验证和生产环境都是受控环境，因此软件部署的每个步骤都必须记录在技术安装计划和报告中。

使用培训通常在此阶段进行。用户可以在测试 / 开发环境或培训环境中进行培训。

5. 维护阶段

当系统部署到生产环境并投入使用后，维护阶段开始。在此阶段，需要执行系统监控计划，以确保系统按预期执行。如果系统发生错误，或发现缺陷并被视为需要修改升级，将引发新的更改控制，并将开始新一轮的系统生命周期。

6. 退役阶段

当旧系统被新系统替换时，它进入退役阶段。在这个阶段，需要制定停止使用系统（包括数据、硬件和软件）的计划。由于药物警戒数据的敏感性，目的是正确转移或存档信息、销毁退役的硬件和软件，以防止任何敏感数据泄露的可能性。所有这一切都应根据公司内部的安全要求规范和当地法律和法规进行。

三、V 模式

如果用一句话来总结系统验证的基本模式，那就是“说你要做的事，做你说过的事”。

这个模式的核心是可追溯性。可追溯性把用户的功能要求、功能规范、设计和开发规范以及所有正式测试以一种有条不紊且易于操作的方式链接起来。这种可追溯性链接可以通过 V 模式清楚地显示（图 11-6）。

在模式图中，水平图层指示活动及其追溯文档。该模型显示所有测试活动都追溯到适用的要求和功能规范，所有系统开发和实施活动都可以追溯到系统设计和软件开发计划。

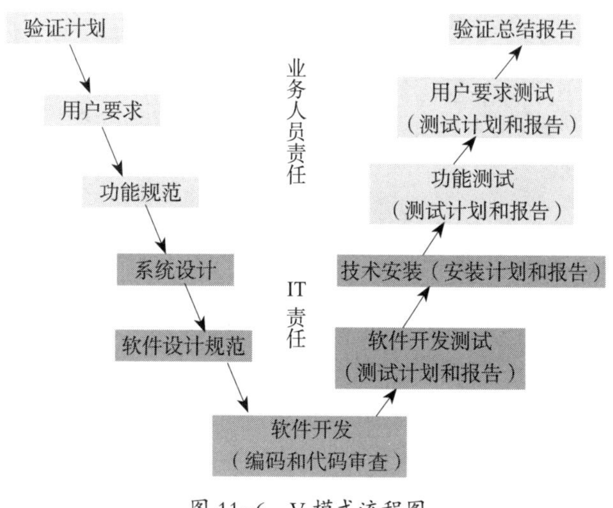

图 11-6 V 模式流程图

提示：一个合规的系统，不仅要经过符合上述流程的验证，还要能提供一套完整的文件来证明系统是经过验证的。如果一个软件供应商不能提供这样的文件，它就不应该被列入考虑范围。

思考题

为什么系统需要验证？

第十二章

中药药物警戒

经过40年的发展，药物警戒的内涵已经得到不断的完善，被越来越多的国家接受和应用。近20年来，含马兜铃酸草药引起的肾损害事件以及中药注射剂引发的严重不良反应使人们对中药安全的警戒意识逐步增强，中药药物警戒日益引起关注。我国传统医药学历来重视药物毒性和用药安全，古代本草医籍中蕴涵着大量与安全用药相关的论述，这些论述充分体现了中医学药物应用中"警示"与"防范"的思想，即中药传统药物警戒思想。随着时代发展和现代科学技术的应用，中药安全性研究也不断取得进步，对上市中药制剂的风险认知也在进一步深化，中药药物警戒成为我国药物警戒的重要组成部分。

本章全面概述中药药物警戒的源流和发展、中药安全性风险因素及其防范措施，并结合我国《药物警戒质量管理规范》关于中药风险影响因素的评估原则，为中药制剂（企业）开展中药药物警戒相关工作提供关注点。

第一节　中药药物警戒的起源和发展

一、中药传统药物警戒思想

中药传统药物警戒思想自远古时代至明清，经历了萌芽形成、发展成熟、补充完善的过程，其思想内涵与发展历程源远流长。

中药传统药物警戒思想萌芽于医药学家对毒与药关联性的认识。汉代《神农本草经》将药物分有毒、无毒，指出某类药物"多毒，不可久服"等，还明确提出了配伍禁忌和配伍减毒思想。《伤寒杂病论》《金匮要略》《肘后备急方》等论著融入了关于药物剂量控制原则、毒性分级思想、中毒解救思想，体现了中药传统药物警戒思想从萌芽到理论框架基本形成的过程。

中药传统药物警戒思想自南梁至金元时期得到了长足的发展。其一，配伍禁忌思想的明确提出。如南梁陶弘景《本草经集注》首次系统整理了"畏恶反忌""服药食忌"等药物警戒内容，宋代唐慎微《经史证类备急本草》对此进行了扩充，在此基础上，金元时期医药学家凝练形成的经典配伍禁忌"十八反""十九畏"至今仍是中药配伍禁忌理论的核心内容。其二，中病即止理论的应用。如唐代王冰强调根据不同药物毒性的大小决定其中病即止的时机，就安全用药而言，与《神农本草经》中"取去为度"一脉相承。同时，王冰指出："能毒者以厚药，不胜毒者以薄药"，强调临床用药时应根据不同患者体质的具体情况决定不同峻烈性质药物的选取。其三，妊娠禁忌及中毒解救的阐述。如南宋朱端章在《卫生家宝产科备要》中首载了妊娠禁忌歌诀，药王孙思邈的《备急千金要方》、王怀隐的《太平圣惠方》解诸药毒诸方、赵佶的《圣济总录》等均对药物中毒解救进行了精辟阐述。由此，中药传统药物警戒思想理论框架趋于成熟。

明清时期中药传统药物警戒思想继续补充完善，尤体现在对药物毒性认识的丰满与扩展。其一为毒性分级的细化。例如，李时珍《本草纲目》按毒性大小将药物分为大毒、有毒、小毒、微毒四个级别，并在草部下首次单列"毒草"专目。又如，汪昂《本草易读》突破前世本草四级分类法，将有毒药物分为大毒、有毒、小毒、微毒和微有小毒五个等级。其二是深化"毒"的认识，即将药物偏性与临床治疗相关联。如明代《景岳全书》卷四十八本草正云："本草所云某有毒、某无毒，余则甚不然之，而不知无药无毒也"，又云："药以治病，因毒为能"。又如景东阳《嵩厓尊生书》云："一药之生，其得寒热温凉之气，各有偏至，以成其体质，故曰药。药者，毒之谓。"

以上可见，我国中药传统药物警戒思想是伴随着人们对药物"毒-效"认识而萌芽产生的，其理论框架初成于汉末魏晋时期，至金元时期内容趋于完善，明清时期得到进一步充实与发展。这些思想是祖国传统医药学的宝贵财富，对指导临床安全用药具有重要意义。

二、中药药物警戒内涵及相关概念

中药药物警戒是在中医学传统安全用药理论的基础上进一步发展形成的，是中医学传统安全用药理论与现代药物警戒理论相互融合而形成的新理论体系。

（一）中药药物警戒内涵

现代中药药物警戒是与中医药传统安全用药思想一脉相承的，同时吸纳国际药物警戒理念的创新理论。中药传统药物警戒思想主要包括服药禁忌（配伍禁忌、妊娠禁忌、服药食忌、证候禁忌），配伍、炮制等减毒方法，有毒中药的剂量控制原则，中药毒性分级以及药物中毒解救等内容，是历代中医药学家临床经验的积累与结晶，是中医药安全用药理论的集中体现。随着时代的变迁与发展，中药药物警戒不断融入新的内涵与理念，包括中药临床应用前后整个过程中对安全性问题的发现、对风险产生原因和机制的分析、对风险与效益的评估和理解，以及风险防控和干预防范措施的实施等。中药药物警戒理论内涵的提出与明确有助于更好地在中医药理论指导下合理使用中药，有助于更好地开展中药安全性监测，有助于更加准确地认识与评价中药的安全性。

（二）中药药物警戒相关概念

1. 中药药物警戒

中药药物警戒是与中药安全用药相关的一切科学与活动。其中，“科学”主要包括中药临床安全用药理论、中药不良反应理论和中药毒理学等学术内容；“活动”则主要包括中药上市前与上市后的安全性监测与评价，中药安全性基础研究和中药临床安全问题发现、评估、认识与防范，实现合理用药指导及宣传等内容。

2. 中药不良反应

中药不良反应的概念有广义和狭义之分。广义的中药不良反应为：中药在临床应用中所出现的一切有害反应。狭义的中药不良反应则是指在中医药理论指导下，应用中药治疗、预防疾病或养生保健时出现的与用药目的不符，且给患者带来不适或痛苦的有害反应，主要是指合格中药在正常用量、用法条件下所产生的有害且非预期的反应。但由于中药临床应用灵活，实际应用时剂量差异大、给药途径多样，自行用药现象普遍，以及中药成分复杂、作用靶点多等特点，中药不良反应的概念界定较化学药物更加困难，临床报道大多涉及较为宽广的范围，不可一概而论。

3. 药物毒性

经过长期的医学实践，“毒”或“毒性”已经成为中药的一种性能概念，为认识中药的性质、功能、毒性等提供了理论依据。综合历代本草医籍中有关中药“毒”的阐释，中药的“毒”有狭义与广义之分。

狭义的“毒”是指药物的毒副作用，可对人体造成伤害的性质。广义的“毒”主要有四种含义：①药物的总称，即“毒”与“药”通义，“毒”即是“药”。②药物的偏性。中医学认为，药物之所以能治疗疾病，就在于它具有某种偏性。③药物作用的强弱。④药物可对人体造成伤害的性质，即狭义的毒。

第二节　中药特有的安全性风险因素及其防范措施

中药是在中医药理论指导下使用的药物，其安全性风险因素较化学药物和生物制剂更加复杂。充分理解和正确辨识中药特有的风险因素有助于分析、归纳具体中药安全性问题的诱发原因，并制定合理的警戒防范措施。

一、中药特有的安全性风险因素

（一）中药材特色相关的风险因素

1. 品种

中药历史悠久，对药材品种的传统论述诸多，不乏存在因本草记载不详而造成后世品种混乱的问题。且我国幅员辽阔、物种繁多，亦存在同一种中药各地使用品种不同，或同一品种在不同地区使用不同中药名称的情况，即同名异物、同物异名的现象较为普遍。由此带来药物品种的盲目替用、乱用极可能会导致毒副作用或不良反应的发生。如著名的“龙胆泻肝丸事件”就是因为用含有马兜铃酸的关木通误代了原处方中的木通（白木通），导致服药者出现肾损伤甚至肾衰竭的严重不良反应。由此可见，品种混乱是影响中药材安全性的重要风险因素之一。

2. 产地

中药材的品质受到产地自然条件（如土壤、水质、气候、雨量、光照、温度及海拔高度等）的影响，主要包括药材成分含量及质量两方面，其不当使用易引发安全问题。如乌头含乌头碱、中乌头碱等有毒成分，其含量多少是衡量乌头毒性大小的主要依据，而不同产地乌头的毒性成分含量差别较大。

3. 采集时间

采集时间的适当与否，直接影响中药材的疗效与毒性，尤其是植物类药材。如槐米、槐花来源于同一植物，槐米为花蕾，其中芦丁含量为 23.50%；而槐花为已开放的花朵，芦丁含量降至 13.00%。

4. 贮存条件

贮存药材的条件与方法适当与否，对中药材的性效影响重大。明代陈嘉谟《本草蒙筌》总论云：“凡药藏贮，宜常提防。倘阴干、暴干、烘干，未尽去湿，则蛀蚀、霉垢、朽烂，不免为殃。”中药材富含蛋白质、淀粉、脂肪、糖类等有机物与多种无机物，若贮存条件不当，则可产生复杂的理化变化，导致部分或整体质变，使原本无毒的药材产生对人体有害的毒性成分，变为有毒之物。

5. 炮制与制剂

炮制是通过修、炙、水飞、发酵等物理或化学制药过程，达到增强药效、改变药性、降低毒副作用目的的手段，是中药材减毒增效的重要步骤，不规范的炮制难以实现减轻、消除药物的毒性、烈性，以提高药物安全性的目的。制剂是中成药在临床应用前的必要加工过程。不适宜的制剂工艺往往会影响药物的稳定性，甚或产生毒性物质，引发不良反应。如中药注射剂的制剂工艺设计及质量标准制定是中药安全性问题所关注的重点。

6. 药物成分

中药材具有多成分性、复杂性的药物特点，其不良反应的发生不仅与有毒性成分有关，在某些条件下部分非毒性成分亦会导致安全问题。如砒石中的三氧化二砷、生川乌中的乌头碱、生马钱子中的马钱子碱均为毒性成分，可影响机体生理生化功能、损害组织结构。而金银花中的绿原酸是其抗菌、抗病毒的功效成分，但临床却发现双黄连注射剂引发严重过敏反应的原因亦为绿原酸，这可能与其具有半抗原性质，可与人类血清蛋白结合产生具高致敏性物质有关。

（二）个体与辨证相关的风险因素

1. 个体差异

一般而言，在年龄、性别相近的情况下，多数人对某一药物的反应是相同或相似的，但也有极少数人对药物的反应与一般人不同，即存在个体差异，导致个体差异的主要原因是遗传因素。个体差异大致包括如下几种情况：一是高敏性，即有少数人对某些药物特别敏感，仅用较小的剂量就会产生较强的药理作用，剂量稍大即会出现明显的不良反应。二是耐受性，即有少数人对某些药物特别不敏感，必须用较大剂量才能产生应有的药理作用。值得注意的是，耐受性的产生虽然降低了药物的疗效，但也抑制了药物的不良反应。如有报道显示，具耐受性的患者在煎服 120g 附子后未发生毒性反应。三是特异质，如先天缺乏葡萄糖-6-磷酸脱氢酶的患者在应用伯氨喹宁、磺胺类、呋喃类等强氧化性的药物后，可能发生急性溶血性贫血和高铁血红蛋白血症，中药也有类似的报道。

2. 药不对证

辨证论治是中医认识疾病和治疗疾病的基本原则，中医药学历来强调辨证求因、审因论治，用药时要求因时、因地、因人制宜。临床辨证失误、用药不当，或不经辨证、随意滥用，是导致中药不良反应的重要原因之一。如热证、阳证误用温热药物，阴证、寒证误投寒凉药物，会导致耗损阴津或损伤阳气之类的不良反应。中药注射剂临床使用中的药证不符现象与目前药品标准中缺乏明确的中医辨证表述有关，深入挖掘和继承中医传统理论，在其药品标准的“功能主治”和“使用注意”项中增加用中医学术语的相关表述至关重要。

（三）临床用药相关的风险因素

1. 给药途径

不同给药途径会直接影响药物的吸收速度、吸收量及血药浓度等，进而影响药理作用的快慢、强弱。因此，给药途径对中药不良反应的发生与否、不良反应的严重程度均有影响。中药给药途径可分为体内给药与体表给药两大类，体内给药包括口服、直肠灌注、肌内及皮下注射、静脉注射等；体表给药包括皮肤与黏膜给药等。口服给药为传统的中药给药途径，具有经济、方便、安全等优点，适宜于大多数药物和大多数患者。注射剂不良反应报道发生率明显高于同品种的口服剂型，如黄芩、黄连、双花等口服较为安全，但双黄连注射剂可引起较严重的不良反应。

2. 用药剂量

用药剂量不规范是引发中药不良反应的重要因素之一，其原因大致有如下几个方面：其一，古今计量单位有差异。现代临床只能对古代的度量、重量、容量进行近似换算，特别是某些动物药往往以“条”为计量，从而造成药物用量的误差。其二，中药有效剂量范围过大。教科书及其他中药学著作中推荐的中药饮片成人一日用量差异大。其三，用药者的随意性。其四，存在患者自服中药且忽略剂量的情况。使用缺乏有效的指导和管理，超剂量用药已成为患者自行服用中成药引发不良反应最重要的原因之一。

3. 长期用药

长期用药是中药临床应用引发不良反应的另一个重要因素，究其原因大致有如下几点：其一，中药大多起效较慢，必须延长用药时间才能使药物充分发挥作用。其二，中药大多用于治疗慢性病，疾病本身的性质和病程要求长期用药。其三，由于对长期应用中药的危害性认识不足，未能中病即止，及时停药。长期应用某种药物，尤其是代谢速度缓慢的药物，药物进入体内的速度大于药物消除的速度，即容易引起药物在体内蓄积而发生不良反应，特别是一些有一定毒性的药物，短期应用尚不致有害，但用药时间过长即会蓄积中毒。可见临床应用中药，不仅要考虑每次的用药剂量，而且还要考虑用药时间和用药总量，不可守一法一方而长期应用。

4. 配伍失宜

中药的配伍是指在中医药理论指导下，根据病情需要、药物性能及药物之间的相互作用规律将两种或两种以上的药物联合应用。配伍的目的是利用药物之间的相互作用，扩大治疗范围，增强临床疗效，降低药物毒副作用和不良反应发生的可能性。因配伍不当而致不良反应的实例历代中医药文献记载不少。经过长期的临床实践，中医药学家将不宜同时使用的中药总结归纳为配伍禁忌。目前，学术界公认的中药配伍禁忌包括“十八反”和“十九畏”等。医生临床处方用药时，要讲究配伍的法度，辨证施治，以法统方，君臣佐使合理配伍，切忌胡乱拼凑处方，凡属“十八反”“十九畏”中的禁忌内容，若没有充分根据和应用经验一般应尽量避用。

5. 煎服不当

汤剂既是临床最常用的中药剂型，也是最能体现中医药特色的剂型。煎煮中药在器皿的选择、火候的大小、下药的先后、煎煮时间的长短等方面都颇为讲究。正确的煎煮方法，不仅能使药物有效成分充分溶出而得以充分发挥疗效，同时还能降低药物的毒副作用。若煎煮方法不当则不仅会使药物的疗效降低，还有可能会引起不良反应。此外，还要特别注意中药服用方法。服药次数的多少、间隔时间的长短、饭前饭后、宜温宜凉，都要根据药物的性质、药物的剂型、药物的功用、疾病的表现、病情的缓急轻重等情况来确定。对因煎服药物方法不正确而导致不良反应的现象必须予以充分重视。

6. 合用西药

中药与西（化学）药联用的目的在于加强疗效、减少副作用，但由于中西药之间的相互作用尚不明确，可能会影响彼此的体内过程：一是发生理化反应，临床应用中如对中药注射剂相关配伍禁忌不加以注意，易引起不良反应发生。二是影响药物的吸收、分布、代谢、排泄等体内代谢过程。三是在药效学方面产生不利影响，使药物的疗效下降或发生不良反应。

二、中药特色相关风险因素的防范和控制措施

（一）中药材采收产地与品种

1. 加强建设 GAP 生产基地

对于资源较紧缺的药材，应按照《中药材生产质量管理规范》（GAP）大力发展药材生产基地，进行药材的规范化种植。在规范实施过程中，要加大对重金属含量的监测力度，严格规范生产条件，规范药材的品种与质量，提高药材的产量，以提高药材的质量、减少不良事件的发生。

2. 规范药材品种

首先应规范中药材市场，加强抽检，杜绝以假乱真、以次充好的现象。继而强化购买时对药材的鉴定，药材的经营单位必须具备中药材鉴定专业人员并定期进行中药鉴定专业知识的培训与考核。还要定期抽检医疗单位药材，防止使用伪品或掺伪药材，消除假冒伪劣药品的流通终端。

3. 明确药材标识

采收时将不同产地的药材明确区分，并做好标识，进入临床之前标明产地，使用时严格区分。在每件药材包装上，应注明品名、规格、产地、批号、包装日期、生产单位，并附有质量合格的标志，以使溯源。

（二）中药材采收时间

1. 加大基础研究

加大基础研究包括三个方面的内容：①研究药材的最佳采收年限。不同生长年限的植物其有效成分的含量及其产量存在差异，应在其有效成分含量高并且药材产量大时采收。②研究药材的最佳采收时节和采收时间。同一种药材在不同的时节采收对其有效成分的含量有很大影响。③研究不同采收年限与采收时节药材的有效成分和毒性成分的含量测定，在保证药材有效的同时，使药材的毒性或毒副作用达到最低。

2. 适时采收

根据不同药材、不同药用部位以及不同用药目的，药材的采收时间具有不统一性，应按照具体药材的特殊性把握采收时间。一般情况，植物类药材以入药部分的成熟程度作依据，也就是在有效成分含量最高的时节采集。动物类药材根据其药用动物不同部位生长特性及其有效成分含量变化的情况适时采收。矿物药材全年皆可采收，但应注意，采收时要清楚矿脉情况，如不能采收与砷矿矿脉接近的石膏矿等。还要注意资源可持续性。

（三）中药材产地加工

利用现代科技对传统加工方法和工艺进行研究，如用硫黄蒸中药材，确有很好的防腐烂、促干燥、保颜色等优点，但其时间、浓度安全界限尚需进一步研究。对常用的干燥方法需结合中药材的特性，选择先进适宜的干燥工艺方法以保证干燥品质，如将远红外、微波、超声波真空干燥等技术应用于中药产地加工。另外，有学者提出将中药产地加工与饮片炮制一体化，中药材在产地加工成饮片不仅可避免药材二次加工造成有效成分损耗和资源浪费，还可以减少药材储存运输等中间环节，使饮片可迅速进入中药市场。

（四）中药材贮藏养护

1. 遵守药品存储与养护规范

中药的存储与养护工作应遵守《药品经营质量管理规范》（GSP），同时也应建立自身的库房管理规范。药材存储的关键环节是控制存储库房的温湿度、光照等外界条件对库房的影响，合理堆码、存放药材，加强对库房设施设备、存储作业区人员出入库房的管理。药材养护的关键环节是制定药材养护管理制度或规程、提高养护人员合理存储与作业的知识和能力，确定重点养护对象，制定养护方法、时限和计划，做好养护记录等。

2. 注重药材贮藏分类

植物类药材中含糖或脂质较多者应贮存于干燥、凉爽、四周整洁，平时温湿度管理严格，且具有熏蒸条件的仓库。花类药材的贮存要严格控制光照及温湿度，以防褪色、散失气味及霉变生虫。全草及地上品种需盖严隔潮。盐腌品应集中储存于阴凉仓库内，必要时使用吸潮剂。动物类药材极易生虫、泛油且具腥臭味，须有熏蒸、通风设备，也可与大蒜、花椒同贮以防虫害。矿物类药材较易存放，可贮于低矮、洁净的库房。另外，珍贵药材品种、易燃品种及毒性药材应严格管理。

3. 做好贮藏养护

隔离陈旧虫蛀药材及正常药材，保证包装材料、储存仓库的清洁、干燥，以防止药材虫蛀、发霉、走油，可同时采用同贮对抗防蛀，或向仓库中充入氮气或二氧化碳进行气调养护。尽量避免光照、氧气以防止药材变色。将药物置于阴凉、干燥、避光处以防潮解、风化，必要时可采取密封降潮解、通风降潮解、吸湿降潮解等。

（五）中药炮制的风险控制措施

1. 按临床需要选择炮制品种

药物经过炮制后，其性味、作用趋向、作用部位、功用、毒副作用等方面都可能发生一定的变化，与生品有一定的差别，而且各炮制品之间也有一定差异。应根据临床特点和炮制规范，对药材进行不同的炮制，保证临床用药选择的需要，医生才能按照治疗的需要选择合适的炮制品种，减少因炮制品选用不当带来的安全隐患。

2. 规范中药炮制方法与工艺

炮制方法的选择首先应遵循临床需要，与药性特点相结合。再者选择炮制方法须执行中药炮制规范，严格按照中药炮制工艺要求进行。炮制相关的规范有《中药炮制规范》《中药饮片质量标准》《中药饮片生产质量管理规范》等规定。亦应加大炮制的基础研究，尤其是针对古今未有统一见解或认识的炮制方法。炮制工艺应加强影响较大的环节和因素研究，力求从根本上改善饮片质量。

3. 开展炮制辅料质量标准研究

中药饮片炮制辅料的生产多采用感官、经验把握其质量，故须对炮制辅料的品质、规格、工艺、药用质量标准等进行系统研究，制定各种辅料的药用质量标准，建立辅料的生产操作规范以及药用的生产质量保证体系，为中药炮制规范化研究奠定基础。同时，中药炮制所用辅料要尽快纳入国家标准化管理范畴，为实行注册文号准入制度提供参考。

4. 研制炮制加工设备

炮制设备是工业化生产的重要保障，炮制设备也是影响饮片质量的重要因素。因此要开展中药炮制设备的研究，提高中药饮片生产的机械化、自动化、现代化水平。进一步从理论上、技术上指导研制用于中药饮片生产的各单元操作系统的先进的工艺设备，并不断地根据炮制工艺要求改进各种单元装置，形成连续自动化生产线，做到智能控制，使炮制的饮片质量更加可控，并提高生产效率。

（六）中药制剂警戒

1. 遵循中医药理论

中药新药研发与剂型改革必须依据中医药理论，在中医药理论的指导下，确定处方的药物组成、功效主治、剂型和工艺等才能保证疗效，防范不良事件的发生。

2. 加强等效性研究

剂型等效性是评价同品种剂改制剂疗效的重要指标。同一品种，不同剂型可以影响药物成分的溶出及其在体内的吸收、分布、代谢和排泄等过程。不同剂型的生物利用度可能存在差异，服药剂量及其治疗效果均有待于重新评估。

3. 完善质量控制体系

首先，充分考虑药物各成分间相互作用所产生的协同或拮抗效应，改变以中药单成分为指标的现状。加强药学研究与药效、临床研究的联系，由单一指标成分定性和定量向活性有效成分及生物测定的综合检测过渡。其次，加强中药质量控制关键技术开发，包括中药安全性控制技术、中药标准品和对照品制备技术、有毒有害物质脱除技术等。再者，定期修订药品质量标准，以适应临床用药选择的需要。

4. 加强同一品种不同剂型中成药上市后再评价

在保证药物安全有效的前提下，根据处方特点、制剂类型的临床用药需求，对不同剂型的质量控制、临床疗效与安全性、经济性展开上市后综合评价，特别是结合临床不良反应病例进行安全性评价。以总结同品种不同剂型的特点，更加明确不同剂型的临床适应证、剂量、疗程、注意事项和不良反应等，从而对同品种不同剂型的中成药进行优存劣汰。

三、中药临床应用相关风险因素的防范和控制措施

（一）中药服用警戒

1. 服用剂量

每次服用汤药的量应个体化，根据患者体质、年龄差异以及治疗的效果、药物的毒性加减药量。方中饮片药物一般不宜超过《中国药典》规定用量，峻烈药或毒性药必要时可采用“小剂量开始，逐步加量，以知为度”。中成药的每服剂量要按照说明书服用，尤其应注意含毒性成分中成药的使用剂量与使用疗程。

2. 服用时间

一般疾病分次口服给药，一日量分 2~3 次，于早、晚或早、中、晚饭后 0.5~1 小时，避免药物对胃肠的刺激作用。空腹服用的主要有驱虫药、泻下药。睡前服用的有安眠药、涩精止遗药。急病需顿服，不拘时。总之，中药服用时亦应根据病情的需要，具体选择最佳的给药时间，以便药物尽量发挥预防、治疗作用，减少毒副反应。

3. 服用次数

在确定方剂服药次数时需要考虑病情、患者体质及药物作用强度三方面因素。病重药轻时可以增加服药次数、缩短服药的频率，使药物快速起效；当药物起效后，为防止药物纠偏造成正气损伤，必

须及时停药或调整用药思路，以祛邪而不伤正。

4. 药后护理

药后护理是指服药后的调养与护理，直接关系药力作用的发挥及避免不良反应。如用清热药后应经常询问患者有无胃肠道反应，同时指导患者服药期间食清淡易消化的食物；服用泻下药后，应注意观察大便的次数、气味、颜色和质量等，若大便次数和数量较多，则可停止服药，若服药后 3~4 小时仍无便意，则可增加服药剂量。

5. 饮食禁忌

饮食禁忌系指患者服药期间或停药初期的饮食注意事项。有些中药使用后必须禁食某些食物，以免药物与食物之间产生相互作用而影响药效，有的食物刺激肠胃，影响药物在体内的吸收，有碍疾病的康复。

（二）中药配伍警戒

1. 辨证辨病，合理配伍

辨证施治讲究配伍的法度，以法统方，君臣佐使合理配伍。药物配伍合用绝对不是越多越好，组方在于精巧，配伍在于合法。每一方剂的药味多少，以及臣、佐、使是否齐备，当视病情与治法的需要而定，并与所选药物的功用、药性密切相关，应力图小方轻剂解决问题。同时，在选用多种药物配伍扩大临床适应证、提高疗效的同时，可以考虑选用“佐制药”“使药”配伍，缓和药物峻烈之性或毒性，以减少临床不良反应的发生。总之，配伍用药仍以精炼为宜，切忌方剂庞大、杂乱。

2. 加强研究，明确机制

药物配伍禁忌的目的就是指导临床安全用药，在其理论形成与现代研究过程中一直存在争议，这与配伍禁忌大多是从临床实践中总结出来直接相关。现代研究结果显示，部分药对的合用确有增毒现象，但有些则包含着偶然现象，或尚无明确的结论。因此，这就需要进一步加强基础研究。一方面是解决临床尚有困惑的问题，另一方面是对尚无记载而实则存在的配伍禁忌加以明确。这些研究可从物质基础研究、药理毒理学研究、循证医学研究等多方面开展。

3. 提高临床配伍警戒意识

药物配伍不当或配伍失误会引起或加重药物的不良反应，因配伍不当而致不良反应的实例历代中医药文献记载不少。凡属“十八反”“十九畏”等配伍禁忌内容，若没有充分根据和应用经验一般应尽量避用。虽然现代临床实践的破禁运用不在少数，但临床工作人员还是尽量避免应用的，主要是因为配伍禁忌的使用尚无理论上、法律上的支持。临床医生根据治疗需要必须使用配伍禁忌的，医生须签字盖章，负完全责任。中药调剂人员在审方时，也要严格遵守“四查十对”，发现配伍禁忌时，应根据《处方管理办法》规定，拒绝调配，必要时经处方医师更正或重新签字方可调配。

（三）中药煎煮警戒

1. 煎煮器具

中药煎煮过程中直接接触煎煮器皿，器皿材料的化学稳定性、导热性等性能与煎液的质量和安全性直接相关。现代研究发现，铁、铜、锡、铝、银等材质的器皿均不是理想的煎药用具，而砂锅、陶瓷、瓦罐、玻璃等材质的煎煮器皿更为适宜。

2. 煎煮溶媒

通常情况下以水煎为主，有时须用酒、醋、乳汁及鲜苇根汤、生姜汁、姜枣水等煎煮。使用各种溶媒煎煮都有一定的质量和安全性的要求，不能盲目使用，以免对患者造成不必要的伤害。

3. 煎煮方法

煎煮方法需根据药物的化学性质及处方遣药的目的综合选择。含剧毒成分的川乌、草乌需先煎以降低毒性，部分含峻烈之性的药物亦需先煎，以免损伤人体正气。对热不稳定的药材宜后下，以免损失药效成分或产生有害物质。种子类、粉末状、含绒毛，及含淀粉、黏液质较多的药物应包煎，以免发生黏锅、焦化产生有害物质，刺激咽喉，引起咳嗽、呕吐等副作用。

（四）中西药合用警戒

1. 间隔服药时间

中西药物间隔时间服用是避免部分中西药配伍禁忌比较可靠的方法。一方面，可避免产生不可溶沉淀、变色等理化反应，另一方面，可避开一些药理拮抗性作用。

2. 选择适当的给药途径

采用不同途径给药是避免中西药物配伍禁忌的常用手段。目前临床中西药合用常选择的给药途径有西药注射、中药口服，或中药注射、西药口服，或内服与外用联合等。

3. 中西药注射剂避免混用

中药注射剂成分比较复杂，与其他药物混合使用时，容易发生反应，出现沉淀、变色、pH 改变等现象。因此，《中药注射剂临床使用基本原则》明确规定中药注射剂不可与其他药物混用。

4. 避免重复用药和超量用药

中西药复方制剂与含相同成分的西药合用会导致重复用药，引起不良反应。若联合用药应根据疗效适当调整，当药物疗效明显增强时，应酌量减少用药剂量。

四、中药生产企业或 MAH 开展中药药物警戒工作的策略

我国历来十分重视中医药传承和发展。2020 年国家药品监督管理局为落实党中央和国务院《关于促进中医药传承创新发展的意见》发布了《国家药监局关于促进中药传承创新发展的实施意见》，其中在强化中药质量安全监管方面作出了加强中药质量源头管理、生产全过程质量控制和上市后监管的制度性安排，要求“强化中药不良反应监测，对监测中发现的风险信号及时组织评估并采取风险控制措施。加强中药说明书和标签管理，推进对已上市中药说明书中【禁忌】【不良反应】【注意事项】等相关内容的修改完善。”此外，国家药品监督管理局发布的《药物警戒质量管理规范》已于 2021 年 12 月 1 日实施。如何落实新法规和相关要求，本书前面章节已有系统论述，对于中药生产企业或 MAH 而言，需结合中药特性树立药物警戒理念、学习借鉴先进经验，加强上述中药材特色相关风险的警戒管理，还需开展如下几项工作，以扎实开展药物警戒相关工作。

（一）构建一个中药药物警戒体系

按照 GVP 要求，构建一个包括与药物警戒活动相关的机构、人员、制度、资源和与自身规模、持有品种的数量及安全性特征等相适应的体系，并将药物警戒的关键活动纳入质量保证系统中，确保药物警戒相关文件和记录可获取、可查阅、可追溯。

（二）建立一个中药药物警戒团队

这个团队应当包括具备开展中药药物警戒活动所需知识、技能，并有与药物警戒职责、要求相适应的专业技术和管理人员，且熟悉自身产品特征，具备较好的业务沟通能力和团队协作精神。

（三）建设一个中药药物警戒信息化系统

随着国家不良反应监测系统反馈的数据量增加和自身信息收集能力的提升，MAH 药物警戒信息化系统的构建势在必行。信息化手段的应用可持续提高产品风险预警智能化和监测评价的能力。

（四）有序开展中药药物警戒活动

遵循 GVP 要求，根据自身品种安全性特征加强药品上市后监测，在上市早期通过在药品说明书、

包装、标签中进行标识等药物警戒活动，强化医疗机构和患者对疑似药品不良反应信息的报告和警戒意识；评估中药、民族药风险应当根据中医药、民族医药相关理论，分析处方特点（如炮制方式、配伍等）、临床使用（如功能主治、剂量、疗程、禁忌等）、患者机体等影响因素。同时，可以开展中药有效性、安全性评价及全过程质量控制研究，将风险监测结果应用于提升中药质量安全水平，例如，复方丹参注射液经监测和研究发现导致过敏反应的因素是丹参聚合物，再通过改进工艺增加超滤环节消除该聚合物，临床过敏不良反应发生率大幅下降。

（五）完善说明书

药品说明书是其临床合理用药的重要参考指南，包含药品安全性、有效性的科学依据、结论和信息，但目前市场流通的中成药制剂普遍存在说明书不完善现象。如用药指导相关的【药物相互作用】项目表述不清，多为“尚不明确”或“如与其他药物同服可能发生相互作用，详情请咨询医师或药师”，又如安全性信息相关的【不良反应】、【禁忌】、【注意事项】等项目存在内容缺失等。因此，中成药说明书亟待完善。

中成药说明书的完善路径可参考如下：其一，借鉴国外药品说明书撰写形式与内容，特别是亚洲国家对传统植物药/补充替代药物说明书的管理，并结合中医药特色，逐步完善中成药说明书。其二，分阶段、分类别、分项目实施完善。即依据药品所处阶段、执行标准的阶段不同分别完善；依据处方药、非处方药、“双跨”品种的类别不同分别完善；依据药品基本信息、用药指导信息、安全性信息的项目不同依次完善。其三，药品生产、经营企业应当针对企业内中成药品种情况，制定自身的说明书修订完善计划，并在药品监管部门备案。其四，安全性信息项目的修订与完善应当“从严从全”。如通过不良反应监测系统、PSUR 研究等收集、追踪药品安全信息，并加强中成药品种安全性实验室研究，用以补充警示临床试验中尚未观察到的潜在用药风险，将包括不良反应、禁忌、注意事项、特殊人群用药等在内的安全性信息项目作为强制修订完善的内容，消除“尚不明确”“遵医嘱”等模棱两可的表述。由北京中医药大学张冰教授牵头完成的中华中医药学会系列团体标准《上市中成药说明书项目修订技术规范》（T/CACM1370.1~6–2021）已公开发布，中药 MAH 可参考用于所持有中药品种的说明书修改完善。

（六）开展上市后安全性研究

中药上市后安全性评价研究是从上市后临床角度认识中药安全性的重要依据，包括中药不良反应的发生率、地区分布、人群特征、临床表现、潜伏期、影响因素及作用机制等方面。区别于化学药品，中药上市后安全性研究是以中医药理论为指导，重视人体对中药作用的整体反应，除相应的适宜疾病外，其研究范畴还包括中医的病和证。同时，由于上市中药多为复方制剂，是多种中药成分整合作用的结果，还应强调上市后中药在临床应用中的次效应和主效应、弱效应和强效应、间接效应和直接效应、短期效应和长期效应、证候效应与疾病效应、不良反应和正面效应的辩证统一。

第三节 问题与展望

一、中药上市后临床安全性评价有待于常态化、规范化开展

目前中药上市后临床安全性评价存在诸多不足。其一，缺乏规范和统一的药品上市后研究指导原则；其二，中药上市后 ADR 监测数据不充足、监测报告质量普遍较低；其三，中药上市后临床评价研究质量普遍不高，如样本量小、指标不明确、缺乏长期随访的客观终点指标等；其四，企业对药品

评价的重视程度不够；其五，中药上市后临床安全性评价研究方法有待于创新完善。如获益-风险分析是中药上市后临床安全性评价的核心，但获益-风险分析目前主要通过决策树、神经网络、贝叶斯网络等数据算法实现，各算法自身存在相对局限，其准确性亦有待于验证。由此可见，中药上市后临床安全性评价尚需进一步常态化、规范化，以保障临床用药安全。

二、完善中药质量控制体系

质量稳定可控是实现保障临床用药安全的重点。中药及其生物作用具多成分、多效应的复杂特点，如何建立合理适用的质量控制体系一直是其研究难点，需加强中药基础性研究力度，充分考虑药物各成分间的相互作用，促进药学研究与药效、临床研究间的联系，逐步完善多指标检测体系。同时，加强中药质量控制关键技术的开发，建立一套符合中药特点的生产过程和产品质量控制体系，实现中药生产全过程的在线实时监控。

三、建立具中医药特色的中药警戒体系

近年来，“马兜铃酸”事件、龙胆泻肝丸、鱼腥草注射液等中药注射剂、含毒性药材的中成药和中西药复方制剂所引起的严重不良反应，使用药使用中的潜在风险受到高度重视。在此背景下，中药安全性监测显得尤为重要，通过监测客观认识、分析和评估中药安全性问题，加强中药不良反应分析、评价和反馈工作。但中药的应用是在中医理论体系指导下进行的，其安全性影响因素复杂，对其不良反应发生特点、信号识别和关联评价等不能照搬化学药的监测标准，可见，中药的特殊性给开展安全性检测工作带来了一定的难度。因此，亟需建立完善具中医药特色的切实可行的中药安全性监测体系，可从引入中药药物警戒理念、提高医务工作者对中药安全性问题的全面认识、建立健全相应的中药安全性监测机构、建立长期有效的中药不良反应监测报告制度等方面加强。

附录

附录 1　药品群体不良事件基本信息表

<table>
<tr><td colspan="3">发生地区：</td><td colspan="2">使用单位：</td><td colspan="2">用药人数：</td></tr>
<tr><td colspan="3">发生不良事件人数：</td><td colspan="2">严重不良事件人数：</td><td colspan="2">死亡人数：</td></tr>
<tr><td colspan="4">首例用药日期：　　年　月　日</td><td colspan="3">首例发生日期：　　年　月　日</td></tr>
<tr><td rowspan="7">怀疑药品</td><td>商品名</td><td>通用名</td><td>生产企业</td><td>药品规格</td><td>生产批号</td><td>批准文号</td></tr>
<tr><td></td><td></td><td></td><td></td><td></td><td></td></tr>
<tr><td></td><td></td><td></td><td></td><td></td><td></td></tr>
<tr><td></td><td></td><td></td><td></td><td></td><td></td></tr>
<tr><td></td><td></td><td></td><td></td><td></td><td></td></tr>
<tr><td></td><td></td><td></td><td></td><td></td><td></td></tr>
<tr><td></td><td></td><td></td><td></td><td></td><td></td></tr>
<tr><td rowspan="4">器械</td><td colspan="2">产品名称</td><td>生产企业</td><td colspan="2">生产批号</td><td>注册号</td></tr>
<tr><td colspan="2"></td><td></td><td colspan="2"></td><td></td></tr>
<tr><td colspan="2"></td><td></td><td colspan="2"></td><td></td></tr>
<tr><td colspan="6">本栏所指器械是与怀疑药品同时使用且可能与群体不良事件相关的注射器、输液器等医疗器械</td></tr>
<tr><td colspan="7">不良事件表现：</td></tr>
<tr><td colspan="7">群体不良事件过程描述及处理情况（可附页）：</td></tr>
<tr><td colspan="2">报告单位意见</td><td colspan="5"></td></tr>
<tr><td colspan="2">报告人信息</td><td colspan="5">电话：　　电子邮箱：　　签名：</td></tr>
<tr><td colspan="2">报告单位信息</td><td colspan="5">报告单位：　　联系人：　　电话：</td></tr>
</table>

报告日期：　　年　月　日

附录 2　上市后个例药品不良反应收集和报告术语与缩写

本部分参考 ICH E2D 指导原则及《药品不良反应报告和监测管理办法》。

1. 不良事件（adverse event, AE）

不良事件指患者使用药品出现的任何不利的医疗事件，且不一定与此项药物或治疗有因果关系。不良事件可以是与医药产品使用有时间关联的、任何不利的，且与用药目的无关的体征（包括实验室异常发现）、症状，或疾病，无论其是否与医药产品有因果关系。

2. 不良反应（adverse drug reaction, ADR）

药品不良反应关注对人体有害的、与用药目的无关的药物反应。与不良事件不同，不良反应是指药品与事件之间存在可疑的因果关系。出于监管报告的目的，如果一个事件是自发报告的，即使因果关系并不清楚或未明确说明也符合药品不良反应的定义。

3. 严重药品不良事件 / 反应（serious adverse event/drug reaction, SAE/SADR）

严重药品不良事件 / 反应是指在任何剂量下因使用药品引起以下损害情形之一的反应：

（1）导致死亡。

（2）危及生命（是指发生事件 / 反应的当时患者存在死亡风险，并不是指这个事件 / 反应进一步恶化才可能出现死亡）。

（3）致癌、致畸、致出生缺陷。

（4）导致显著的或者永久的人体伤残或者器官功能的损伤。

（5）导致住院或者住院时间延长。

（6）导致其他重要医学事件，如不进行治疗可能出现上述所列情况的。

4. 非预期药物不良反应（unexpected adverse drug reaction）

现有药品说明书中未列出的任何药物不良反应。

非预期药物不良反应包括与说明书中列出不良反应在症状和病理生理方面相关，但更加严重和（或）更具特异性。例如，如果药品说明书仅提及可引起肝酶升高或导致肝炎病情加重的不良反应，则肝组织坏死（严重程度更高）就属于非预期药物不良反应。同样如果药品说明书仅提及脑血管不良反应，脑血栓和脑血管炎（病情更具特征）就属于非预期药物不良反应。

需要说明的是，所谓“非预期”，是指之前未观察到的（因而未纳入药品标签）的药物不良反应，而不是根据药品的药理学性质无法预测的药物不良反应。

5. 药品群体不良事件

药品群体不良事件是指同一药品在使用过程中，在相对集中的时间、区域内，对一定数量人群的身体健康或者生命安全造成损害或者威胁，需要予以紧急处置的事件。

同一药品：指同一生产企业生产的同一药品名称、同一剂型、同一规格的药品。

6. 个例药品不良反应报告（individual case safety reports, ICSR）

个例药品不良反应是指单个患者使用药品发生的不良反应。个例药品不良反应报告是指持有人按照监管部门要求的项目填写的个例药品不良反应及相关信息的表格或元素集合。

附录 3　药品不良反应 / 事件报告表

首次报告□　　跟踪报告□　　编码：

报告类型：新的□　严重□　一般□　　报告单位类别：医疗机构□　经营企业□　生产企业□　个人□　其他□

患者姓名：	性别：男□ 女□	出生日期：年 月 日 或年龄：	民族：	体重（kg）：	联系方式：
原患疾病：	医院名称： 病历号 / 门诊号：	既往药品不良反应 / 事件：有□ 无□ 不详□ 家族药品不良反应 / 事件：有□ 无□ 不详□			
相关重要信息：吸烟史□ 饮酒史□ 妊娠期□ 肝病史□ 肾病史□ 过敏史□ 其他□					

药品	批准文号	商品名称	通用名称（含剂型）	生产厂家	生产批号	用法用量（次剂量、途径、日次数）	用药起止时间	用药原因
怀疑药品								
并用药品								

不良反应 / 事件名称：	不良反应 / 事件发生时间：　年　月　日
不良反应 / 事件过程描述（包括症状、体征、临床检验等）及处理情况（可附页）：	
不良反应 / 事件的结果：痊愈□ 好转□ 未好转□ 不详□ 有后遗症□ 表现： 死亡□ 直接死因：　死亡时间：　年　月　日	
停药或减量后，反应 / 事件是否消失或减轻？是□ 否□ 不明□ 未停药或未减量□ 再次使用可疑药品后是否再次出现同样反应 / 事件？是□ 否□ 不明□ 未再使用□	
对原患疾病的影响：不明显□ 病程延长□ 病情加重□ 导致后遗症□ 导致死亡□	

关联性评价	报告人评价：肯定□ 很可能□ 可能□ 可能无关□ 待评价□ 无法评价□ 签名： 报告单位评价：肯定□ 很可能□ 可能□ 可能无关□ 待评价□ 无法评价□ 签名：		
报告人信息	联系电话：	职业：医生□ 药师□ 护士□ 其他□	
	电子邮箱：	签名：	
报告单位信息	单位名称：	联系人：	电话：　报告日期：　年　月　日
生产企业请填写信息来源	医疗机构□ 经营企业□ 个人□ 文献报道□ 上市后研究□ 其他□		
备注			

附录 4　境外发生的药品不良反应 / 事件报告表

商品名：（中文：　　　　英文：　　　　）　　通用名：（中文：　　　　英文：　　　　）　　剂型：

编号	不良反应 / 事件名称	不良反应 / 事件发生时间	不良反应结果	用药开始时间	用药结束时间	用法用量	用药原因	性别	年龄	初始 / 跟踪报告	报告来源	来源国家	国内接收日期	备注

注：编号请填写本单位的编号；不良反应结果请填写：痊愈、好转、未好转、后遗症、死亡或不详；报告来源请填写：自发报告、研究、文献等。

报告单位：　　　　联系人：　　　　电话：　　　　报告日期：

附录 5 疑似预防接种异常反应个案报告卡

1. 编码________________________ □□□□□□□□□□□□□□□
2. 姓名 *______________________
3. 性别 * 1 男 2 女 □
4. 出生日期 *________年__月__日 □□□□/□□/□□
5. 职业________________________ □□
6. 现住址______________________
7. 联系电话____________________
8. 监护人______________________
9. 可疑疫苗接种情况（按最可疑的疫苗顺序填写）

	疫苗名称 *	规格(剂/支或粒)	生产企业 *	疫苗批号 *	接种日期 *	接种组织形式 *	接种剂次 *	接种剂量(ml或粒) *	接种途径 *	接种部位 *
1										
2										
3										

10. 反应发生日期 *________年__月__日 □□□□/□□/□□
11. 发现 / 就诊日期 *________年__月__日 □□□□/□□/□□
12. 就诊单位______________________
13. 主要临床经过 *__________________
    发热（腋温℃）* 1 37.1~37.5 2 37.6~38.5 3 ≥ 38.6 4 无 □
    局部红肿（直径 cm）* 1 ≤ 2.5 2 2.6~5.0 3 ＞ 5.0 4 无 □
    局部硬结（直径 cm）* 1 ≤ 2.5 2 2.6~5.0 3 ＞ 5.0 4 无 □
14. 初步临床诊断__________________ □□
15. 是否住院 * 1 是 2 否 □
16. 病人转归 * 1 痊愈 2 好转 3 后遗症 4 死亡 5 不详 □
17. 初步分类 * 1 一般反应 2 待定 □
18. 反应获得方式 1 被动监测 2 主动监测 □
19. 报告日期 *________年__月__日 □□□□/□□/□□
20. 报告单位 *____________________
21. 报告人________________________
22. 联系电话______________________

说明：* 为关键项目。

附录 6　群体性疑似预防接种异常反应登记表

群体性疑似预防接种异常反应编码：县国标码□□□□□□—首例发生年份□□□□—编号□□　发生地区：

疫苗名称 *：　生产企业 *：　规格（剂 / 支或粒）：　有无批签发合格证：　接种单位：

接种人数 *：　反应发生人数 *：　报告单位 *：　报告人：　联系电话：

编码	姓名 *	性别 *	出生日期 *	疫苗批号 *	接种日期 *	接种组织形式 *	接种剂次 *	接种剂量 *	接种途径 *	接种部位 *	反应发生日期 *	发现 / 就诊日期 *	是否住院 *	病人转归 *	反应获得方式	报告日期 *	调查日期 *	发热（腋温℃）*	局部红肿（直径 m）*	局部硬结（直径 cm）*	作出结论的组织 *	组织级别 *	反应分类 *	最终临床诊断 *

说明：* 为关键项目。

附录 7　临床试验中个例药品不良事件收集和报告术语与缩写

本部分参考 ICH E2A 指导原则及《药物临床试验质量管理规范》。

1. 临床试验（clinical trial）

临床试验指以人体（患者或健康受试者）为对象的试验，意在发现或验证某种试验药物的临床医学、药理学以及其他药效学作用、不良反应，或者试验药物的吸收、分布、代谢和排泄，以确定药物的疗效与安全性的系统性试验。

2. 独立的数据监查委员会（Independent Data-Monitoring Committee, IDMC）

独立的数据监查委员会［数据和安全监查委员会（Data and Safety Monitoring Board, DSMB），监查委员会（Monitoring Committee），数据监查委员会（Data Monitoring Committee）］指由申办者设立的独立的数据监查委员会，定期对临床试验的进展、安全性数据和重要的有效性终点进行评估，并向申办者建议是否继续、调整或者停止试验。

3. 伦理委员会（Ethics Committee）

伦理委员会指由医学、药学及其他背景人员组成的委员会，其职责是通过独立地审查、同意、跟踪审查试验方案及相关文件、获得和记录受试者知情同意所用的方法和材料等，确保受试者的权益、安全受到保护。

4. 研究者（investigator）

研究者指实施临床试验并对临床试验质量及受试者权益和安全负责的试验现场的负责人。

（1）申请人 / 申办者（sponsor）

指负责临床试验的发起、管理和提供临床试验经费的个人、组织或者机构。

（2）合同研究组织（Contract Research Organization, CRO）

指通过签订合同授权，执行申办者或者研究者在临床试验中的某些职责和任务的单位。

5. 知情同意（informed consent）

知情同意指受试者被告知可影响其做出参加临床试验决定的各方面情况后，确认同意自愿参加临床试验的过程。该过程应当以书面的、签署姓名和日期的知情同意书作为文件证明。

6. 监查（monitoring）

监查指监督临床试验的进展，并保证临床试验按照试验方案、标准操作规程和相关法律法规要求实施、记录和报告的行动。

7. 稽查（audit）

稽查指对临床试验相关活动和文件进行系统的、独立的检查，以评估确定临床试验相关活动的实施、试验数据的记录、分析和报告是否符合试验方案、标准操作规程和相关法律法规的要求。

8. 检查（inspection）

检查指药品监督管理部门对临床试验的有关文件、设施、记录和其他方面进行审核检查的行为，检查可以在试验现场、申办者或者合同研究组织所在地，以及药品监督管理部门认为必要的其他场所进行。

9. 试验方案（protocol）

试验方案指说明临床试验目的、设计、方法学、统计学考虑和组织实施的文件。试验方案通常还应当包括临床试验的背景和理论基础，该内容也可以在其他参考文件中给出。试验方案包括方案及其修订版。

10. 研究者手册（Investigator's Brochure）

研究者手册指与开展临床试验相关的试验用药品的临床和非临床研究资料汇编。

病例报告表（Case Report Form, CRF）：指按照试验方案要求设计，向申办者报告的记录受试者相关信息的纸质或者电子文件。

11. 试验用药品（investigational product）

试验用药品指用于临床试验的试验药物、对照药品，包括已获得上市许可的产品，但以不同于批准剂型的方式使用或组装（配方不同或包装不同），或用于未批准适应证，或用于获得已获批用法的更多信息而进行的临床试验。

12. 对照药品（comparator）

对照药品指临床试验中用于与试验药物参比对照的其他研究药物、已上市药品或者安慰剂。

13. 严重不良事件（serious adverse event）

严重不良事件指受试者接受试验用药品后出现死亡、危及生命、永久或者严重的残疾或者功能丧失、受试者需要住院治疗或者延长住院时间，以及先天性异常或者出生缺陷，其他重要医学事件等不良医学事件。

必须运用医学和科学的判断决定是否对其他的情况加速报告，如重要医学事件可能不会立即危及生命、死亡或需住院，但如需要采取医学措施来预防如上情形之一的发生，也通常被视为是严重的。例如，在急诊室的重要治疗或在家发生的过敏性支气管痉挛，未住院的恶液质或惊厥，产生药物依赖或成瘾等。

14. 特别关注的不良事件（Adverse Event of Special Interest）

特别关注的不良事件（严重或非严重）是针对申请人的产品或试验项目有科学或医学的担忧，需要研究者持续监控并快速与申请人沟通的不良事件。此类事件可能需要进一步调查以定性并理解它们。根据事件的性质，申请人可能也需要与其他各方（如监管机构）快速沟通。

15. 非预期（unexpected/unlisted）

非预期指不良反应的性质、严重程度、后果或频率，不同于试验药物当前相关安全性参考信息（如为已批准上市药物，为监管机构批准的说明书或者产品特性摘要等，如为未批准上市药物，为研究者手册等文件）所描述的预期风险。

例如：①急性肾衰竭在研究者手册中列为不良反应，但试验过程中出现间质性肾炎，即应判断为非预期不良反应，②肝炎在研究者手册中列为不良反应，但试验过程中发生急性重型肝炎，即应判断为非预期不良反应。

16. 可疑且非预期严重不良反应（suspected unexpected serious adverse reaction, SUSAR）

可疑且非预期严重不良反应指临床表现的性质和严重程度超出了试验药物研究者手册、已上市药品的说明书或者产品特性摘要等已有资料信息的可疑并且非预期的严重不良反应。

申请人和研究者在不良事件与药物因果关系判断中不能达成一致时，其中任一方判断不能排除与试验药物相关的，也应该进行快速报告。

主要缩略语

英文缩写	英文全称	中文
DIBD	Development International Birthdate	研发药物的国际研发诞生日
IBD	International Birthdate	国际诞生日
SAE	Serious Adverse Event	严重不良事件
IND	Investigational New Drug	新药研究申请
AR	Annual Report	新药研究年度报告（美国）
ASR	Annual Safety Report	年度安全性报告（欧盟）
RSI	Reference Safety Information	安全性参考信息
DLP	Data Lock Point	数据锁定点
IB	Investigator Brochure	研究者手册
SAR	Serious Adverse Reaction	严重不良反应
SUSAR	Suspected Unexpected Serious Adverse Reaction	严重非预期不良反应
DLT	Dose Limit Toxicity	剂量限制毒性
PADER	Periodic Adverse Drug Experience Report	上市后定期不良反应报告（美国）
ALT	Alanine aminotransferase	丙氨酸氨基转移酶
AST	Aspartate aminotransferase	天冬氨酸氨基转移酶
TBIL	Total Bilirubin	总胆红素
ICF	Informed Consent Forms	知情同意书
ISS	Integrated Safety Summary	安全性总结报告
SCS	Summary of Clinical Safety	临床安全性总结
NDA	New Drug Application	新药申请
CTD	Common Technical Document	通用技术文件
FDA	Food and Drug Administration	美国食品药品管理局
EMA	European Medicines Agency	欧洲药品管理局
ICH	International Conference on Harmonization	国际人用药品注册技术协调会
MAH	Marketing Authorization Holder	药品上市许可持有人
SAE	Severity Adverse Event	严重不良事件
DSUR	Development Safety Update Report	药物研发期间安全性更新报告
PSUR	Periodic Safety Update Report	定期安全性更新报告
PBRER	Periodic Benefit-Risk Evaluation Report	定期获益-风险评估报告
QMS	QMS-Quality Management System	质量管理体系或质量保证系统
ISO	International Organization for Standardization	国际标准化组织
QA	Quality Assurance	质量保证
QC	Quality Check	质量控制
ASQC	American Society for Quality	美国质量管理协会

续表

英文缩写	英文全称	中文
PDCA	Plan-do-check-act	策划-实施-检查-改进循环
NC	Non-Compliance	偏差 / 不合规问题
CAPA	Corrective Action Preventive Action	纠正措施和预防措施
HCP	Health Care Professional	医疗专业人员
KPI	Key Performance Indicator	关键绩效指标 / 质量控制指标
CCDS	Company Cor Data Sheet	公司核心数据表

思考题参考答案

第五章

药物警戒体系主文件如何进行更新?

答：根据《药物警戒质量管理规范》第一百零四条规定持有人应当创建并维护药物警戒体系主文件，用以描述药物警戒体系及活动情况。第一百零五条规定，持有人应当及时更新药物警戒体系主文件，确保与现行药物警戒体系及活动情况保持一致，并持续满足相关法律法规和实际工作需要。

对于药物警戒体系主文件的起草、审核、审批、更新、维护等流程，建议建立规程文件进行规范。确定药物警戒体系主文件的周期性更新频率，并明确除了周期性更新，应当在体系发生重大变化时进行及时更新。

第六章

1. 上市后个例药品不良事件收集的主要途径有哪些?

答：主要收集途径针对七个不同来源，详见第六章第一节第二部分。

2. 药物警戒部门人员在收到个例药品不良反应报告后（包括监管部门反馈的报告），应对该报告进行哪些方面的评价?

答：需要进行预期性判定、严重性判定和相关性判定。

3. 临床试验期间发生的个例药品不良反应在报告范围方面与上市后有什么不同?

答：临床试验期间发生的个例药品不良反应报告范围是非预期严重不良反应（SUSAR）；上市后报告范围包括药品在正常用法用量下出现的不良反应，也包括在超说明书用药情况下发生的有害反应，如超适应证用药、超剂量用药、禁忌证用药等，以及怀疑因药品质量问题引起的有害反应等。

第七章

1. 如何衡量获益和风险的大小？如何计算获益和风险的比值？获益大于风险多少才是平衡?

答：获益-风险平衡目前没有通用的定量计算方法。获益和风险的比较，目前都是基于医学的分析和判断。评价药品的获益-风险平衡，是基于可能使用这个药品的整个群体，而非单个患者。只有获益大于风险时，药品才有使用的价值。关于定量计算获益-风险平衡，曾有很多讨论，但专业人士的临床医学评价仍是评价获益-风险平衡的核心，不能被定量计算取代。常用概念：Number Needed to Treat（NNT）/Number Needed to Harm（NNH）。更多信息可参考 EMA CHMP：report of the CHMP working group on benefit-risk assessment models and methods（2007）。

2. 收到几个类似的不良事件需要更新说明书?

答：不良事件的数量不是决定是否需要更新说明书的关键因素。有时即使收到很多数量的不良事件，也不会需要更新说明书。有时即使只有 1 个或几个数据完整、证据充分的不良事件，也会导致需要更新说明书。首先，判断这个不良事件是不是一个信号（定性信号检测），即产品和不良事件之间至少存在合理的可能性。如果是信号，则需要完整的信号分析过程，判断不良事件和药品的关联性。如果确认该不良事件和药品使用有关，是药品的不良反应（ADR），才可以启动更新说明书的流程。

第八章

1. 产品获得上市许可之后，是否即需要开始撰写 PSUR/PBRER 并替代 DSUR？

答：产品获得上市许可后，应按照各国上市后法规开始撰写上市后 PSUR/PBRER；但如果该产品仍有其他研发项目正在进行中，仍需要按照原来的周期继续 DSUR 的撰写，分别按照 IBD 和 DIBD 来确定报告的数据锁定日期，PSUR/PBERE 不能替代 DSUR。PSUR 和 DSUR 同时撰写时，如果企业出于数据清理需要，希望能统一数据锁定日期时，需要提前与监管部门沟通，且任何一份报告的周期不低于法规要求的最低周期。另外，对于附条件批准的上市产品，如条件要求继续进行疗效和安全性炎症的临床研究，也需要根据要求同时撰写 DSUR 和 PSUR/PBRER，直至批件中要求的临床研究完成并获得批准。

2.PBRER 和 DSUR（ICH E2F）中的章节内容相同，是否数据也可以直接使用？

答：当 PBRER 和 DSUR 两个文件所涵盖的数据周期完全相同时，对于相同的章节内容，可以互相引用，且需要保持一致。但如果两个文件的数据范围不一致，则应当分别撰写完成。

第九章

1. 药物警戒质量管理体系应包括哪些主要因素？

答：管理层的作用、组织的有效性及人员的管理、文档和记录管理、药物警戒规程性文件，包括管理制度和操作规程、培训、内部审计、定期进行风险审核，持续监测药物警戒系统的有效性和绩效。

2. 对缺陷或不合规问题的管理包括哪些步骤？

答：（1）持续监测和收集各种来源的信息，发现和记录质量体系及药物警戒活动中的不合规问题。

（2）进行风险评估，对缺陷或不合规问题分级，并确定是否需要采取紧急纠正措施，是否需要制定 CAPA 计划及采取整改措施。

（3）如需要应采取紧急纠正措施。

（4）对缺陷和不合规问题深入调查、分析根本原因，全面评估范围和影响程度。

（5）针对根本原因制定适当的、全面的 CAPA。由指定的负责人审核每一项 CAPA 的恰当性。

（6）严格按照 CAPA 计划的时限实施和完成 CAPA。

（7）采用趋势分析、定期检查、抽样检查或复核审计等方式来开展对 CAPA 各项整改措施的有效性、合理性及充分性评估和检测。

（8）确认整改措施全部完成并通过有效性检测后关闭 CAPA。

第十一章

为什么系统需要验证？

答：系统验证过程是确保计算机系统完全可以始终如一、重复不断和满足标准地执行所有设计的功能。《药物警戒质量管理规范》中也明确要求信息化系统在设计、安装、配置、验证、测试、培训、使用、维护等环节的管理要求，并规范记录上述过程。

参考文献

[1] 刘巍，陈易新．药物警戒的概念与起源 [J]. 中国执业药师，2008，5（07）：16–18.

[2] Rawlins M D, Fracchia G N, Rodriguez-Farre E. EURO-ADR：Pharmacovigilance and research. A European perspective[J]. Pharmacoepidemiology & Drug Safety, 1992, 1（5）：261–268.

[3] Begaud B, Glossary. Methodological approaches in pharmacoepidemiology[M]. Amsterdam：Elsevier Science Publishers B.V., 1993：157–171.

[4] 彭丽丽，王丹，沈璐，等．药物警戒的起源与发展 [J]. 中国药物警戒，2016，13（07）：410–413.

[5] 徐晓娣．国内外不同主体对药品不良反应报告的认知、态度与实践研究综述 [J]. 中国药物警戒，2019，16（04）：53–57+59.

[6] 班炳坤，韦敬土，李二平，等．基于报告数量和质量分析基层药品不良反应监测工作现状 [J]. 中国药物警戒，2016（6）：344–346.

[7] Jasmanda Wu, Juhaeri Juhaeri．美国和欧洲上市后药品安全风险管理进展概述 [J]. 药物流行病学杂志，2014，23（04）：223–227.

[8] 卫林英，段兴民．Meta 分析在科学研究中的应用与展望 [J]. 生产力研究，2006，06（59）：144–146.

[9] 杨华，金丹，杨月明，等．我国实行药品风险管理制度基本策略研究 [J]．中国药物警戒，2009（03）：4–8.

[10] 胡歆雅，梁玉清，曾亚莉，等．中日药物警戒制度的比较研究 [J]．中国合理用药探索，2020，17（03）：16–20.

[11] Haque A , Daniel S , Maxwell T , et al. Postmarketing Surveillance Studies-An Industry Perspective on Changing Global Requirements and Implications[J]. Clinical Therapeutics, 2017, 39（4）：675–685.

[12] Kazuki M , Rumi K, Keisuke I, et al. Japanese Physicians' Views on Drug Post-Marketing Surveillance[J]. Journal of Clinical Medicine Research, 2015, 7（12）：956–960.

[13] 王佳域，柳鹏程，陈巧云，等．江苏省不同规模药品生产企业药物警戒工作现状对比研究 [J]. 中国药房，2020，31（17）：2070–2075.

[14] 林丽君，林凯，苗会青．海南省药品上市许可持有人药物警戒体系现状分析及讨论 [J]. 中国药物应用与监测，2021，18（01）：52–55.

[15] 张亚，韩肖珏，龚时薇．基于 WHO 概念框架视角的我国药物警戒体系现状分析 [J]. 药物流行病学杂志，2016，25（11）：725–730.

[16] 彭丽丽，范燕，刘巍，等．探讨药品生产企业如何建立药物警戒体系 [J]. 中国药物警戒，2017，14（11）：666–670.

[17] 苏娴，李艳蓉，王海学．我国药物临床试验期间药物警戒体系建设和思考 [J]. 中国医药导刊，2021，23（08）：622–625.

[18] 宏伟，汪峰．安徽省药品不良反应监测与评价体系建设现状调查与分析 [J]. 中国药物警戒，2019，16（12）：722–726+733.

[19] 周元瑶．药物流行病学 [M]．北京：中国医药科技出版社，1996.

[20] Strom BL. Pharmacoepidemiology [M]. 3rd Edition. New York: Churchill Livingstone, 2000.

[21] 曾繁典，施侣元，詹思延，主译．Strom BL and Kimmel SE, ed. 药物流行病学教程 [M]. John

Wiley & Sons（Asia）Pte Ltd, 2008.
[22] 曾繁典，郑荣远，詹思延，等．药物流行病学[M]．第2版．北京：中国医药科技出版社，2016.
[23] 陈延，詹思延．药物流行病学研究进展//现代流行病学[M]. 北京：人民卫生出版社，2008：790–804.
[24] 陶庆梅，詹思延．处方序列分析与处方序列对称分析在药物流行病学中的应用[J]．药物流行病学杂志，2012，21（10）：517–519.
[25] 方任飞，李静湖，张杰，等．基于处方序列对称分析的他汀类药物肝脏安全性研究[J]．中华流行病学杂志，2016，37（7）：935–939.
[26] 王胜锋，詹思延．大数据时代的药品安全主动监测：对照选择的挑战与机遇[J]．中华流行病学杂志，2016，37（7）：909–916.
[27] 中国药学会药物流行病学专业委员会．中国药物流行病学研究方法学指南（T/CPHARMA 002-2019）[J]．中华流行病学杂志，2019，40（10）：1180–1185.
[28] 张冰．中药药物警戒[M]．北京：人民卫生出版社，2015.
[29] 张冰，林志健，张晓朦．基于“识毒–用毒–防毒–解毒”实践的中药药物警戒思想[J]. 中国中药杂志，2017，42（10）：2017–2020.
[30] 吴嘉瑞，张冰．中药药物警戒理论内涵探讨[J]．药物流行病学杂志，2009，18（05）：312–315.
[31] 张冰，林志健，张晓朦，等．中药药物警戒思想的挖掘与实践[J]. 药物流行病学杂志，2016，25（07）：405–408.
[32] T/CACM 1370.1–2021,《上市中成药说明书安全信息项目修订技术规范通则》[S]．北京：中国标准出版社，2021.
[33] T/CACM 1370.2–2021,《上市中成药说明书安全信息项目修订技术规范不良反应》[S]．北京：中国标准出版社，2021.
[34] T/CACM 1370.3–2021,《上市中成药说明书安全信息项目修订技术规范禁忌》[S]．北京：中国标准出版社，2021.
[35] T/CACM 1370.4–2021,《上市中成药说明书安全信息项目修订技术规范注意事项》[S]．北京：中国标准出版社 2021.
[36] T/CACM 1370.5–2021,《上市中成药说明书安全信息项目修订技术规范特殊人群用药》[S]．北京：中国标准出版社，2021.
[37] T/CACM 1370.6–2021,《上市中成药说明书安全信息项目修订技术规范警示语》[S]．北京：中国标准出版社，2021.
[38] ISO. ISO 9000: Quality Management Systems–Fundamentals and Vocabulary[J]. ISO, 2005.
[39] Office IC. ISO 9001:2008 Quality management systems–Requirements. 2008.
[40] EMA. Guidelines on good pharmacovigilance practices (GVP)[EB/OL].https://www.ema.europa.eu/en/human-regulatory/post-authorisation/pharmacovigilance/good-pharmacovigilance-practices.
[41] Ann, Meeker-O'Connell, Leslie, et al. TransCelerate's Clinical Quality Management System[J]. Therapeutic Innovation & Regulatory Science, 2016, 50(4):397–413.
[42] Bart Cobert.Quality Management Systems: FDA & EMA Requirements[EB/OL]. https://www.c3isolutions.com/blog/quality-management-systems-fda-ema-requirements/.
[43] 梁佳琪，邵蓉，柳鹏程，等．药物警戒中致医务人员的函的欧美对比研究与启示[J/OL]. 中国药物警戒：1-9[2022-03-03]. http://kns.cnki.net/kcms/detail/11.5219.r.20210913.1645.002.html.

[44] 李宗阳，敬赟鑫，李彩霞，等．国外典型药物警戒数据库研究及经验借鉴 [J]. 中国药物评价，2021，38（04）：265–273.

[45] 陈锦敏，柳鹏程，余正．美国 FDA 药品上市后风险管理措施研究及对我国的启示——以沙利度胺为例 [J]. 中国新药杂志，2020，29（23）：2654–2659.

[46] 柳鹏程，王佳域，陈锦敏，等．欧美药物警戒政策研究及对我国的启示 [J]. 中国药物警戒，2020，17（12）：877–882.DOI:10.19803/j.1672–8629.2020.12.06.

[47] 柳鹏程，王文，王敏娇，等．基于异维 A 酸案例浅析药品上市许可持有人药品风险控制措施 [J]. 中国医药工业杂志，2020，51（11）：1461–1467.DOI:10.16522/j.cnki.cjph. 2020.11.020.

[48] 孙骏，王佳域，柳鹏程，等．我国药品上市许可持有人药物警戒职责分析 [J]. 中国药物警戒，2020,17(10):681–687.DOI:10.19803/j.1672–8629.2020.10.07.

[49] 王佳域，柳鹏程，陈巧云，等．江苏省不同规模药品生产企业药物警戒工作现状对比研究 [J]. 中国药房，2020，31（17）：2070–2075.

[50] 柳鹏程，陈锦敏，姚文兵．基于新型冠状病毒肺炎疫情下中国药物警戒制度的思考 [J]. 中国药物警戒，2020，17（07）：389–392+398.DOI:10.19803/j.1672–8629.2020.07.02.

[51] 柳鹏程，陈锦敏，孙祯辉，等．浅析 ICH E2 指导原则中 MAA/MAH 药物警戒职责及其启示 [J]. 中国医药工业杂志，2020，51（02）：290–296+304.DOI:10.16522/j.cnki.cjph.2020.02.022.